JN001098

現場で役立つ！

OTC医薬品の特徴と選び方

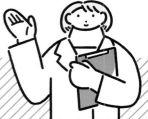

浜田康次 ［監修］
吉岡ゆうこ ［監修・著］

ナツメ社

監修のことば

　2020年9月の医薬品医療機器等法（薬機法）改正により、薬局の定義が単なる「調剤業務を行う場所」から「医薬品の適正使用のための情報提供と指導業務を行う場所」に再定義されました。保険薬局・薬剤師に求められる役割として、要指導医薬品・一般用医薬品（OTC医薬品）の取り扱いと医療用医薬品およびOTC医薬品の一元的、継続的な薬学的管理、地域住民からの健康相談やセルフメディケーションに関する相談、必要に応じて医療機関へ受診勧奨を行うことなどが求められています。これからの保険薬局・薬剤師にとって、OTC医薬品の知識は必須のアイテムになります。

　30年以上も前の話になりますが、大学病院に勤務する時代に、調剤部門を併設する大手ドラッグストアのスタートアップに参画する機会がありました。調剤部門とドラッグ部門の薬剤師の相互交流を検討したのですが、うまくいきませんでした。医療用医薬品とOTC医薬品は、同じ医薬品ではありますが、バックヤードとしての流通経路や対象疾患、接遇のスキル、受診勧奨など、大きく性格が異なります。その当時に、現場に本書があれば、実現できたかもと思うと内心忸怩たる思いです。

　本書は、ネオフィスト研究所の通信講座『OTC医薬品相談販売コース』をベースに、病院や保険薬局で調剤業務に携わる薬剤師が執筆しています。調剤経験は豊富だが、OTC医薬品はあまり詳しくないという薬剤師の方のスキルアップに役立つ書籍だと思います。もちろん、これからOTC医薬品を学びたいという薬剤師や登録販売者にも有用だと思います。本書は、接客・聴き取りのポイントや症状から見たOTC医薬品の選び方、フローチャート、患者への説明事例などから構成されています。実際に患者との会話を想定した問答があるので、ドラッグストアの店頭での接客場面などをイメージしやすいと思います。本書によりOTC医薬品の適正使用と適切な受診勧奨が行われ、薬剤師や登録販売者が「薬の専門家」として、国民の健康サポートに寄与するための一助となれば幸いに存じます。

アポクリート株式会社 顧問　　浜田康次
ネオフィスト研究所 所長　　吉岡ゆうこ

本書の使い方

　本書は、薬剤師および登録販売者の方が、お客様に合ったOTC医薬品を提案、情報提供するために知っておきたい内容について解説しています。

本書の構成

1章 OTC医薬品の添付文書・外箱の読み方
医療用医薬品とOTC医薬品の添付文書の記載内容の違い、OTC医薬品の添付文書・外箱などの記載事項、添付文書の読み方などを解説しています。

2章 聴き取りのポイント─情報収集と情報提供─
OTC医薬品の相談販売の流れを、「ステップ1　相談販売の開始」「ステップ2　情報収集」「ステップ3　情報提供」「ステップ4　クロージング」ごとに解説しています。

3章 症状からみたOTC医薬品の選び方
代表的な症状・疾患の基礎知識と、薬剤選択に必要な情報などについて解説しています。また、接客に役立つお客様との会話例も掲載しています。

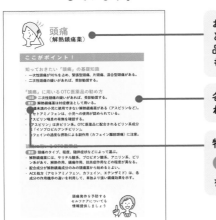

お客様からの相談が多い症状・疾患ごとに掲載しています。また、OTC医薬品の種類を限定して解説している場合もあります

各ジャンルの要点が一目でわかるようにしています

特に大切なポイントに、

をつけています

知っておきたい「○○」の基礎知識

症状・疾患の原因、症状などについて解説しています。

 ## 「○○」に用いるOTC医薬品

相談から医薬品選択までのフロー、OTC医薬品を選ぶ前に確認すべきポイント、症状確認のポイント、受診勧奨すべき症状などについて解説しています。

 ## 「○○」に用いるOTC医薬品の勧め方

症状・疾患に用いるOTC医薬品の主な成分の特徴などについて解説しています。また、商品選びの参考として、商品をいくつか取り上げて、特徴、成分、用法用量を記載しています。また、取り上げた商品については、巻末に「OTC医薬品の成分表」にて、一目で含有されている成分がわかるようになっています。

お客様の相談から商品提案までの実際を会話例にして紹介しています。

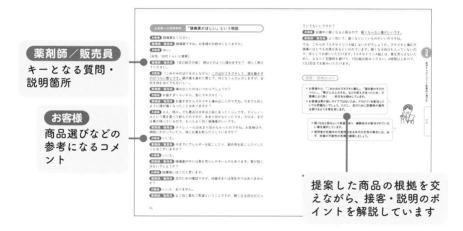

薬剤師／販売員
キーとなる質問・説明箇所

お客様
商品選びなどの参考になるコメント

提案した商品の根拠を交えながら、接客・説明のポイントを解説しています

もくじ

1章 OTC医薬品の添付文書・外箱の読み方／吉岡ゆうこ

2章 聴き取りのポイント —情報収集と情報提供—／吉岡ゆうこ

3章 症状からみた OTC医薬品の選び方

巻末付録

Column：資格試験からみる／村上　理

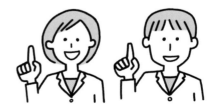

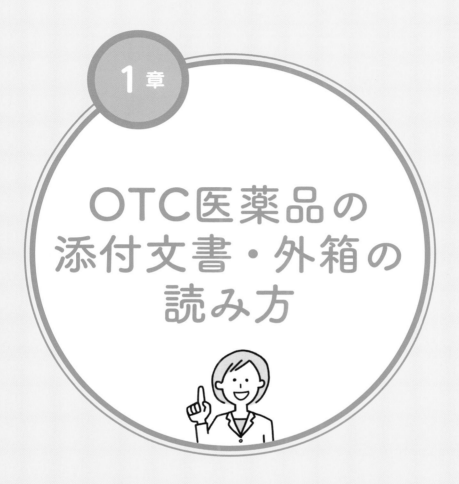

1章

OTC医薬品の添付文書・外箱の読み方

OTC医薬品を正しく理解し、
適正な商品選択を行うために
必要な添付文書・外箱の読み方などを
解説しています。

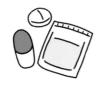

OTC医薬品の添付文書

添付文書とは

　医薬品の添付文書は、効能・効果、用法・用量、起こりうる副作用など、その適正な使用のために必要な情報が記載されている文書です。医薬品医療機器等法（薬機法）第52条により、通常、添付文書は医薬品の箱の中に添付されていますが、ドリンク剤の容器や医薬品の外箱・ラベルなどに直接記載されているものもあります。

医療用医薬品とOTC医薬品の添付文書の違い

　添付文書は、医師や歯科医などが処方する医療用医薬品では処方医や薬剤師が活用するのに対し、OTC医薬品の場合は、利用者など一般の人が読むという大きな違いがあります。そのため、医療用医薬品とOTC医薬品の添付文書に書かれている内容が異なっています（**表1**）。

---

note 健康被害と添付文書

　1961年、妊婦が妊娠初期に睡眠薬のサリドマイドを服用したことで、胎児（たいじ）に奇形が発生する事例や、1964年に解熱鎮痛成分としてアミノピリン、スルピリンが配合されたアンプル入り風邪薬を服用した人が相次いでショック死するなど、医薬品による健康被害が相次ぎました。そうした重篤（じゅうとく）な副作用の発生を受けて、厚生省（当時）では医薬品使用の安全に対するいくつかの対策を講じました。その一つが添付文書の記載事項の整備です。効能に関する情報だけでなく、安全性を確保する情報を正しくもれなく記載する方針になったのです。

表1 医療用医薬品とOTC医薬品の添付文書の記載内容

OTC医薬品		医療用医薬品	
記載順序	記載項目	記載順序	記載項目
1	改訂年月	1	作成又は改訂年月
2	添付文書の必読及び保管に関する事項		
		2	日本標準商品分類番号
		3	薬効分類名
		4	規制区分
3	販売名、薬効名及びリスク区分	5	名称
4	製品の特徴		
5	使用上の注意	6	警告
		7	禁忌
		11	特定の背景を有する患者に関する注意
6	効能又は効果	9	効能又は効果
7	用法及び用量	10	用法及び用量
8	成分及び分量	8	組成、性状
		12	薬物動態
		13	臨床成績
		14	薬効薬理
		15	有効成分に対する理化学的知見
9	病気の予防・症状の改善につながる事項（いわゆる「養生訓」）		
10	保管及び取扱い上の注意	16	取扱い上の注意
		17	承認条件
		18	包装
11	消費者相談窓口	19	主要文献及び文献請求先
12	製造販売業者等の氏名又は名称及び住所	20	製造業者又は輸入販売業者の氏名又は名称及び住所

　一般の人が適応の選択、副作用の予防や処置などを判断するには限界があります。そこでOTC医薬品の添付文書では、医薬品を使用するときに特に重要な点、特に注意を要する点などについて、図やイラストを用いて、わかりやすく、見やすく工夫されています（**図1**）。

図1 OTC医薬品の添付文書例

※ 2021 年 4 月改訂 **❶**　　　　　　　　　　　　　　　　　　　**❷**

この添付文書を必ずお読みください。また必要なときに読めるように保管してください。

第2類医薬品　　**新○○錠 かぜ薬** **❸**

≪新○○錠≫は、
○服用しやすい小型の錠剤です。　　　　　**❹**
○粘稠なたんを切れやすくする消炎酵素、さらに熱・せき・痛み等かぜの諸
　症状の緩和に効果をあらわす有効成分を配合したかぜ薬です。

⚠ 使用上の注意 **❺**

⊠ してはいけないこと **❻**
（守らないと現在の症状が悪化したり、副作用・事故が起こりやすくなります）

1. 次の人は服用しないでください
　（1）本剤によりアレルギー症状を起こしたことがある人
　（2）本剤又は他のかぜ薬、解熱鎮痛薬を服用してぜんそくを起こしたことがある人

2. 本剤を服用している間は、次のいずれの医薬品も使用しないでください
　他のかぜ薬、解熱鎮痛薬、鎮静薬、鎮咳去痰薬、抗ヒスタミン剤を含有する内服
　薬等（鼻炎用内服薬、乗物酔い薬、アレルギー用薬等）

3. 服用後、乗物又は機械類の運転操作をしないでください
　　　（眠気等があらわれることがあります）

**4. 授乳中の人は本剤を服用しないか、本剤を服用する場
　合は授乳を避けてください**

5. 服用前後は飲酒しないでください

6. 長期連用しないでください

■ 相談すること **❼**

**1. 次の人は服用前に医師、薬剤師又は登録販売者に相談
　してください**
　（1）医師又は歯科医師の治療を受けている人
　（2）妊婦又は妊娠していると思われる人
　（3）高齢者
　（4）本人又は家族がアレルギー体質の人
　（5）薬などによりアレルギー症状を起こしたことがある人
　（6）次の症状のある人
　　　高熱、排尿困難
　（7）次の診断を受けた人
　　　甲状腺機能障害、糖尿病、心臓病、高血圧、肝臓病、腎臓病、
　　　胃・十二指腸潰瘍、緑内障

**2. 服用後、次の症状があらわれた場合は副作用の可能性
　があるので、直ちに服用を中止し、この文書を持って医
　師、薬剤師又は登録販売者に相談してください**
　　服用後、次の症状があらわれた場合 **❽**

関係部位	症　状
皮　膚	発疹・発赤、かゆみ
消化器	吐き気・嘔吐、食欲不振
精神神経系	めまい
泌尿器	排尿困難

❶改訂年月
・重要な内容の変更時に記載される
・改訂された箇所はゴシック体、下線、「＊」印などを付けて明示する

❷添付文書の必読及び保管に関する事項（外箱などにも記載される）

❸販売名、薬効名及びリスク区分
・人体に直接使用しない検査薬では「販売名及び使用目的」
・承認を受けた薬効名を記載する
・販売名に薬効が含まれているときは　薬効名は省略可（「例えば「○○胃腸薬」など）

❹製品の特徴（必須記載事項ではない）
・製品の概要がわかりやすく説明されている

❺使用上の注意
・重要な項目から順に記載されている
・ほかの項目より目立つように記載されている
・おおよその目安として次の年齢区分を用いる（高齢者、65歳以上）

❻「してはいけないこと」
・守らないと現在の症状が悪化したり、副作用・事故が起こりやすくなる事項が記載されている

❼「相談すること」
・使用前に相談すること、使用後に相談すること、その他の注意事項が記載されている

❽一般的な副作用
・発現部位別に副作用症状が記載されている
・重篤でないものの、状態の悪化を招いたり、回復が遅れるおそれのある副作用が記載されている

医薬品の適正使用、
安全のために添付文書が
果たす役割は重要です

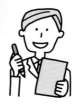

まれに下記の重篤な症状が起こることがあります。その場合は直ちに医師の診療を受けてください。

症状の名称 ❾	症　状
ショック（アナフィラキシー）	服用後すぐに、皮膚のかゆみ、じんましん、声のかすれ、くしゃみ、のどのかゆみ、息苦しさ、動悸、意識の混濁等があらわれる
皮膚粘膜眼症候群（スティーブンス・ジョンソン症候群）、中毒性表皮壊死融解症（ライエル症候群）	高熱、目の充血、目やに、唇のただれ、のどの痛み、皮膚の広範囲の発疹・発赤、赤くなった皮膚上に小さなブツブツ（小膿疱）がでる、全身がだるい、食欲がない等が持続したり、急激に悪化する
肝機能障害	発熱、かゆみ、発疹、黄疸（皮膚や白目が黄色くなる）、褐色尿、全身のだるさ、食欲不振等があらわれる
間質性肺炎	階段を上ったり、少し無理をしたりすると息切れがする・息苦しくなる、空せき発熱等がみられ、これらが急にあらわれたり、持続したりする
ぜんそく	息をするときゼーゼー、ヒューヒューと鳴る、息苦しい等があらわれる

3. 服用後、次の症状があらわれることがあるので、このような症状の持続又は増強が見られた場合には、服用を中止し、この文書を持って医師、薬剤師又は登録販売者に相談してください ❿
　便秘、口のかわき、眠気

4. 5 ～ 6 回服用しても症状がよくならない場合は服用を中止し、この文書を持って医師、薬剤師又は登録販売者に相談してください ⓫

効能効果 ⓬
かぜの諸症状（鼻水、鼻づまり、くしゃみ、のどの痛み、せき、たん、悪寒、発熱、頭痛、関節の痛み、筋肉の痛み）の緩和

用法用量 ⓭

年　齢	1 回服用量	1 日服用回数
15 歳以上	3 錠	3 回
11 歳以上 15 歳未満	2 錠	3 回
6 歳以上 11 歳未満	1 錠	3 回
6 歳未満	服用しないでください	

＜用法・用量に関連する注意＞
1．用法・用量を厳守してください。
2．小児に服用させる場合には、保護者の指導監督のもとに服用させてください。

成分及び分量 ⓮
9 錠（成人 1 日量）中

成　分	含　量	作　用
クレマスチンフマル酸塩	1.34mg	かぜのアレルギー症状（鼻水、くしゃみ）を抑えます
アセトアミノフェン	900mg	熱を下げ、頭痛、関節の痛みをやわらげます
ジヒドロコデインリン酸塩	24mg	せきを鎮めます
ノスカピン	36mg	せきを鎮めます
dl- メチルエフェドリン塩酸塩	60mg	気管支をひろげ、せきを鎮めます
グアヤコールスルホン酸カリウム	240mg	たんを切れやすくします
無水カフェイン	75mg	頭痛をやわらげます
ビタミン B2	24mg	消耗しがちなビタミンを補います

添加物：セルロース、メタケイ酸アルミン酸 Mg、CMC － Ca、ヒドロキシプロピルセルロース、ステアリン酸 Mg、アラビアゴム、酸化チタン、ステアリン酸、白糖、タルク、ヒプロメロース、ポリビニルアセタールジエチルアミノアセテート、ポリビニルアルコール（部分けん化物）、ポビドン、フマル酸、カルナウバロウ

【注意】⑮

本剤の服用により、尿が黄色になることがありますが、これは本剤中のビタミン B₂ によるもので
ご心配ありません。

かぜを早く治すために次の点にもご注意ください ⑯

栄養・睡眠を十分にとり、体力の消耗を防ぎましょう。

保管及び取扱い上の注意 ⑰

1．直射日光の当たらない湿気の少ない涼しい所に密栓して保管してください。
2．小児の手の届かない所に保管してください。
3．他の容器に入れ替えないでください（誤用の原因になったり品質が変わります。）。
4．ぬれた手で取り扱わないでください（本剤は糖衣錠のため、水分が錠剤につくと、表面の糖
　衣が一部溶けて、変色又はむらを生ずることがあります。）。
5．ビンの中のつめものはフタを開けた後は取り除いてください。
6．使用期限を過ぎた製品は使用しないでください。

本品についてのお問い合わせは、お買い求めのお店又は下記にお願い致します。

⑱
○○株式会社 お客様相談室
〒 103-8541 東京都中央区○○○○
03 （○○○○）○○○○
9：00 〜 17：00 （土、日、祝日を除く）

製造販売元
○○株式会社 ⑲
〒 103-8541 東京都中央区○○○○

❾ **重篤な副作用**
　・副作用名ごとに症状が記載されている
　・入院相当以上の健康被害につながるおそれのある副作用が記載されている
❿ **その他、専門家に相談されるべき事項**
　・一過性の軽い副作用について記載されている
⓫ **一定期間、一定回数使用したあとに症状の改善がみられない場合**
⓬ **効能または効果（適応症）**
　・一般用検査薬では「使用目的」
　・一般の生活者が自ら判断できる症状、用途などで記載されている
⓭ **用法及び用量**
　・一般用検査薬では「使用方法」
　・表形式で記載されている
　・用法用量に関連する注意事項も記載されている
⓮ **成分及び分量**
　・有効成分の名称と分量が記載されている
　・添加物の成分も記載されている
⓯ **配合成分に関連した使用上の注意事項**
　・尿や便が着色する旨、尿や便の検査値に影響を与えることがある場合の注意が記
　　載されている
⓰ **養生訓（必須記載事項ではない）**
　・病気の予防・症状の改善につながる事項が記載されている
⓱ **保管及び取扱い上の注意**
⓲ **消費者相談窓口**
⓳ **製造販売業者等の氏名又は名称及び住所**

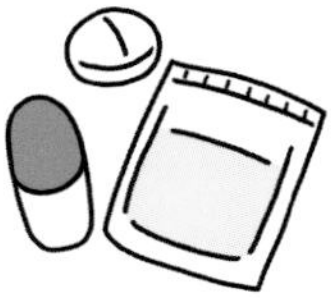

OTC医薬品の添付文書の記載項目

薬機法第52条により、医薬品には、添付文書またはその容器もしくは包装（外箱など）に、「用法、用量その他使用及び取扱い上の必要な注意」などの記載が義務づけられています。OTC医薬品の添付文書では、**図1**のような項目・順序で記載されています。

図1　OTC医薬品の添付文書例

❶改訂年月
❷添付文書の必読及び保管に関する事項
❸販売名、薬効名及びリスク区分
❹製品の特徴
❺使用上の注意
　1. してはいけないこと
　　（1）次の人は使用（服用）しないこと
　　（2）次の部位には使用（服用）しないこと
　　（3）本剤を使用（服用）している間は次のいずれの医薬品も使用（服用）しないこと
　　（4）その他
　2. 相談すること
　　（1）次の人は使用（服用）の前に医師、歯科医師、薬剤師又は登録販売者に相談すること
　　（2）服用後、次の症状があらわれた場合は直ちに使用（服用）を中止し、この文書を持って医師、歯科医師、薬剤師又は登録販売者に相談すること
　3. その他の注意
❻効能または効果
❼用法及び用量
❽成分及び分量
❾保管及び取扱い上の注意
❿消費者相談窓口
⓫製造販売業者等

容器・外箱などへの記載項目

　容器・外箱などには、毒薬または劇薬に該当する医薬品の表示や、そのOTC医薬品が分類されたリスク区分を示す識別表示などの法定表示事項＊が記載されています。そのほかにも、購入者が適切に医薬品を選択するため、適正に使用するために必要な製品表示が記載されています。

　医薬品によっては添付文書の形でなく、法第52条の規定に基づく「用法、用量その他使用及び取扱い上の必要な注意」などを、容器・外箱などに記載している場合もあります。また、箱の中に添付文書が入っている医薬品であっても、購入者が適した医薬品を選択できるよう、容器・外箱などに以下の情報が記載されています。

＊法定表示事項：法令によって定める表示

 OTC医薬品の容器・被包（外箱など）に記載すべき「法定表示事項」

OTC医薬品の容器・被包（外箱など）には、**図1**の記載が必要とされています。

図1　容器・被包（外箱など）に記載すべき「法定表示事項」

❶製造販売業者等の氏名又は名称及び住所
❷承認等を受けた販売名（日局に収載されている医薬品では日局において定められた名称、また、その他の医薬品で一般的名称があるものではその一般的名称）
❸製造番号又は製造記号
❹重量、容量又は個数等の内容量
❺日局に収載されている医薬品については「日本薬局方」の文字等
❻OTC医薬品のリスク区分を示す識別表示
❼日局に収載されている医薬品以外の医薬品における有効成分の名称及びその分量
❽誤って人体に散布、噴霧等された場合に健康被害を生じるおそれがあるものとして厚生労働大臣が指定する医薬品（殺虫剤等）における「注意－人体に使用しないこと」の文字
❾適切な保存条件の下で3年を超えて性状及び品質が安定でない医薬品等、厚生労働大臣の指定する医薬品における使用の期限

添付文書の内容のうち容器・外箱などにも記載されるもの

実際には、**図2**のように記載されています。

図2 容器・外箱への記載例

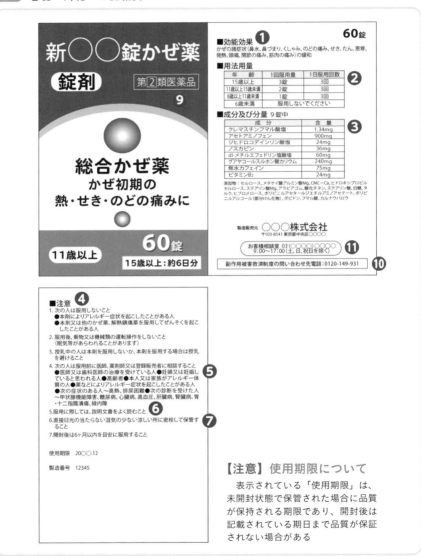

❶効能効果

❷用法用量

❸添加物として配合される成分

❹使用上の注意「してはいけないこと」の項において次の項目

　・次の人は使用（服用）しないこと

　・次の部位には使用（服用）しないこと

　・副作用が発現すると重大な事故につながるおそれがある作業などに関する事項

　・授乳期間中は使用しないこと

❺購入時および使用前に医師、薬剤師等の専門家に相談すべき場合（「次の場合には、購入時や使用前に医師、歯科医師、薬剤師又は登録販売者に相談すること」）

　外部の容器など記載スペースが狭小な場合は、「使用が適さない場合があるので、使用前には必ず医師、歯科医師、薬剤師又は登録販売者に相談してください」などと記載する。

❻添付文書の必読に関する事項

❼「保管及び取扱い上の注意」の項目のうち「医薬品の保管」に関する事項

　開封しなくても適切に保管されるよう、容器や包装にも記載されている。

❽1回服用量中0.1mLを超えるアルコールを含有する内服液剤については、アルコールを含有する旨とその分量が記載されている。

❾リスク区分表示

❿医薬品副作用被害救済制度に関する表示

⓫消費者相談窓口

⓬その他、外部の容器又は外部の被包に記載することが適当と考えられる事項

　例えば、「かぜ薬等の2歳未満の受診優先に関する注意」など

※前ページの記載例には❽、⓬は記載されていません。

ｎｏｔｅ　不正表示医薬品に注意

　添付文書が適切に記載されていない医薬品や、法第54条「記載禁止事項」が記載されている医薬品（不正表示医薬品）を販売することは薬機法違反となります。これはOTC医薬品も当てはまります。販売者は、POPを作成するときなどによく確認することが大切です。

添付文書の読み方のポイント

✎ 改訂年月

　医薬品の添付文書の内容は、医薬品の有効性・安全性等に係る新たな知見、使用に係る情報に基づき、必要に応じて随時改訂されています。重要な内容が変更された場合は、改訂年月を記載するとともに、改訂箇所が明示されています。それによって、薬剤師や登録販売者（以下、販売員）、以前からその医薬品を使用している人が、添付文書の変更箇所に注意を払うことができるようになっています。

　改訂年月は、改訂後6ヵ月～1年程度を目安として継続して表示します。改訂箇所は、ゴシック体、下線、「＊」印などを付けて表示しています。

　以下の重要な内容を変更した場合は、改訂年月とともに記載します。

　・効能及び効果、用法及び用量などの薬機法に基づく承認内容の変更時
　・「してはいけないこと」の変更時
　・その他、使用上の注意における重要な内容の変更時

添付文書の必読及び保管に関する事項

記載例	
例1	ご使用に際して、この説明文書を必ずお読みください。また、必要なときに読めるよう大切に保存してください。
例2	この説明書は、本剤とともに大切に保管し、服用の際には、よくお読みください。
例3	この添付文書は服用前に必ずお読みください。また、必要なときに読めるように保存しておいてください。

　添付文書の販売名の上部には、「使用にあたって、この説明文書を必ず読むこと。また、必要なときに読めるよう大切に保存すること」などの文言が記載されています。

　添付文書は、開封時に一度目を通したら十分というものではなく、必要なときにいつでも取り出して読むことができるよう保管される必要があります。とくに、薬剤師や販売員が直接説明した人以外の家族などがその医薬品を使用することもあり、その場合に添付文書に目を通し、使用上の注意などに留意して適正に使用してもらうために添付文書の保管は重要です。また、医療機関を受診する際に、使用しているOTC医薬品の添付文書を持参することも大切です。

販売名、薬効名及びリスク区分

記載例

局方収載品でない医薬品	かぜ薬　〇〇〇錠
局方収載医薬品	日本薬局方　イオウ・サリチル酸・チアントール軟膏
	みずむし・たむし用薬　〇〇〇軟膏
薬効名の省略	〇〇〇薬
薬効名に製品の特徴を付記	持続性鼻炎薬　〇〇〇鼻炎用カプセル
	アセトアミノフェン配合かぜ薬　〇〇〇錠

　通常の医薬品では、承認を受けた販売名が記載されています。薬効名とは、その医薬品の薬効または性質（例えば、主な有効成分など）が簡潔でわかりやすい表現で示されたものです。販売名に薬効名が含まれている場合（「〇〇〇胃腸薬」など）では、薬効名が省略されることがあります。販売名と薬効名は隣接した箇所に記載します。

　なお、人体に直接使用しない検査薬の添付文書では、「販売名及び使用目的」という項目名になります。

製品の特徴

記載例

例1	「〇〇〇（医薬品名）」は、主に脳（中枢神経）に作用し、痛みや熱をおさえます。
例2	胃にはもともと、胃酸から胃壁を守るプロスタグランジン（PG）という物質があります。

| 例3 | 「〇〇〇（医薬品名）」は、このPGにほとんど影響を与えないため、「空腹時」にものめるやさしさで、効くのです。ただし、かぜによる悪寒・発熱時には、なるべく空腹時をさけて服用してください。 |

　医薬品を使用する人に、その製品の概要をわかりやすく説明することを目的として、効能・効果、用法・用量、成分・分量などの特徴が記載されています（必須記載ではない）。

🏷 使用上の注意

　使用上の注意は、「してはいけないこと」、「相談すること」、「その他の注意」から構成されています。安全上重要であるため、統一した標識的マークをつけて他の事項より目立たせています（**図1**）。また、枠で囲んだり、文字の色や大きさを変えたり、イラストを入れるなどの工夫もされています。

図1　「使用上の注意」の標識的マーク

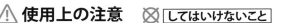

⚠ **使用上の注意**　　🚫 してはいけないこと　　　相談すること

🔵 してはいけないこと

　以下のような、医薬品を使用する際に守らないと症状が悪化する事項や、副作用または事故などが起こりやすくなる事項について記載されています。なお、一般用検査薬は、その検査結果のみで確定診断できないため、判定が陽性であれば速やかに医師の診断を受けるよう記載されています。

・次の人は使用（服用）しないこと
・次の部位には使用（服用）しないこと
・本剤を使用（服用）している間は次のいずれの医薬品も使用（服用）しないこと
・その他

1. 次の人は使用（服用）しないこと

　記載例　**解熱鎮痛薬**

> ⚠ **使用上の注意**
>
> ⊗ してはいけないこと
>
> （守らないと症状が悪化する事項や副作用又は事故等が起こりやすくなる）
> 1. 次の人は使用しないこと
> 　（1）本剤又は本剤の成分によりアレルギー症状を起こしたことがある人
> 　（2）本剤又は他の解熱鎮痛薬、かぜ薬を服用してぜんそくを起こしたことがある人
> 　（3）15歳未満の小児

　効能または効果の範囲内であっても、アレルギーの既往歴、症状や状態、基礎疾患、年齢、妊娠の可能性の有無、授乳の有無など、重篤な副作用を生じる危険性が高い人を記載し、当てはまる人は使用を避けるよう注意喚起しています。

　その医薬品では改善が期待できない症状や、使用によって状態が悪化するおそれのある疾患や症状で、一般の人が誤って使用しやすいものがある場合にも、適正使用の観点から記載されています。

　重篤な副作用として、ショック（アナフィラキシー）／アナフィラキシー様症状、皮膚粘膜眼症候群、中毒性表皮壊死症、喘息などがある医薬品では、「アレルギーの既往歴がある人等は使用しないこと」として記載されています。

　小児が使用した場合に特異的な有害作用のおそれがある成分を含有する医薬品では、通常、「15歳未満の小児」、「6歳未満の小児」などが記載されています。

ｎｏｔｅ　小児、高齢者の年齢

　添付文書にある乳児、幼児、小児、高齢者は、おおよその目安として、以下の年齢区分を用いています。

高齢者：65歳以上　小児：15歳未満　幼児：7歳未満　乳児：1歳未満

2. 次の部位には使用（服用）しないこと

記載例 水虫・たむし用薬

⚠ 使用上の注意

⊗ してはいけないこと

（守らないと症状が悪化する事項や副作用又は事故等が起こりやすくなる）
1. 次の人は使用しないこと
  （1）目や目の周囲、粘膜（例えば、口腔、鼻腔、膣等）、陰のう、外陰部等
  （2）湿疹
  （3）湿潤、ただれ、亀裂やひどい外傷を起こしたことがある人

　局所に適用する医薬品は、患部の状態によっては症状を悪化させたり、誤った部位に使用すると有害事象を生じたりするおそれがあります。それらに関して、使用を避けるべき患部の状態、適用部位などが簡潔に記載されています。

3. 本剤を使用（服用）している間は次のいずれの医薬品も使用（服用）しないこと

　併用すると作用が増強したり、副作用のリスクが増大すると予測されるものなどについて注意を喚起し、使用を避けるなど、適切な対応がとれるよう記載されています。

　OTC医薬品は、複数の有効成分が配合されている場合が多く、使用方法や効能・効果が異なる医薬品の併用でも、同一成分または類似の作用を有する成分が重複することがあります。

4. その他

　副作用または副作用により誘発される事故の防止を図るため、避けるべき事項が記載されています。小児に使用する医薬品においても、配合成分に基づく一般的な注意事項として記載されています。

1）重大な事故に関する事項

記載例

例1	服用後、乗物または機械類の運転操作をしないこと（眠気があらわれることがある）
例2	服用後、乗物または機械類の運転操作をしないこと（目のかすみ、異常なまぶしさ等の症状があらわれることがある）

　副作用が生じると重大な事故につながるおそれがある運転や作業に関して、注意を記載しています。その理由については、カッコ内に併記されています。

2）授乳に関する事項

記載例

例	授乳中の人は本剤を服用しないか、本剤を服用する場合は授乳を避けること

　乳汁への移行性によって乳児に悪影響を及ぼすおそれがある成分が配合されている医薬品では、上記が記載されています。

● 相談すること

　その医薬品を"使用する前"に相談することや、"使用後"に副作用と考えられる症状が生じた場合、症状の改善がみられない場合などの対応が記載されています。

- ・次の人は使用（服用）前に医師、歯科医師、薬剤師又は登録販売者に相談すること
- ・使用後、次の症状があらわれた場合は副作用の可能性があるので、直ちに使用（服用）を中止し、この文書を持って医師（歯科医師）、薬剤師又は登録販売者に相談すること
- ・その他の注意

1.　次の人は使用（服用）前に医師、歯科医師、薬剤師又は登録販売者に相談すること

　その医薬品を使用する前に、適否を専門家に相談し判断されることが望ましい場合として、次のような記載があります。なお、歯科医師が関係する場合にのみ、歯科医師と記載されます。

- 医師（または歯科医師）の治療を受けている人
- 妊婦または妊娠していると思われる人
- 授乳中の人：定期的に産科検診を受けている妊婦には、OTC医薬品の使用について担当医に相談するよう説明する。
- 高齢者：OTC医薬品を使用する場合は、副作用などに留意しながら使用するよう説明する。
- 薬などによりアレルギー症状を起こしたことがある人：やむを得ず使用する場合は、アレルギーの初期症状に留意しながら使用するよう説明する。
- 次の症状がある人：使用によって悪化したり副作用などが起こる可能性がある症状など。
- 次の診断を受けた人：OTC医薬品は、一般の人の自己判断によって使用されるため、基礎疾患に悪影響を及ぼさない医薬品を勧める。

2. 使用後、次の症状があらわれた場合は副作用の可能性があるので、直ちに使用（服用）を中止し、この文書を持って医師（歯科医師）、薬剤師又は登録販売者に相談すること

記載例 胃腸薬

⚠ 使用上の注意

■ 相談すること

2. 服用後、次の症状があらわれた場合は直ちに服用を中止し、この文書をもって医師、歯科医師、薬剤師又は登録販売者に相談すること

服用後、次の症状があらわれた場合

関係部位	症状
皮膚	発疹・発赤、かゆみ
精神神経系	頭痛
その他	顔のほてり、異常なまぶしさ

まれに下記の重篤な症状があらわれることがあります。その場合はただちに医師の診療を受けること

症状の名称	症状
偽アルドステロン症	尿量が減少する、顔や手足がむくむ、まぶたが重くなる、手がこわばる

3. 服用後次の症状があらわれることがあるので、このような症状の持続又は増強が見られた場合には、服用を中止し、医師、薬剤師又は登録販売者に相談すること
   口のかわき、便秘、軟便、下痢
4. 5〜6回服用しても症状がよくならない場合は服用を中止し、この文書を持って医師、薬剤師又は登録販売者に相談すること

　医薬品の使用後に副作用と思われる症状があらわれたり、その症状が改善しない場合は、使用を中止して医師などに相談するよう記載されています。

1）副作用と考えられる症状が生じた場合に関する記載

`記載例`

例1	使用（服用）後、次の症状があらわれた場合
例2	まれに下記の重篤な症状があらわれることがあります。その場合はただちに医師の診療を受けること

　例1では、一般的な副作用の症状が発現部位別に記載されます。一般的な副作用とは、状態が悪化したり、回復が遅れるおそれのあるものです。ただし、一般的な副作用として記載されている中に重篤な副作用の初期症状（発疹、発赤など）が含まれている場合もあるため、軽んじることのないよう購入者に説明することが重要です。

　例2の重篤な副作用については、副作用名ごとに症状が記載され、それを回避するために、初期段階で速やかに医師の診療を受けるよう注意が記されています。

2）その他、専門家に相談されるべき事項に関する記載

　一過性の軽い副作用（口の渇き、便秘、軟便、下痢）は、発現してもただちに使用を中止する必要はありませんが、その症状が続いたり増強した場合は、使用を中止して専門家に相談するよう記載されています。

3）一定の期間または回数使用した後に症状の改善がみられない場合に関する記載

　添付文書に定められた期間または回数を使用しても症状が改善しない場合、

その医薬品の適応範囲ではない疾患や合併症などが考えられます。そのような場合は、漫然とOTC医薬品を続けるのではなく、医師の診療を受けるよう勧告します。

　漢方処方製剤のように、ある程度の継続使用で効果が得られるとされる医薬品でも、長期連用する場合には、専門家に相談するよう記載されています。

　一般用検査薬では、検査結果が陰性であっても何らかの症状がある場合は、再検査するかまたは医師に相談するよう記載されています。

3.　その他の注意

　薬理作用などから予想される身体への影響で、容認される軽微なものについては、「次の症状があらわれることがある」とし、以下などが記載されています。

・浣腸薬使用後の「たちくらみ」「肛門部の熱感」「不快感」
・駆虫薬服用後の「ねむけ」

🔖 効能又は効果

　「効能又は効果」のほかに、「効能・効果」「効能効果」「効能」「効果」「適応症」などの項目名を用いている添付文書もあります。

　効能効果は、承認時のとおり記載されています。また、効能効果の欄にイラストなどが付いている場合もあります。こうした補足では、効能効果の一部を強調したり、特定疾病に用いられるものであるかのような誤解を与える表記はいけないという決まりがあります。

---

note　医薬品医療機器等法（薬機法）

　医薬品医療機器等法（薬機法）は、正式には「医薬品、医療機器等の品質、有効性及び安全性の確保等に関する法律」といい、2014年11月25日の法律の施行により、それまでの薬事法から名称変更されました。医薬品等の製造、表示、販売、流通、広告の規制を定めています。

用法及び用量

記載例 解熱鎮痛薬（サリチル酸系解熱鎮痛成分）とライ症候群の関連性より、服用年齢禁忌の年齢区分「15歳未満の小児」を記載

用法及び用量

　なるべく空腹時をさけて服用すること。服用間隔は6時間以上おくこと。

年齢	1回量	1日服用回数
成人（15歳以上）	2錠	2回
15歳未満の小児	服用しないこと	

＜用法及び用量に関連する注意＞
錠剤の取り出し方

　右図のように錠剤の入っているPTPシートの凸部を指先で強く押して、裏面のアルミ箔を破り、取り出して服用すること（誤ってそのまま飲み込んだりすると、食道粘膜に突き刺さるなど、思わぬ事故につながる）。

　年齢区分、1回用量、1日の使用回数などは、一般の人にわかりやすいよう表などで記載されています。特殊な容器の使用方法などは、イラストなどでわかりやすく簡潔に記載されています。

　なお、承認されていない年齢については、当該年齢区分とともに「使用しないこと」として記載されています。

　「用法及び用量」の後には、「用法及び用量に関連する使用上の注意」が記載されているものもあり、用法用量における注意喚起がなされています。

 成分及び分量

　一般用検査薬では、「キットの内容及び成分・分量」という項目になります。

🔘 成分及び分量

　有効成分の名称とその分量が記載されています。「成分及び分量」のほかに、「成分と働き」、「成分と作用」などの項目名を用いている添付文書もあります。

● 添加物として配合される成分

記載例 製剤の外観および各成分の作用を併記したカプセル剤

（成分と作用）
白色のカプセル剤で、2カプセル（成人の1日服用量）中に次の成分を含有する。

成分	含量 （3カプセル）	作用
プソイドエフェドリン塩酸塩	60mg	鼻粘膜の充血・はれを抑制し、鼻づまりを改善します。
クロルフェニラミンマレイン酸塩	4mg	くしゃみ、鼻みず、鼻づまりをおさえます。
ベラドンナ総アルカロイド	0.2mg	鼻みずをおさえ、なみだ目を改善します。
無水カフェイン	50mg	鼻炎に伴う頭重感をやわらげます。

〔添加物〕メタケイ酸アルミン酸マグネシウム、白糖、トウモロコシデンプン、ヒドロキシプロピルセルロース、ステアリン酸マグネシウム、セルロース、タルク、アミノアルキルメタクリレート共重合体RS、ステアリルアルコール、ソルビタン脂肪酸エステル、黄色5号、ゼラチン、ラウリル硫酸ナトリウム

　医薬品の添加物は、それ自体は積極的な薬効を期待して配合されるものでなく、製剤としての品質、有効性および安全性を高めることを目的として配合されます。ところが、その添加物の成分がアレルギーの原因になることがあるため、その成分にアレルギーの既往歴がある人は使用を避ける必要があります。

●「成分及び分量」に関連する注意

記載例 リボフラビン（ビタミンB_2）配合の医薬品

（成分・分量に関連する注意）
本剤の服用により、尿が黄色になることがありますが、これは本剤中のビタミンB_2によるもので、ご心配ありません。

記載例 駆虫薬（ピルビニウムパモ酸塩）

（成分・分量に関連する注意）
本剤服用後尿または便が赤く着色することがあります。

記載例　ビタミンC含有製剤

（成分・分量に関連する注意）
本剤の服用により、尿および大便の検査値に影響を与えることがあるため、医師の治療を受ける場合には、ビタミンCを含有する製剤を服用していることを医師に知らせてください。

記載例　かぜ薬（1日配合量としてオンジ1g以上、またはセネガ1.2g以上含有の場合）

（成分・分量に関連する注意）
本剤の服用により糖尿病の検査値に影響を及ぼすことがあります。

　尿や便の着色、服用後の尿や便の検査値への影響など、配合成分（有効成分および添加物）に関連した使用上の注意事項について記載されています。

病気の予防・症状の改善につながる事項（いわゆる「養生訓」）

　医薬品の適用となる症状などに関連して、日常生活上の心がけなど、症状の予防・改善につながることを、一般の人にわかりやすく記載されています。

保管及び取扱い上の注意

　医薬品の保管については、容器・外箱にも記載されています。

記載例　かぜ薬

保管及び取扱い上の注意
（1）直射日光の当たらない湿気の少ない涼しい所に密栓して保管すること。
（2）小児の手の届かない場所に保管すること。
（3）他の容器に入れ替えないこと（誤用の原因になったり品質が変わるため）。
（4）使用期限が過ぎた製品は使用しないこと。

「直射日光の当たらない（湿気の少ない）涼しい場所に（密栓して）保管すること」などの保管条件に関する注意

医薬品は、適切に保管しないと化学変化や雑菌が繁殖することがあります。とくにシロップ剤は変質しやすいため、開封後は冷蔵庫内の保管が望ましいとされています。錠剤、カプセル剤、散剤などは、取り出したときに室温との温度差で湿気を帯びるおそれがあるため、冷蔵庫内での保管は不適当です。

「小児の手の届かないところに保管すること」などの注意

乳・幼児は好奇心が強く、すぐ手を出して口の中に入れることがあります。また、家庭内において、小児が容易に手にとれる場所（病人の枕元など）や、手が届かないと思っても小児の目につく場所に医薬品を置いていた場合に、誤飲事故が多く報告されています。

「他の容器に入れ替えないこと（誤用の原因になったり品質が変わる）。」などの注意

医薬品を別の容器へ移し替えると、容器内の医薬品が不明になり誤って使用するおそれがあります。また、容器が湿っていたり、汚れていたりした場合、医薬品の品質が保持できなくなるおそれもあります。

その他「他の人と共用しないこと」などの注意

点眼薬では、他の人と使い回さないよう注意が促されています。

可燃性ガスを噴射剤としているエアゾール製品や消毒用アルコールなどでは、危険物に該当する製品における消防法に基づく注意事項や、エアゾール製品に対する高圧ガス保安法に基づく注意事項を、その容器に表示することが義務づけられています。また、添付文書にも「保管及び取扱い上の注意」として記載されています。

記載例 スS プレー式消炎鎮痛薬

> ## 火気と高温に注意
>
> 高圧ガスを使用した可燃性の製品であり、危険なため、下記の注意を守ること。
> ①炎や火気の近くで使用しないこと。
> ②火気を使用している室内で大量に使用しないこと。
> ③高温にすると破裂の危険があるため、直射日光の当たる所やストーブ、ファンヒーターの近くなど温度が40度以上となる所に置かないこと。
> ④火の中に入れないこと。
> ⑤使い切って捨てること。
> 高圧ガス：DME
>
> ●捨てる時は、火気のない屋外で噴射音が消えるまでガスを抜いてください。
> ●本品はフロンガスを使用していません。
>
> **火気厳禁** 原液36mL（エタノール含有）

消費者相談窓口

　製造販売元の製薬企業（以下「製造販売業者」）で、購入者などからの相談に応じるための窓口担当部門の名称、電話番号、受付時間などが記載されています。表示スペースが狭いときは「連絡先電話番号」のみ記されます。

製造販売業者などの氏名又は名称及び住所

　製造販売業の許可を受け、製造責任を有する製薬企業の名称および所在地が記載されています。販売を他社に委託している場合は、販社などの名称および所在地も記載されます。

・住所は法人の主たる事業所を記載する。
・外国製造業者の承認にあっては、外国製造承認取得者の氏名および住所地の国名、国内管理人の氏名および住所を記載する。

Column セルフメディケーションとは？

● 自分のことは自分でやる！　でもサポートも大切

　セルフメディケーションとは、自分自身の健康管理のため、軽度な身体の不調については、医薬品等を自分の意思で使用し手当をすることです。セルフメディケーションをサポートするために、薬剤師や登録販売者などは地域住民に対して、医薬品等の情報を提供し、アドバイスする役割を担っています。情報提供は、医薬品だけにとどまらず、健康管理や疾病予防まで幅広く、地域住民の健康維持に関わっていくことが求められています。

● ミッション：メタボを探せ

　「標準体重より重いからメタボ」というわけではありません。基準値を知って、さまざまな疾患の予備軍になってしまうメタボの人に、セルフメディケーションにつながるアドバイスができるようにしましょう。薬剤師国家試験にも以下のようなメタボを探す問題が出題されています。

【Q】次の5名の健康診断の情報から、メタボリックシンドローム（内臓脂肪症候群）として特定健康診査・特定保健指導を受けるように強く指導すべき対象者番号はどれか。1つ選べ。ただし、対象者はすべて喫煙歴がないものとする。

対象者番号	1	2	3	4	5
年齢 （歳）	32	45	57	62	28
性別	男性	男性	女性	女性	女性
腹囲 （へそ周り）（cm）	78	88	87	92	101
トリグリセリド （mg/dL）	161	140	165	124	150
収縮期血圧 （mmHg）	137	124	108	140	114
空腹時血糖値 （mg/dL）	95	132	88	126	130

(100回薬剤師国家試験より一部改変)

【A】解答：4

　特定健康診査・特定保健指導は40〜74歳の被保険者および被扶養者を対象とした、メタボリックシンドロームの予防・解消に重点を置いた生活習慣病予防のための健診・保健指導です。

2章

聴き取りの
ポイント
－情報収集と
情報提供－

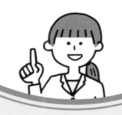

店頭での相談販売の開始、情報収集、

情報提供、クロージングの

各段階におけるポイントについて

解説しています。

OTC医薬品の相談販売の流れ

OTC医薬品の販売相談プロトコール

　購入者が適切なOTC医薬品を選択し、その医薬品を適正に使用するには、相談販売に関わる薬剤師や登録販売者（以下、販売者）が購入者（あるいは使用者）の状況を把握するようコミュニケーションに努めることが重要です。ただし、普段通りに自然に明るく振る舞えばよいというものではなく、要指導医薬品と第一類医薬品の場合は、薬剤師が情報提供に必要な事項を聴き取り確認しなければなりません。OTC医薬品の相談販売におけるコミュケーションでは、論理的に体系化された基本的な手順があります。これをOTC医薬品の相談販売の「プロトコール」と呼んでいます。薬剤師や販売者は、そのプロトコールを意識しながら応対することで、購入者側とのコミュニケーションを効果的・効率的に進めることができます。

　基本的に**図1**の手順でOTC医薬品の相談販売を行います。この流れで進めることで、購入者の重要な情報を聞き漏らさないようにし、また不必要な質問を避けることもできます。

図1 OTC医薬品の相談販売プロトコール

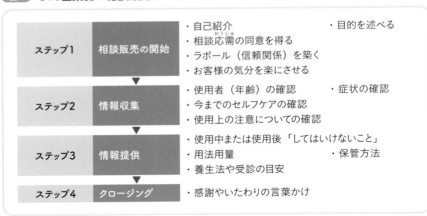

ステップ1	相談販売の開始	・自己紹介　　　　　　　　　・目的を述べる ・相談応需の同意を得る ・ラポール（信頼関係）を築く ・お客様の気分を楽にさせる
ステップ2	情報収集	・使用者（年齢）の確認　　　・症状の確認 ・今までのセルフケアの確認 ・使用上の注意についての確認
ステップ3	情報提供	・使用中または使用後「してはいけないこと」 ・用法用量　　　　　　　　　・保管方法 ・養生法や受診の目安
ステップ4	クロージング	・感謝やいたわりの言葉かけ

ステップ1

相談販売の開始

 相談販売の開始（5段階）

相談販売の開始は、お客様から情報収集を行う前のオープニング（導入部分）に当たります（**表1**）。オープニングの最大の目的は、お客様の警戒心と緊張感を解くことです。

表1 開始の5段階

❶自己紹介	相手の目を見る時の目の表情に気をつけながら自己紹介する **「私は薬剤師の○○と申します」** **「私は登録販売者の○○と申します」**
❷目的を述べる	自分の役割や目的を伝える **「お薬についてご相談があればお伺いいたします」** **「何か薬をお探しでしょうか。（相談に応じる姿勢を示す）」** **「お薬を安全に使っていただくために、いくつか確認したいことがございます」** **「お客様にあったお薬を選ぶために、いくつか確認したいことがございます」**
❸相談応需の 同意を得る	インタビューする前に、お客様の体調や気分、時間のゆとりを確認する。お客様の心構えとプライバシーを確認し、同意の言葉を得て初めて計画どおりに面接を進めることができる **「ここでお話をうかがってもよろしいでしょうか」** **「体調は大丈夫でしょうか。こちらの椅子におかけになりますか」** **「お時間は大丈夫でしょうか」**
❹ラポール （信頼関係） を築く	ラポール＝信頼関係。お客様とできるだけ早くラポールを築けるよう工夫する ・お客様と販売者の関係は、顔を合わせた瞬間から始まっている。姿勢、目つき、関心の程度など、言葉によらない情報がお客様と販売者双方にとって重要な情報源となる ・よりよい関係を築くために、お客様の名前がわかっているときは、1回の面接で名前を3回以上呼ぶことを心がける
❺お客様の 気分を楽に させる	・話しやすい雰囲気を作ることも大切。相談コーナーを設ける、他の人に見えないような位置に移動する工夫もよい ・お客様の背後や真正面に立つことを避け、斜めの向きに位置をとると話しやすい。天候の話など軽い話題から始めて、お客様がリラックスできるよう配慮する

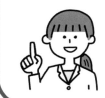

ステップ2
情報収集
（販売前に確認すべきこと）

　次のステップは情報の収集です。販売する前に、以下をお客様に確認します。
①使用者（年齢）
②症状（部位、性状、重症度、時間的経過、状況、随伴症状、修飾要因）
③今までのセルフケア
④基本情報（基礎疾患、併用薬、アレルギー歴、副作用歴、妊娠・授乳の有無）

🏷 使用者（年齢）の確認

インタビュー例

例1	「お客様がお飲み（お使い）になりますか?」
例2	使用者がその場にいない場合、使用者の年齢を確認する。 「お子様はおいくつですか?」

　OTC医薬品を買いに来た目の前のお客様自身がその薬を使用するという勝手な思い込みは禁物です。薬が必要なのは、家族あるいはグループなど複数人で使うのかもしれません。また、OTC医薬品は常備薬として購入される場合が少なくありません。

　まず、誰がその薬を使用するかを把握します。特に小児や高齢者が使用する可能性はないか確認しましょう。お客様以外の人が使用する場合は、必ず使用者の年齢を確認してください。

● 小児とOTC医薬品

1.　小児の特徴

　OTC医薬品の「使用上の注意」などに記載されている小児とは、おおよその目安として15歳未満です（1章23ページ参照）。

　15歳未満の小児は、まだ成長段階で臓器の機能も完全ではありません。そのため、小児は大人と比べ薬への感受性が高く、医薬品の成分によっては少量でも重大な副作用が発現することがあります（**表1**）。かといって、成人量を少な

めにしたり、体格に合わせたりして勝手に調節してはいけません。必ず「添付文書に記載された用法用量をきちんと守る」「年齢に適応する用量の記載がない医薬品は決して使用しない」ことを守ってください。

表1 小児の特徴

- ●成人と比べ、小児は身体の大きさに対して腸が長く、医薬品成分の吸収率が高い
- ●医薬品成分が脳に移行しやすく、中枢神経系に影響を与える医薬品では、副作用が起こりやすい
- ●肝臓や腎臓の機能が未発達のため、医薬品成分の代謝や排泄に時間がかかり、作用・副作用が強くあらわれやすい

2. 小児薬用量の決め方

薬物の体内動態の研究により、小児における薬物の代謝や排泄に関わる内臓機能の発達は、体の表面積と相関関係にあることが判明しています。そこで小児の薬用量は、年齢と体の表面積を使って成人量に対する用量比を定めた「von Harnack（フォン ハルナック）の換算表」がもっとも普及しています。

OTC医薬品の添付文書では、成人用量を1とすると、7歳はその1/2、3歳は1/3の量に設定されています（**表2**）。

表2 von Harnack（フォン ハルナック）の換算表

年齢	成人	未熟児	新生児	3ヵ月	6ヵ月	1歳	3歳	7歳半	12歳
薬用量比	1	1/20〜1/10	1/8	1/6	1/5	1/4	1/3	1/2	2/3

3. 2歳未満の乳児は医師の診療を優先する

乳児は医薬品の影響を受けやすく、また状態が急変しやすいため、OTC医薬品の使用の適否が見極めにくいものです。基本的に、乳児の用法用量が設定されている場合であっても、医師の診察を受けることを優先します。

4. 剤形と飲ませ方

剤形による服用年齢制限を確認し、飲ませ方などを説明します（**表3、4**）。

表3 剤形による服用年齢制限

剤形	記載について
カプセル剤	5歳未満の乳幼児に服用させないこと
直径6mmを超える錠剤・丸剤	
直径6mm以下の錠剤・丸剤	3歳未満の乳幼児に服用させないこと また、3歳以上であっても幼児に服用させる場合には、薬剤がのどにつかえることのないよう、よく注意すること

表4 飲ませ方の注意

年齢	注意、説明内容
0〜1歳	**食前の服用を勧める** 食後では満腹感のため服用を嫌がったり、胃の入り口の緊張が弱いため薬を吐いてしまうことがある **薬を飲ませるために蜂蜜を使わないこと** 天然蜂蜜にはボツリヌス芽胞が含まれることがあり、1歳未満では食中毒を起こすおそれがある 薬を飲ませるために蜂蜜を使わないよう説明する
1〜5歳	**シロップ剤や散剤を勧める** 錠剤は飲めないことが多いため **飲み物に薬を混ぜるときは少量に** 飲み残しを考え、飲み物の量はできるだけ少ないほうが望ましい
6歳以上	錠剤はほとんど飲める

5. 誤飲事故

薬の誤飲事故が最も多いのは、1〜2歳です。薬の誤飲は生命の危険にかかわります。特に幼児のいる家族には、薬の保管場所への注意を促すべきです。

お客様から誤飲したという相談があったら、**表5**のように指示しましょう。

表5 医薬品を間違って飲んだというお客様への指示例

意識がしっかりしている場合	「水を飲ませて薬を吐かせてください」
意識がない場合	「そのまますぐに病院へ連れて行ってください」 「飲んだ薬の容器と添付文書を病院に持参するとよいでしょう」

6. 副作用について

　小児は、自分で体の不調をうまく伝えることができません。また、周りの人間も、小児の体調変化と副作用が結びつけられず、副作用を重篤化させてしまうことがあります。小児に服用させるときは、大人が発疹、発赤、発熱、胃腸障害など副作用の中でも発現頻度の高い症状についてよく観察するよう説明します。

　医薬品の選択にあたって、小児への使用制限を確認しましょう（**表6**）。

表6 **小児への使用制限があるOTC医薬品成分**

○：添付文書の『使用上の注意』の「してはいけないこと」に記載　　△：「相談すること」に記載
リスク分類1：第1類医薬品、2：第2類医薬品、3：第3類医薬品、②：指定第2類医薬品、要：要指導医薬品

年齢制限		主な成分・薬効群・医薬品	リスク分類	理由
1ヵ月未満	△	マルツエキス（瀉下薬）	3	体が未熟なため下剤の安易な使用は控え、受診を勧める
1歳未満・乳児	×	ケトチフェンフマル酸塩を配合する点眼薬	2	1歳未満の小児でアレルギーと思われる症状がみられるときは、医療機関を受診することが望ましい
	△	浣腸薬	2	安易な使用は作用が過度に発現したり習慣性になる可能性がある
	△	駆虫薬	2	臨床での使用報告例が少ない
	△	ビタミンA主薬滋養強壮保健薬 ビタミンD主薬滋養強壮保健薬	3	外見上は本剤適応であっても、他の疾患の要因も考えられるため専門医の受診を勧める
3歳未満	×	ヒマシ油（内服）	2	瀉下作用が強力で、各栄養素の小腸での消化、吸収を妨げる可能性がある
	×	新キズドライ	2	皮膚組織が未発達なため発赤などの炎症を起こしやすい
6歳未満	×	アシクロビル、ビダラビン（口唇ヘルペス用薬）	1	乳幼児の場合、初めて感染した可能性が高いと考えられる
	×	アミノ安息香酸エチル（局所麻酔成分）	②	メトヘモグロビン還元酵素の活性が低いため、メトヘモグロビン血症を起こしやすい
7歳未満	×	ケトチフェンフマル酸塩配合の点鼻薬	2	使用経験が少なく安全性が確立されていない
	×	アドレナリン作動成分配合の点鼻薬（ナファゾリン、テトラヒドリゾリン、フェニレフリンなど）	2	血管収縮薬の中枢抑制作用に対する感受性が強く、傾眠、徐脈、血圧上昇または低下、頭痛、呼吸抑制、昏睡があらわれやすい
	×	アシタザノラスト水和物	2	安全性が確立されていない

年齢制限	主な成分・薬効群・医薬品		リスク分類	理由
11歳未満	×	インドメタシン配合の外用薬（ただし、インドメタシンを0.5%以上配合する貼付剤の年齢制限は15歳未満）	2	使用経験が少なく安全性が確立されていない
12歳未満	×	コデインリン酸塩水和物、ジヒドロコデインリン酸塩	②	米国にて12歳未満の小児禁忌。日本の呼吸抑制のリスクは欧米と比較して遺伝学的に低いと推定されるが、小児の呼吸抑制発生リスクを可能な限り低減する観点から、予防的措置として禁忌とする
15歳未満	×	アルミノプロフェン	②	安全性が確立されていない
	×	ロキソプロフェンナトリウム水和物	1	OTC医薬品では15歳未満には使用しないこととされている（使用経験が少ないため）
	×	ベポタスチンベシル酸塩	要	安全性が確立されていない
	×	エバスチン、エピナスチン塩酸塩、ペミロラストカリウムフェキソフェナジン塩酸塩、アゼラスチン塩酸塩、ケトチフェンフマル酸塩、エメダスチンフマル酸塩、セチリジン塩酸塩	2	安全性が確立されていない
	×	H_2ブロッカー（ファモチジン、ロキサチジン酢酸エステル塩酸塩、ニザチジン）	1	小児薬用量の規定なし。胃腸症状が急激に変化したり、悪化することがあるので十分に注意が必要
	×	チキジウム臭化物	2	
	×	トロキシピド	2	
	×	フラボキサート塩酸塩	②	安全性が確立されていない
	×	アデノシン三リン酸（ATP製剤）	2	
	×	ジクロフェナクナトリウム（外用）	2	
	×	オキシメタゾリン塩酸塩（アドレナリン作動成分）配合の点鼻薬	2	OTC医薬品では15歳未満には使用しないこととされている（使用経験が少ないため）
	×	イソコナゾール硝酸塩（1日1回タイプ）	要	安全性が確立されていない
	×	イソコナゾール硝酸塩、ミコナゾール硝酸塩 オキシコナゾール硝酸塩、クロトリマゾール	1	安全性が確立されていない
	×	アスピリン、サザピリン	②	ライ症候群発症のおそれ
	△	サリチルアミド、エテンザミド	②	
	×	トリメブチンマレイン酸塩	2	―
	×	ロペラミド塩酸塩	②	OTC医薬品では、15歳未満には使用しないこととされている（使用経験が少ないため）
	×	プロメタジンを含む成分	②	小児への投与に関する安全性の確立がない 海外で乳児突然死症候群、乳児睡眠時無呼吸発作の症例報告あり

年齢制限		主な成分・薬効群・医薬品	リスク分類	理由
15歳未満	×	ジフェンヒドラミン塩酸塩主薬の催眠鎮静薬	②	安全性が確立されていない
	×	イブプロフェン	②	OTC医薬品では、15歳未満には使用しないこととされている（使用経験が少ないため）
	×	オキセサゼイン（局所麻酔成分）	2	
	×	外用鎮痛消炎成分（ケトプロフェン、ピロキシカム、フェルビナク）（インドメタシンを0.5%配合のパップ剤）	2	使用経験が少なく安全性が確立されていない
	△	ビスマスを含む成分	2	小児の服用により海外で精神神経障害の副作用報告例あり
		カフェイン主薬眠気防止薬	3	少量連用で不安感の増大、大量で急激な減薬や中止による禁断症状がみられる また成長期の小児にとっては睡眠は大切であり、カフェイン主薬の眠気防止薬は小児への適応はない
18歳未満	×	フルニソリド	要	OTC医薬品では18歳未満には使用しないこととされている（使用経験が少ないため）
	×	ベクロメタゾンプロピオン酸エステル（ステロイド）配合の点鼻薬	②	
発熱している小児/けいれんを起こしたことがある小児	×	テオフィリン アミノフィリン	1	発熱を起こしている小児、痙攣を起こしている小児では、痙攣などの副作用が起こりやすい
未成年者（20歳未満）	×	ミノキシジル配合の毛髪用薬	1	国内での使用経験がない
20歳未満	×	イコサペント酸エチル	1	20歳以上を対象とした医薬品である
	×	赤ブドウ葉乾燥エキス混合物	要	

● 高齢者（65歳以上）とOTC医薬品

　高齢者は、臓器機能の低下によって薬の代謝能力が落ちるため、薬の作用が強くあらわれるおそれがあります。また、薬物の脳内移行性による中枢性の副作用に注意が必要です（表7）。

　高齢者のOTC医薬品で特に注意すべきは、持病で使用している医療用医薬品の副作用を加齢による症状と勘違いして、OTC医薬品で対処してしまうことです。併用薬がある場合は、その薬の副作用と症状に関連がないか調べる必要があります。

表7 高齢者への使用制限がある一般用医薬品の成分

×：添付文書の『使用上の注意』の「してはいけないこと」に記載 　　△：「相談すること」に記載
リスク分類1：第1類医薬品、2：第2類医薬品、3：第3類医薬品、②：指定第2類医薬品、要：要指導医薬品

年齢制限		主な成分・薬効群・医薬品	リスク分類	理由
50歳以上	—	男性ホルモン テストステロン	1	50歳以降は前立腺腫瘍の罹患率が高まる 50歳以上の男性が初めて本剤を使用する前には泌尿器科を受診して前立腺の検査をして正常であることを確認すること
55歳以上	△	トラネキサム酸配合の肝斑改善薬	1	55歳以上では、女性ホルモンの分泌量が減ることもあり、肝斑以外のシミの可能性も考えられる また、50歳以降になると、循環器系の疾患などで、抗凝血薬などの薬剤を服用している場合や腎機能低下なども懸念されるため
60歳以上	×	イソコナゾール硝酸塩（1日1回タイプ）	要	高齢者は生理機能が低下しているため、患者の状態を観察しながら慎重に使用することが必要とされている。また、高齢者は種々の細菌に複合的に感染しているおそれがあるため、自己判断で本剤を使用せず、医師の診断治療を受ける必要がある
	×	膣カンジダ再発治療薬（イソコナゾール硝酸塩、ミコナゾール硝酸塩、オキシコナゾール硝酸塩、クロトリマゾール）	1	
	△	赤ブドウ葉乾燥エキス混合物	要	高齢者は生理機能が低下していたり、持病で医療機関を受診している方が多いため
65歳以上 高齢者	△	アルミノプロフェン	②	高齢者は生理機能が低下しており、作用が強くあらわれるおそれがあるため
	△	ロキソプロフェンナトリウム水和物	1	
	△	イブプロフェン	②	
	△	ベポタスチンベシル酸塩	要	
	△	エバスチン、フェキソフェナジン塩酸塩、エピナスチン塩酸塩、ベミロラストカリウム、アゼラスチン塩酸塩、ケトチフェンフマル酸塩、エメダスチンフマル酸塩、セチリジン塩酸塩	2	
	△	H₂ブロッカー（ファモチジン、ロキサチジン酢酸エステル塩酸塩、ニザチジン）	1	本剤は主に腎臓から代謝されるが、高齢者は腎機能が低下しているため血中濃度が持続し作用が増強するおそれがある
	△	フラボキサート塩酸塩（頻尿・残尿感改善薬）	②	—
	△	チキジウム臭化物（鎮痛胃腸薬）	2	高齢者は前立腺肥大を伴っている場合が多いので慎重に投与すること
	△	ベクロメタゾンプロピオン酸エステル（ステロイド）配合の点鼻薬	②	高齢者は生理機能が低下しており、作用が強くあらわれるおそれがあるため

年齢制限		主な成分・薬効群・医薬品	リスク分類	理由
65歳以上高齢者	△	ジクロフェナクナトリウム（鎮痛消炎成分）＊貼付剤のみ	2	貼付剤は塗布剤に比べ、血中への移行性が高く全身性副作用が発現する可能性がある。高齢者は生理機能が低下して作用が強くあらわれるおそれがある。さらに腎臓病・心臓病・肝臓病などの基礎疾患の有無についても注意が必要
	△	ミノキシジル配合の毛髪用薬	1	国内での使用経験がない
	△	アドレナリン作動成分（プソイドエフェドリン塩類、メチルエフェドリン塩類、メトキシフェナミン塩酸塩、トリメトキノール塩酸塩、マオウ）	②	動悸、心悸亢進、血圧上昇の可能性がある
	△	解熱鎮痛成分	②	高齢者は生理機能が低下しており、作用が強くあらわれるおそれがあるため
	△	ブロモバレリル尿素	②	中枢抑制作用により運動失調が起こりやすい
	△	抗コリン成分、抗コリン作用をもつ成分（ロートエキス、メチルアニソトロピン臭化物、ブチルスコポラミン臭化物、メチルベナクチジウム臭化物、チメチピウム臭化物）	2	心拍数増加、血圧上昇を起こしやすい
	△	浣腸薬	2	過度の瀉下（しゃげ）作用により脱水症状のおそれがある
	△	グリチルリチン酸40mg/日以上甘草1g/日以上	3	浮腫、血圧上昇、四肢麻痺（ししまひ）、低カリウム血症などの偽アルドステロン症があらわれるおそれがある
	△	カロヤンガッシュ（毛髪用薬）	3	高齢者は生理機能が低下しているため、減量するなど注意して使用すること
80歳以上	×	H₂ブロッカー（ファモチジン、ロキサチジン酢酸エステル塩酸塩、ニザチジン）	1	本剤は主に腎臓から代謝されるが、高齢者は腎機能が低下しているため血中濃度が持続し作用が増強するおそれがある

症状の確認（問題の探索）

インタビュー例

例1	「どうなさいましたか?」
例2	「どのような症状のときにこの薬を飲み（使い）ますか?」

　OTC医薬品で対応できる症状か、早急に医療機関への受診を勧めるべき症状なのか、あるいは自然によくなるまでそのまま放っておいてもよい症状なのか、これらを鑑別するためにお客様からできるだけ詳しく症状を聴き取ります。

　症状の確認を行うとき、例えば「かぜをひいた」「頭が痛い」など、お客様が抱えている問題を大まかに認識することは比較的簡単ですが、症状の程度（重症度）を知るには、より複雑な情報が必要です。お客様が訴える症状を十分理解するために、**表8**の7項目＋αを意識しながらインタビューしましょう。

表8 症状の確認項目

症状についての質問		例
❶部位 Location	どこ	全身、のど、鼻、下腹部、右、左、表面、深部、局部のみ、放散（しだいに広がっている）など
❷性状 Quality	どのように	キリキリした痛み、痰の絡んだような咳、赤いブツブツなど
❸程度 Quantity	どのくらい	痛みの強さ、炎症の範囲、発熱の程度など
❹時間と経過 Timing	いつ、いつから	急性、慢性、繰り返す症状か、頻度など
❺状況 Setting	どのような状況で	食前、食後、空腹時、屋外、室内、温度、天気、月経など
❻寛解・増悪因子 Factor	どんな時に悪くなる? 良くなる?	寒いと悪くなる、温めるとよい、動くと悪くなる、じっとしているとよいなど
❼随伴症状 Associated manifestation	同時にどんな症状があるか	のども痛い、かゆみもある、熱もあるなど
修飾要因 Modifier	何か思い当たることはないか	かぜ、花粉症、声を出しすぎた、打撲、虫さされなど

今までのセルフケアの確認

インタビュー例

例1	「今まで、ご自分で薬などをお使いになりましたか」
例2	「お使いになっていかがでしたか」

　お客様が自身の症状に対して「これまでにどのような対処を行ってきたか」を知ることも、セルフメディケーションを決定するうえで役立つ情報です。

　お客様がいつ、何を、どのように使ったか（期間・回数・頻度）、使ってどうだったかなどを確認します。

　「使用者（年齢）の確認」から「今までのセルフケアの確認」までを、相談前の確認事例①②として紹介します。

> ## ｎｏｔｅ 　寛解と治癒の違い
>
> 　寛解とは、病気による症状がほぼ消失して安定した状態をいい、寛解に至っても症状が再発することがあります。一方、病気が完全に治った状態は「治癒」といいます。

お客様 かぜ薬はありますか。

薬剤師／販売員 かぜ薬ですね。こちらです。

私、薬剤師（登録販売者）の○○と申します。かぜ薬についてのご相談があればお伺いしますが、よろしいでしょうか？
◀ 自己紹介、目的を述べる、同意をとる

お客様 はい、お願いします。

薬剤師／販売員 かぜ薬は、お客様がお使いになりますか？
◀ 使用者の確認

お客様 いいえ、子どもです。

薬剤師／販売員 お子様の年齢はおいくつですか？
◀ 年齢の確認

お客様 8歳です。

薬剤師／販売員 8歳ですね。お子様のかぜの具合についてもう少し詳しく教えていただけますか？
◀ 症状の確認

お客様 2〜3日前からかぜ気味で鼻水が出ていたのですが、昨日の夜からは、咳が出るようになりました。
◀ 時間的経過、修飾要因、部位、性状の説明

薬剤師／販売員 お子様はどのくらいつらそうですか？ 食欲がまったくないとか、寝込んでしまっているとか。
◀ 重症度の確認

お客様 少し咳がつらそうですが、食欲もあって元気なので学校には行っています。

薬剤師／販売員 鼻水と咳の他に何か症状はございますか？例えば熱とか、目がかゆいとか、お腹がゆるいとか・・・。
◀ 随伴症状の確認

お客様 熱とかはなく、今は鼻水と咳だけです。

薬剤師／販売員 症状を確認しますが、お子様は2〜3日前から鼻水が出ており、今は咳が少しつらそうだけど食欲や元気はある。今のところ、熱とか他の症状はないということですね。

お客様 はい、そうです。

薬剤師／販売員 今までご自宅のかぜ薬を飲んだり、何か手当をしていらっしゃいましたか？
◀ 今までのセルフケアの確認

お客様 いいえ、何も。

お客様 セデス・ハイをください。

販売者 セデス・ハイですね。こちらです。お客様がお使いですか？　◀ 使用者の確認

お客様 はい、そうです。

販売者 私、薬剤師（登録販売者）の○○と申しますが、安全のためにいくつかご確認させていただいてよろしいでしょうか？　◀ 自己紹介、目的を述べる、同意をとる

お客様 はい。

販売者 セデス・ハイを飲むのは初めてでしょうか？　◀ 服用歴の確認

お客様 はい、そうです。

販売者 どうなさいましたか？　◀ 症状の確認

お客様 今朝起きたときから頭が痛くて…。　◀ 時間的経過、部位、症状の説明

販売者 どんな感じの痛みでしょうか？　ズキン、ズキンと脈打つような痛みとか、ずんと重い感じとか？　◀ 性状の確認

お客様 そうですね。頭を動かすとズキズキと痛みます。

販売者 痛みはどのくらい強いですか？　◀ 重症度の確認

お客様 朝起きたときはつらかったけど、朝ご飯を食べたら少し楽になった気がします。　◀ 重症度、状況の説明

販売者 普段からよく頭痛が起こりますか？　◀ 時間的経過の確認

お客様 いいえ、あまり起こりません。昨日夜遅くまでコーヒーを飲んで起きていたからかもしれません。　◀ 時間的経過、修飾要因の説明

販売者 頭痛の他に症状はありますか？　◀ 随伴症状の確認

お客様 胸やけが少ししますが、他には特に気になる症状はありません。

販売者 ご自宅の頭痛薬を飲んだり、何か手当をしましたか？　◀ 今までのセルフケアの確認

お客様 はい、家にあったバファリンを朝1回分飲んだのですが。　◀ 今までのセルフケア、いつ、何を、どのくらいの説明

販売者 ええ、それで？

お客様 あまりすっきりしなかったので、セデス・ハイを試してみようかと思いまして。　◀ 今までのセルフケアの結果の説明

使用上の注意についての確認

● 副作用歴、アレルギー歴

例	「今までお薬や食べ物で具合が悪くなったり、湿疹がでたりしたことはありますか」

アレルギーには、食品の他に喘息や医薬品によるものがあります（**表9**）。

表9 アレルギー項目と原因となる成分または製品群

アレルギー項目	原因となる成分または製品群
牛乳アレルギー	タンニン酸アルブミン
アスピリン喘息	非ステロイド性解熱鎮痛成分
ピリン疹	イソプロピルアンチピリン
過敏症状	非ステロイド性解熱鎮痛成分、局所麻酔成分
その他アレルギーを起こしやすい成分	コデインリン酸塩水和物、ロートエキス、デンプン消化酵素、タンパク消化酵素、脂肪消化酵素、繊維質消化酵素、センノシド／センナ、ダイオウ、黄色4号（タートラジン）、亜硫酸塩（亜硫酸ナトリウム、ピロ硫酸カリウムなど）（添加物）など

● 治療中の病気や併用薬

例1	「病院で治療中の病気や飲んでいる薬はありますか」
例2	「他にも何かお薬を飲んでいらっしゃいますか」

　持病（基礎疾患）がある人が、何気なく使用したOTC医薬品によって思わぬ副作用があらわれたり、基礎疾患が悪化して、場合によっては深刻な状態におちいることもあります。販売者側から基礎疾患や治療薬の有無を必ず確認してから販売するようにしましょう。

　基礎疾患や治療中の病気、併用薬について、注意すべき対象成分や成分配合薬を巻末（320ページ）にまとめていますので、確認してください。

● 妊娠や妊娠の可能性、授乳の有無

インタビュー例

例	「確認ですが、妊娠中や授乳中ではございませんか」

　母体が医薬品を使用した場合、血液－胎盤関門（たいばんかんもん）によって、薬物の胎児への移行をどの程度制御するかはほとんどわかっていません。そのため、OTC医薬品の多くは、妊婦の使用について「相談すること」とされています。

　妊娠の有無やその可能性については、お客様が他人に知られたくない場合もあります。確認する際には十分に配慮しましょう。

　授乳中の母親が服用する薬は血中に移行し、全身へと運ばれます。一部は乳房の乳腺に入り母乳の中に移行するため、乳児が母乳を飲むとその中の薬も飲むことになり、乳児に影響を与えます。特に、新生児（1～3ヵ月）は薬物代謝能力がほとんどないため、少量でも急性中毒に陥り、生命の危険に関わります。そのため、授乳の有無を確認することはとても重要です。

　妊婦または妊娠している可能性があるとき、あるいは授乳中の人に対して、服用（使用）してはいけない、あるいは「相談すること」とされている成分・薬効群を巻末（334ページ～）にまとめていますので、確認してください。

ｎｏｔｅ　血液－胎盤関門

　母体と胎児をつなぐ胎盤は、胎児に酸素や栄養素を供給する臓器です。その胎盤にはウイルスや細菌などの異物を容易に通過させない仕組みが備わっています。この仕組みを血液－胎盤関門といいます。母体が使用した薬物が胎盤を通過して胎児に移行した場合、毒性や催奇形性などを示す可能性があります。

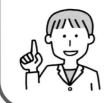

情報提供

　次のステップは情報の提供です。適切なOTC医薬品を選択したら、お客様が医薬品を適正に使用できるよう、お客様に以下をわかりやすく説明します。

①服用中または服用後「してはいけない」こと
②用法用量
③保管方法
④養生法と受診の目安
⑤副作用への対応

🔖 服用中または服用後「してはいけない」こと

　きちんと守らないと症状が悪化したり、副作用や事故などが起きやすくなる重要なことです。積極的にお客様への情報提供を心がけます。

⚫ 重大な事故に関して

　眠気や目のかすみなどの副作用は、乗り物の運転や機械類の操作は危険を伴うため、注意事項の「してはいけない」ことに記載されています（**表1**）。

表1 「服用後、乗物または機械類の運転操作をしないこと」の理由と原因成分

理由	原因となる成分
眠気があらわれることがある	催眠鎮静成分 抗ヒスタミン成分 抗アレルギー薬 コデインリン酸塩水和物 ジヒドロコデインリン酸塩 ヒドロコデインセキサノールリン酸塩
目のかすみ、異常なまぶしさなどの症状があらわれることがある	抗コリン成分 抗コリン作用を持つ成分

※抗アレルギー薬のペミロラストカリウム、フェキソフェナジン塩酸塩には記載がありません

● 食品、嗜好品との併用に関して

薬と食品（飲み物、嗜好品含む）の併用によって起こる相互作用に対して、注意事項を記載しています（**表2**）。

表2 食品、嗜好品との相互作用

注意事項	薬効群・成分	増強される作用
服用前後は飲酒しないこと	フラボキサート塩酸塩を成分とする頻尿・残尿感改善薬	中枢神経抑制作用
	ブロモバレリル尿素、イソプロピルアセチル尿素が配合された解熱鎮痛薬、催眠鎮静薬、乗物酔い予防薬	
	抗ヒスタミン成分を主薬とする催眠鎮静薬抗アレルギー薬	
	かぜ薬解熱鎮痛薬	肝機能障害・胃粘膜障害
	ビスマスを含む成分	吸収増大
コーヒーやお茶などのカフェインを含む飲料と同時に服用しないこと	眠気防止薬（カフェイン主薬製剤）	カフェインの過剰摂取となり、中枢神経系、循環器系などに作用が強くあらわれるおそれがある
チェストベリー（別名チェストツリー、アグニ）を含む食品	チェストベリー乾燥エキス（プレフェミン）	副作用が起こりやすくなる

● 連用に関する注意

薬の使用を続けることを連用といいます。連用によって生じる副作用を防ぐために、「長期連用しないこと」など注意事項を記載しています（**表3**）。

表3 **連用に関する注意事項**

注意事項		成分・薬効群	理由
過量服用・長期連用しないこと	内服	コデインリン酸塩水和物、ジヒドロコデインリン酸塩水和物が配合された鎮咳去痰薬	倦怠感や虚脱感などがあらわれることがある依存性、習慣性がある成分であり、乱用事例が報告されている
長期連用しないこと	内服	フラボキサート塩酸塩を配合した頻尿・残尿感改善薬	1ヵ月以上服用する場合、医師または薬剤師に相談して服用する
		かぜ薬、解熱鎮痛薬、鎮静薬、鼻炎用内服薬、アレルギー用薬	一定期間または一定回数使用しても症状の改善がみられない場合は他に原因がある可能性がある
		アルミニウムを含む成分が配合された胃腸薬、胃腸鎮痛鎮痙薬	長期連用によってアルミニウム脳症およびアルミニウム骨症を生じるおそれがある
		グリチルリチン酸（1日40mg以上）、カンゾウ（1日1g以上）含有する医薬品	偽アルドステロン症を生じるおそれがある
	外用	鼻炎用点鼻薬	反応性充血
		抗菌性点眼薬	自己治療不可の状態
		ステロイド性抗炎症成分（コルチゾンに換算して1gまたは1mL中0.025mg以上含有する場合。ただし坐薬及び注入軟膏では、含量によらず記載されている）	全身症状（副腎皮質の機能低下）を生じるおそれがある
		外用消炎鎮痛成分（インドメタシン、フェルビナク、ケトプロフェン、ピロキシカム）	一定期間または一定回数使用しても症状の改善がみられない場合は他に原因がある可能性がある
短期間の服用にとどめ、連用しないこと	内服	カフェイン主薬眠気防止薬	眠気防止薬は、一時的に緊張を要する場合に居眠りを防止する目的で使用されるものであり、連用によって睡眠が不要になるというものではない。使用は短期間にとどめ、適切な睡眠をとる必要がある
症状があるときのみの服用にとどめ、連用しないこと	内服	芍薬甘草湯	うっ血性心不全、心室頻拍の副作用があらわれることがある
連用しないこと	内服	ヒマシ油	用途が異なる（峻下剤）
	外用	浣腸薬	感受性の低下（いわゆる慣れ）が生じて、習慣的に使用される傾向がある
1週間以上継続して服用しないこと	内服	ビスマスを含む成分	精神神経症状があらわれる可能性がある
		ロキサチジン酢酸エステル塩酸塩（H₂ブロッカー）	重篤な消化器疾患を見過ごすおそれがあるので、医師の診察を受けること

注意事項		成分・薬効群	理由
2週間以上継続して服用しないこと	内服	ニザチジン、ファモチジン（H₂ブロッカー）	重篤な消化器疾患を見過ごすおそれがあるので、医師の診察を受けること
	外用	外用消炎鎮痛薬（貼付剤）	副作用発現のおそれがある
○○以上続けて服用しないこと	内服	駆虫薬	副作用発現のおそれがある
1週間に50gまたは50mLまで	外用	外用消炎鎮痛薬（塗り薬、エアゾール剤）	副作用発現のおそれがある
連続して1週間を超えて使用しないこと 粘膜、創傷面または炎症部位に長期連用または大量使用しないこと	外用	オキシメタゾリン塩酸塩（アドレナリン作動成分）が配合された点鼻薬	連用により鼻粘膜障害が発現するおそれがある
他のステロイド薬も合わせて、1年間に1ヵ月以上使用しないこと	外用	ベクロメタゾンプロピオン酸エステル（ステロイド成分）配合の点鼻薬	ステロイド成分の長期または大量使用による副作用が生じるおそれがある

● 症状の悪化を避けるための注意

症状の悪化を避けるために、「次の部位には使用しないこと」を記載しています（**表4**）。

表4 「次の部位には使用しないこと」の理由

主な成分・薬効群	次の部位には使用しないこと	理由
外用鎮痛消炎薬	目や目の周囲、粘膜等	皮膚刺激成分により、強い刺激や痛みを生じるおそれがある
	湿疹、かぶれ、傷口	
	水虫・たむし等または化膿している患部	痛みや腫れを鎮めることでかえって皮膚感染が自覚されにくくなるおそれがある
ケトプロフェン配合外用鎮痛消炎薬	「本剤の使用中は、天候にかかわらず、戸外活動を避けるとともに、日常の外出時も本剤の塗布部を衣服、サポーター等で覆い、紫外線にあてないこと。なお、塗布後も当分の間、同様の注意をすること」	使用中または使用後しばらくしてから重篤な光線過敏症があらわれることがある
外用鎮痒消炎薬（エアゾール剤）	目や目の周囲、粘膜（例えば、口腔、鼻腔、膣等）	エアゾール剤は特定の局所に使用することが一般に困難であり、目などに薬剤が入るおそれがある

主な成分・薬効群	次の部位には使用しないこと	理由
水虫・たむし用薬	目や目の周囲、粘膜（例えば、口腔、鼻腔、膣等）、陰のう、外陰部等	皮膚刺激成分により、強い刺激や痛みを生じるおそれがある 角質層が薄いため白癬は寄生しにくく、いんきん・たむしではなく陰のう湿疹など、他の病気である可能性がある
	湿疹	湿疹に対する効果はなく、誤って使用すると悪化させるおそれがある
	湿疹、ただれ、亀裂や外傷のひどい患部	刺激成分により、強い刺激や痛みがあらわれることがある
うおのめ・いぼ・たこ用薬	目の周囲、粘膜、やわらかな皮膚面（首の回り等）、顔面等	角質溶解作用の強い薬物であり、誤って目に入ると障害を与える危険性がある 粘膜や首の回りなどの柔らかい皮膚面、顔面などに対しては作用が強すぎる
	炎症または傷のある患部	刺激が強く症状を悪化させるおそれがある
殺菌消毒薬（液体絆創膏）	ただれ、化膿している患部	湿潤した患部に用いると、分泌液が貯留して症状を悪化させることがある
バシトラシン配合化膿性疾患用薬	湿疹、ただれのひどい患部、深い傷、ひどいやけどの患部	刺激が強く、症状を悪化させることがある

 用法用量

　OTC医薬品の添付文書は一般の人にもわかりやすいよう、専門用語は避け、簡単な表現で記載されています。しかし、それでも大人の約4割が書かれている内容が難しいと感じ、また55歳以上の約7割がきちんと読み取れないと感じていることがわかっています。

　医薬品は正しく使ってこそ、本来の効力を発揮するものです。「薬の飲み方、使い方は添付文書を読めばわかります」といった無関心な対応では、薬を効果的に使ってもらえません。お客様に対して、有効な飲み方、使い方をよく説明しましょう。とくに点鼻薬や坐薬など外用薬の使用方法はわかりにくいものですから、お客様の理解度を確かめながら説明してください。

● 用法用量に関する説明のポイント

説明例 ニキビ治療薬、水虫の薬、毛髪の薬

例	「効果が発現するには○○日程かかりますので、途中で使用を中止することなく継続してください」

効果発現に時間がかかる医薬品については、前もって伝えておきましょう。

説明例 消炎鎮痛薬

例	「薬で痛みが抑えられると、つい安静を保てなくなり、かえってひどくなることもあります。痛みが治まっても安静にしてください」

薬の効果によって注意が必要な場合もあります。

 保管方法

購入したOTC医薬品は、すぐに使用されるとは限らず、家庭で常備薬として保管されることも多いため、保管方法についても注意を促します。

● 保管方法に関する説明のポイント

説明例 保管方法

例	「直射日光の当たらない、湿気の少ない涼しい場所に、密栓^{みっせん}して保管してください」

シロップ剤などは変質しやすいため、開封後は冷蔵庫内に保管してください。
　錠剤、カプセル剤、散剤などは、包装から取り出したときに室温との急な温度差で湿気を帯びるおそれがあるため、冷蔵庫内で保管せず、室内で保管してください。

説明例 小児がいる家庭での保管方法

例	「小児の手の届かないところに保管してください」

乳・幼児は好奇心が強く、何でも口の中に入れてしまうおそれがあります。
小児が容易に手に取れる場所（病人の枕元など）や、小児の目につくところに

医薬品を置いていたことで起こる誤飲事故が多数報告されています。医薬品は、子供の手が届かない高い棚の中や鍵のかかる場所に保管します。

説明例 **別の容器への入れ替えの可否**

例	「誤用の原因になったり、薬の品質が変わるため、他の容器に入れ替えないでください」

　旅行や勤め先などへ持って行くために医薬品を別の容器へ移し替えてしまうと、中身が何の薬かわからなくなり、誤用してしまうおそれがあります。また、移し替えた容器が湿っていたり、汚れていたりした場合、医薬品の適切な品質が保てないことがあります。

養生法（日常におけるセルフケア）と受診の目安

　OTC医薬品の多くは、症状を緩和する「対症療法」のためのものです。そのため、使用者の自然治癒力を高めるために、その症状や使用者の状況にあった「養生法（日常におけるセルフケア）」を伝えることも大切です。
　また、添付文書には**表5**のように受診の目安が記載されています。

表5 **受診の目安**

薬効群	受診の目安
解熱鎮痛薬	5〜6回
総合感冒薬	5〜6回
催眠鎮静薬	5〜6日
眠気防止薬	1日1回
小児鎮静薬	5〜6回（生薬製剤：1ヵ月）
鎮咳去痰薬	5〜6回
うがい薬	5〜6日
口内炎用薬	5日、5〜6日、数回、しばらく
抗アレルギー薬	1週間
鼻炎用点鼻薬	3日
制酸薬、健胃薬、消化薬	2週間
グリチルリチン酸配合胃腸薬	5〜6日

薬効群	受診の目安
鎮痛鎮痙薬	5〜6回
H$_2$ブロッカー	3日
整腸薬	2週間（酵母・生菌製剤、生薬は1ヵ月）
止瀉薬（ビスマス塩、ロペラミド塩酸塩配合なし）	5〜6回
ビスマス塩配合止瀉薬	5〜6回
ロペラミド塩酸塩配合止瀉薬	2〜3日
便秘治療薬	5〜6回、5〜6日、1週間
便秘治療浣腸薬、坐薬	2〜3回
頻尿・残尿感改善薬	1週間
滋養強壮薬	1ヵ月
貧血用薬	2週間
トラネキサム酸配合の肝斑改善薬	2ヵ月（2ヵ月を超えて続けて服用しない）
ニコチンガム（禁煙補助薬）	3ヵ月（6ヵ月を超えて続けて服用しない）
一般点眼薬（アドレナリン作動成分の配合なし）	2週間
アドレナリン作動成分配合点眼薬	5〜6日
抗菌性点眼薬	3〜4日
人工涙液	2週間
殺菌消毒薬	5〜6日
皮膚炎治療薬	5〜6日
肩こり、筋肉痛治療薬（ポリエチレンスルホン酸ナトリウム、ピロキシカム、フェルビナク含有製剤）	1〜2週間
肩こり、筋肉痛治療薬（ジクロフェナクナトリウム含有貼付薬）	5〜6日
肩こり、筋肉痛治療薬（ジクロフェナクナトリウム含有塗布薬）	1週間
肩こり、筋肉痛治療薬（ケトプロフェン含有製剤）	1週間
にきび治療薬	5〜6日（イブプロフェンピコノール含有製剤：1ヵ月）
水虫・たむし用薬	2週間
膣カンジダ再発治療薬	3日間使用しても症状の改善がみられないか、6日間使用しても症状が消失しない場合
外用痔疾用薬	10日
内服痔疾用薬	1ヵ月（グリチルリチン酸配合：5〜6日）
足のむくみ改善薬（赤ブドウ葉乾燥エキス混合物）	3週間

クロージング

 感謝の言葉

例	「ありがとうございました。どうぞお大事になさってください」

最後には終わりを告げ、感謝の言葉、お大事になどの言葉を添えます。

資格試験からみる

Column 薬の保存方法（服薬指導として）

　登録販売者試験では、医薬品の品質に関する問題として、「医薬品は、高温や多湿によって品質の変化を起こしやすいものが多いが、光（紫外線）による劣化はない。（平成30年登録販売者試験）」という「誤」の記述が出題されています。

　医薬品の成分によっては、温度・湿度・紫外線などによって作用を失う（分解する）ものがあります。服用している薬が薬効を示さないといったことがないよう、使用者も自宅での正しい保管方法を知っておくことが大切です。販売時に、特に以下の点を注意喚起しましょう。

　①基本：高温・多湿・直射日光を避けて保管すること

　②冷所保存の記載がある場合：凍結を避けて冷蔵庫で保管すること

　③その他：子どもの手の届く所に保管しないこと

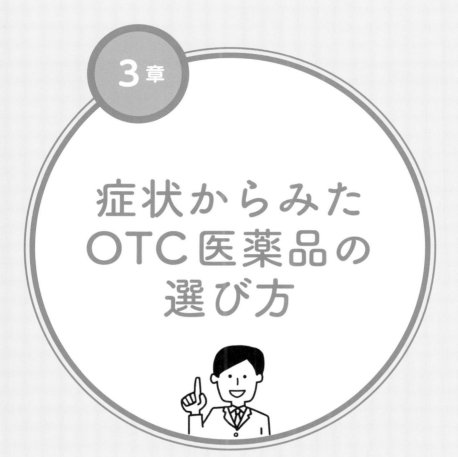

3章

症状からみた OTC医薬品の 選び方

代表的な症状・疾患の
基礎知識と、薬剤選択に必要な情報などを
解説するほか、お客様との会話例も
掲載しています。

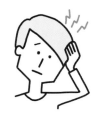

頭痛
（解熱鎮痛薬）

ここがポイント！

知っておきたい「頭痛」の基礎知識
- 一次性頭痛が90％を占め、緊張型頭痛、片頭痛、混合型頭痛がある。
- 二次性頭痛の疑いがあれば、受診勧奨する。

「頭痛」に用いるOTC医薬品の勧め方
- **注意** 二次性頭痛の疑いがあれば、受診勧奨する。
- **重要** 解熱鎮痛薬は対症療法として用いる。
- 15歳未満の小児に使用できない解熱鎮痛薬がある（アスピリンなど）。
- アセトアミノフェンは、小児への使用が認められている。
- アスピリン喘息の有無を確認する。
- 「アスピリン」は非ピリン系。OTC医薬品に配合されるピリン系成分は「イソプロピルアンチピリン」。
- カフェインの過度な摂取による副作用（カフェイン離脱頭痛）に注意。

頭痛に用いるOTC医薬品
- **重要** 頭痛のタイプ、程度、随伴症状などによって選ぶ。
- 解熱鎮痛薬には、サリチル酸系、プロピオン酸系、アニリン系、ピリン系があり、解熱作用、鎮痛作用、抗炎症作用などの程度が異なる。
- 配合成分が解熱鎮痛成分のみの頭痛薬から始めるとよい。
- ACE処方（アセトアミノフェン、カフェイン、エテンザミド）は、各成分の作用機序の違いを利用して、単独より強い鎮痛効果を示す。

頭痛発作を予防する
セルフケアについても
情報提供しましょう

知っておきたい「頭痛」の基礎知識

頭痛とは？

1. 頭痛の原因

日本人の4人に1人が頭痛持ちといわれており、薬局やドラッグストアで相談される頻度の高い症状の一つです。頭痛を原因で分類すると**一次性頭痛（機能性頭痛）**と**二次性頭痛（症候性頭痛）**に大きく分けられます。

- 一次性頭痛（機能性頭痛）：原因となる病気がない頭痛
- 二次性頭痛（症候性頭痛）：何らかの病気が原因となる頭痛

頭痛の診断には、現在、国際頭痛分類第3版（ICHD-3）が用いられています。発症頻度は、一次性頭痛が大部分（90％）を占め、二次性頭痛は10％未満であり、なかでも緊急を要する急性頭痛は1％未満といわれています（**図1**）。また、機能性頭痛は、慢性に経過して症状が反復してあらわれることが多いため、**慢性頭痛**と総称されます。

図1 頭痛の分類

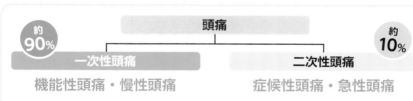

頭痛

約90%
一次性頭痛
機能性頭痛・慢性頭痛

- 片頭痛
- 緊張型頭痛
- 三叉神経・自律神経性頭痛
  （群発頭痛を含む）
- その他の一次性頭痛

その他の頭痛
（有痛性脳神経ニューロパチー、
他の顔面痛およびその他の頭痛）

- 脳神経の有痛性病変およびその他の顔面痛
- その他の頭痛性疾患

約10%
二次性頭痛
症候性頭痛・急性頭痛

- 頭頸部外傷・傷害による頭痛
- 頭頸部血管障害による頭痛
- 非血管性頭蓋内疾患による頭痛
- 物質またはその離脱による頭痛
- 感染症による頭痛
- ホメオスターシス障害による頭痛
- 頭蓋骨、首、眼、耳、鼻、副鼻腔、歯、口あるいはその他の顔面・頸部の構成組織の障害による頭痛または顔面痛
- 精神疾患による頭痛

2. 頭痛の鑑別

薬局やドラッグストアで相談される頭痛のほとんどが一次性頭痛と考えられます。しかし、時にはくも膜下出血のように早急に治療しないと生命に関わるような二次性頭痛が潜んでいることもあります。**一次性頭痛と二次性頭痛をしっかり鑑別する**ことが重要です。そして、二次性頭痛が疑われる症状（66ページ参照）があれば、医療機関を受診するよう勧めます（受診勧奨）。

● 一次性頭痛（機能性頭痛）

わが国の疫学調査によると、15歳以上の一次性頭痛の有病率は約40％で、そのうち緊張型頭痛（疑診例含む）は22.3％、片頭痛（疑診例含む）は8.4％、その他9％と報告されています。このように、頭痛で多いのは**緊張型頭痛**と**片頭痛**ですが、緊張型頭痛と片頭痛が両方混じった**混合型頭痛**の人も存在します。一次性頭痛には、緊張型頭痛、片頭痛の他に**群発頭痛**もあり、それぞれ頭痛のあらわれ方、頻度、誘発される要因などが異なります（**図2、表1**）。

図2 緊張型頭痛、片頭痛、群発頭痛の部位と痛みの時間的経過

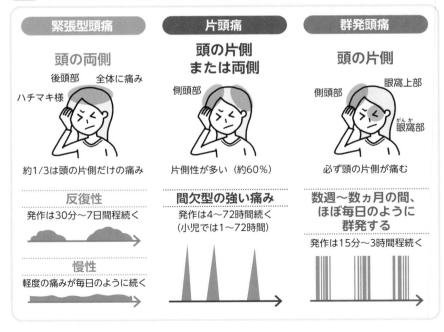

表1 緊張型頭痛、片頭痛、群発頭痛の特徴

	緊張型頭痛	片頭痛	群発頭痛
有病率	22.3%	8.4%	0.01%
好発年齢	30〜50代	20〜40代	20〜40代
男女比	1：3（女性に多い）	やや女性が多い程度	4：1（男性に多い）
周期性	目立たない	月経と関連	日周性、年周性あり
頻度	稀発<1回/月 頻発1〜14日/月 慢性≧15日/月	数回/年〜1回/週 平均月2回	2日に1回〜1日8回
部位	両側	片側または両側	片側
痛みの時間的経過	反復性、慢性	間欠型の強い痛み	数週〜数ヵ月の間、ほぼ毎日のように群発する
痛みの性状	・後頭部や首の硬く張った感じ、「締めつけられるような鈍痛」 ・痛みの程度がひどくなればズキズキとした拍動性の痛みになってくる ・体を動かしたり、温めたりすると楽になる	・1ヵ月に数回、「ズッキン、ズッキンという脈打つような（拍動性）の痛み」 ・発作の前兆としてギザギザの光や視野の欠損が起こることもある（前兆がある片頭痛2.6%） ・動くと痛みが悪化し、時として寝込むどほの痛みを感じる	・片側の眼窩や眼窩周囲がえぐられるような激しい痛み ・一定期間（群発期）の毎日同じ時間帯に突然発症する（特に夜間睡眠中に起こりやすい） ・痛みは激しくじっとしていられないほど ・動くと痛みは紛れる
重症度	・軽度〜中等度 ・日常動作への影響は少ない	・中等度〜重度 ・日常動作への支障が大きい	・重度〜極度 ・日常生活への支障あり
随伴症状	・肩こり、頸部筋緊張、めまい感	・吐き気、嘔吐、音や光に過敏になるなど	・眼の充血、涙、鼻水、鼻閉など（自律神経症状）
要因	・うつむき、長時間の同じ姿勢 ・運動不足 ・ストレス、うつ気分 ・環境変化（天候、旅行、気温）	・ストレス、疲労、睡眠不足、ホルモンバランスの変化 ・環境変化（天候、旅行、気温） ・シャワー、人混み、光、音、におい、アスパルテーム甘味料、グルタミン酸、アルコール ・40%以上に家族歴あり	・アルコール ・タバコ ・ニトログリセリン

3章

症状からみたOTC医薬品の選び方

頭痛

● 二次性頭痛（症候性頭痛）

　二次性頭痛は、脳や眼、鼻などの疾患が原因で起こる頭痛です（**表2**）。頻度の高い原因疾患としては、感冒、副鼻腔炎、高血圧などがあげられますが、脳の病気やケガが原因で起こる頭痛は、そのまま放っておくと**生命に関わる危険な頭痛**です。生命に関わる危険な頭痛の代表的なものは、くも膜下出血、慢性硬膜下血腫、脳腫瘍、髄膜炎です。いずれも治療が遅れると死にいたる場合や重度の後遺症を残すことがあり、危険な頭痛を見逃さないことが重要です。

表2　**二次性頭痛の原因疾患**

	原因疾患
脳血管障害	くも膜下出血、脳出血、脳梗塞、動脈解離、静脈洞血栓症
頭部外傷	慢性硬膜下血腫
腫瘍	脳腫瘍
感染	髄膜炎、インフルエンザ、副鼻腔炎、感冒
その他	側頭動脈炎、高血圧、急性緑内障、低髄液圧症性頭痛、てんかんなど

1.　生命に関わる危険な頭痛

　くも膜下出血、慢性硬膜下血腫、脳腫瘍、髄膜炎を見逃さないポイントは次の3つです。

- 今まで経験したことがない頭痛
- 突然の激しい頭痛
- 数日、数週間のうちに頭痛がひどくなってきている

2.　薬物乱用頭痛

　頭痛を繰り返す人が、3ヵ月以上にわたって月に10〜15日以上頭痛薬を連用することで、ますます頭痛が起こりやすくなり、痛みがひどくなることがあります。このような頭痛を**薬物乱用頭痛**といいます。薬物乱用頭痛を疑うポイントは次の2つです。

- 鎮痛成分のみを配合した医薬品を、3ヵ月以上にわたり15日／月以上続けて服用している
- カフェインや鎮静成分を配合した鎮痛薬を、10日／月以上続けて服用している

「頭痛」に用いる OTC 医薬品の勧め方

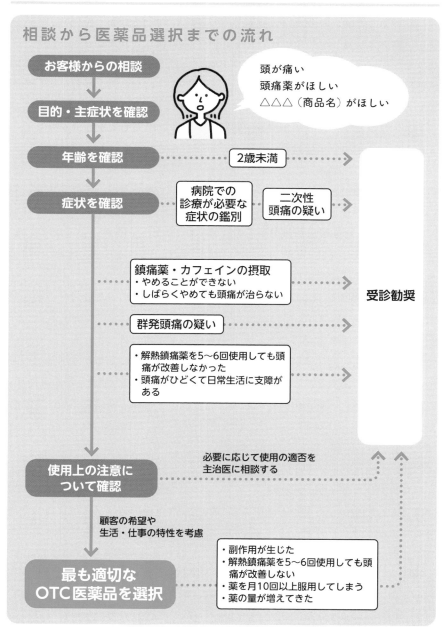

相談から医薬品選択までの流れ

お客様からの相談

頭が痛い
頭痛薬がほしい
△△△（商品名）がほしい

↓

目的・主症状を確認

↓

年齢を確認 ·········· 2歳未満 ·········→

↓

症状を確認 ········· 病院での診療が必要な症状の鑑別 / 二次性頭痛の疑い →

鎮痛薬・カフェインの摂取
・やめることができない
・しばらくやめても頭痛が治らない →

群発頭痛の疑い →

・解熱鎮痛薬を5〜6回使用しても頭痛が改善しなかった
・頭痛がひどくて日常生活に支障がある →

受診勧奨

↓

使用上の注意について確認

必要に応じて使用の適否を主治医に相談する

顧客の希望や生活・仕事の特性を考慮

・副作用が生じた
・解熱鎮痛薬を5〜6回使用しても頭痛が改善しない
・薬を月10回以上服用してしまう
・薬の量が増えてきた

↓

最も適切なOTC医薬品を選択

● OTC医薬品を選ぶ前に確認すべきポイント

1. 使用者（年齢）の確認

小児 アスピリン（アスピリンアルミニウムを含む）、サザピリン、ロキソプロフェンナトリウム水和物、イブプロフェン、アルミノプロフェンを配合した医薬品は、15歳未満の小児には使用してはいけません。小児に最も安心して使用できる解熱鎮痛成分はアセトアミノフェンです。

アスピリンなどの**サリチル酸系解熱鎮痛成分**は、小児への投与で脳症を起こす重大な副作用の**ライ症候群**との関連が示唆されています。ライ症候群とは、ウイルス性疾患に罹患した後（特にサリチル酸系薬剤併用時）に、嘔吐、意識障害、痙攣、肝機能障害などをきたす急性かつ死亡率の高い小児疾患です。特に水痘（すいとう）やインフルエンザなどのウイルス性疾患にかかったときは、アスピリンなどのサリチル酸系成分を服用するのは危険です。小児の発熱を伴う頭痛には、サリチル酸系成分（アスピリン、エテンザミド、サリチルアミド、サザピリン）を配合した医薬品の使用は避けることが必要です。

また、小児にはカフェインを配合している医薬品はできるだけ避けるほうが望ましいとされています。

高齢者 加齢によって薬の代謝、排泄機能の低下が生じることがあり、作用が強くあらわれる可能性が高いので、すべての解熱成分は高齢者が使用前に「医師・薬剤師に相談すること」となっています。現在治療中の疾患、特に高血圧、心臓病、腎臓病、肝臓病の有無、今現在の体調などを聞いて慎重に販売する必要があります。

2. 副作用歴・アレルギーの確認

ピリンアレルギー（ピリン疹） については十分な問診が必要です。現在、OTC医薬品として用いられている唯一のピリン系解熱鎮痛成分は、ピラゾロン骨格を有するイソプロピルアンチピリンのみです。**アスピリン**は、別名アセチルサリチル酸といい、サリチル酸系の酸性非ステロイド性抗炎症薬（NSAIDs エヌセイズ）に分類され、成分名に「ピリン」とついていますが、**非ピリン系**の成分です。

その他、解熱鎮痛成分の服用によって喘息発作（いわゆる**アスピリン喘息**）を引き起こす可能性があります。アスピリン喘息はアスピリン以外にも、NSAIDs

や食品・医薬品の添加物〔黄色4号（タートラジン）、パラベン、安息香酸ナトリウム、亜硫酸塩、ミント、歯磨き剤、香水〕などでも起こることがありますので注意が必要です。

3. 治療中の病気や併用薬の確認

1）基礎疾患など

以下の基礎疾患がある場合は、イブプロフェン、アルミノプロフェン、ロキソプロフェンナトリウム水和物の服用で症状を悪化させる可能性があります。

- 全身性エリテマトーデス
- 混合性結合組織病
- クローン病
- 潰瘍性大腸炎

その他、以下の基礎疾患がある場合は、OTC医薬品の解熱鎮痛薬を使用する前に主治医に使用の適否について相談する必要があります。

- 心臓病
- 腎臓病
- 肝臓病
- 胃・十二指腸潰瘍

2）併用薬

病院で処方された薬を服用している人は、OTC医薬品の解熱鎮痛薬を使用する前に主治医に使用の適否について相談すべきです。また、お客様に、他の解熱鎮痛薬、総合感冒薬のOTC医薬品を服用していないかを確認しましょう。

4. 妊娠・授乳の有無の確認

妊娠している場合は、胎児や母体への影響を考慮して産婦人科へ受診勧奨します。

特にロキソプロフェンナトリウム水和物、アスピリン、イブプロフェン、アルミノプロフェンの投与によって、妊娠期間の延長、動脈管の早期閉鎖（胎児）、子宮収縮の抑制、分娩時出血などの増加につながるおそれがあるため、出産予定12週以内は使用してはいけません。

授乳中の場合は、アセトアミノフェン単味製剤が第1選択薬（比較的安全）になります。アスピリン、イブプロフェン、アルミノプロフェン、ロキソプロフェンナトリウム水和物は母乳中に移行することが報告されています。

● 症状確認のポイント

1. 解熱鎮痛薬が適応する症状

解熱鎮痛薬の適応で大切なことは、頭痛の原因を治癒するものではなく、症状をやわらげるために行う一時的な**対症療法**であるということです。

頭痛が中等度〜重度でOTC医薬品が無効の場合、あるいはOTC医薬品を頻回に使用する場合は、医師の指導のもとに薬物治療を行うよう勧めましょう。また、薬物乱用頭痛に陥らないよう、服用日数の制限（月10日以内）を設け、服用日数が比較的多い場合は、単一成分のOTC医薬品を選択するよう指導します。

2. 受診勧奨が必要な頭痛のケース

危険な頭痛の可能性がある場合は、医療機関を受診するよう勧めます。特に小児や高齢者の頭痛、二次性頭痛が疑われる症状（66ページ参照）、事故や頭部外傷、感染、高血圧などの症状や所見がみられる場合は、危険な頭痛の可能性があります。

さらに、以下の項目もチェックしてみましょう。あてはまる症状がみられるときは、OTC医薬品では対応できない頭痛の可能性があるため、医療機関を受診するようお勧めします（受診勧奨）。

危険な頭痛のチェック項目

```
☐  今までに経験したことのない頭痛である
☐  突然の激しい頭痛である
☐  数日、数週間のうちに頭痛がひどくなってきている
☐  前ぶれとして数日前に激しい頭痛があった
☐  数ヵ月以内に頭を打ったことがある
☐  高熱があり、首が硬直し曲げられない
☐  50歳以降に初めて起きた頭痛である
☐  手足のしびれやまひ、脱力感などがある
☐  ろれつが回らないなど、言語障害がある
☐  意識がぼんやりするなど、意識障害がある
```

1つでも当てはまるものがあれば、
危険な頭痛の可能性　　　→　　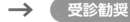 受診勧奨

「頭痛」に用いるOTC医薬品

　頭痛に用いる**解熱鎮痛薬**には、次のような成分を組み合わせて配合されています（**表3**）。

表3　解熱鎮痛薬に配合される主な成分と特徴

種類	主な成分		特徴
解熱鎮痛成分	NSAIDs（酸性）		鎮痛作用と解熱作用
	サリチル酸系	アスピリン（アセチルサリチル酸） アスピリンアルミニウム エテンザミド サリチルアミド サザピリン	
	プロピオン酸系	ロキソプロフェンナトリウム水和物 イブプロフェン アルミノプロフェン	
	アニリン系		
		アセトアミノフェン	
	ピリン系		
		イソプロピルアンチピリン	
催眠鎮静成分	ブロモバレリル尿素（ブロムワレリル尿素） アリルイソプロピルアセチル尿素		解熱鎮痛成分の作用増強と鎮静作用
カフェイン	カフェイン水和物 無水カフェイン 安息香酸ナトリウムカフェイン		鎮痛薬の補助作用、一時的な疲労回復
生薬	地竜（じりゅう）		解熱作用
	甘草（かんぞう）		抗炎症作用
	生姜（しょうきょう） 芍薬（しゃくやく） カノコソウ		鎮痛作用
制酸成分	ケイ酸マグネシウム 合成ケイ酸マグネシウム 合成ヒドロタルサイト 乾燥水酸化アルミニウムゲル メタケイ酸アルミン酸マグネシウム 酸化マグネシウム		解熱鎮痛成分による胃腸障害の抑制
ビタミン	ビタミンB$_1$（チアミン塩酸塩など） ビタミンB$_2$（リボフラビンなど） ビタミンC（アスコルビン酸）		疲労や発熱で失われるビタミンの補助

解熱鎮痛薬に配合されている成分の特徴

1. 解熱鎮痛成分

解熱鎮痛成分は、生体内の**プロスタグランジン（PG）**の合成を阻害することで効果を発揮します。PGは、痛みや炎症、発熱を引き起こす生理活性物質で、アラキドン酸からシクロオキシゲナーゼ（COX）という酵素により体内で生合成されます（**図3**）。一方、胃ではPGの働きによって、胃酸から胃壁が守られています。

解熱鎮痛成分を配合した薬を服用すると、胃内のPGが少なくなり、胃酸によって胃が荒れやすくなります。そのため、解熱鎮痛薬の多くに、胃腸障害を防ぐ目的から「空腹時を避けてください」という注意が促されています。なお、解熱鎮痛成分のアセトアミノフェンは、中枢でのみPG合成が阻害されるため、胃壁を守るPGはほとんど影響を受けず、空腹時でも服用することができます。

図3 アラキドン酸の代謝経路

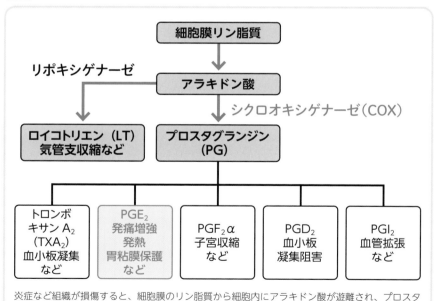

炎症など組織が損傷すると、細胞膜のリン脂質から細胞内にアラキドン酸が遊離され、プロスタグランジン（PG）、ロイコトリエン（LT）という生理活性物質が生成される。その代謝経路で、シクロオキシゲナーゼ（COX）などの酵素が重要な役割を担っている。

2. 催眠鎮静成分

催眠鎮静成分は、解熱鎮痛薬の鎮痛作用や解熱作用を高める目的で配合されることがあります。催眠鎮静成分は、主に脳の興奮を鎮めることで痛みを感じにくくする働きがあるため眠気が生じることがあります。したがって、催眠鎮静成分が配合された解熱鎮痛薬を服用した後は、乗り物や機械類の運転操作をしてはいけません。その他にも、依存性がある成分として知られており、長期連用に注意が必要です。

3. カフェイン

カフェインについては、78ページを参照してください。

4. 生薬

生薬が解熱または鎮痛をもたらす仕組みは、化学的に合成された成分（PGの産生を抑える作用）と異なるとされています。このため、生薬のみで構成された解熱薬または鎮痛薬は、アスピリンなどの解熱鎮痛成分を配合した薬を避けなければならない場合にも使用できます。

5. 制酸成分

制酸成分には胃酸を中和する作用があり、主にNSAIDsなど胃腸障害をきたす作用を緩和する目的で配合されます。メタケイ酸アルミン酸マグネシウムなどのように、酸中和作用に加え、胃粘膜保護作用が期待できる成分もあります。なお、NSAIDsは酸性物質であるため、胃酸が中和されると胃液に溶けやすくなり、吸収が早まることから、即効性が期待できるといったメリットもあります。ただし、腎機能が低下している人や透析を受けている人には、アルミニウム蓄積による骨軟化症、認知症の危険があるため、アルミニウム含有成分の使用は避けることが必要です。

6. ビタミン

発熱などで消耗されやすいビタミンの補給を目的として配合されます。ビタミンCは、発熱やストレスによって消耗するビタミンの一つです。

ビタミンB$_1$は筋肉疲労を改善する作用があり、緊張型頭痛など筋肉疲労から

くる頭痛を緩和するのを助ける効果が期待できます。また、発熱しているとき
は体が多くのエネルギーを必要としますが、その代謝に必要なビタミンB_1を補
うことで、エネルギー産生を助ける目的もあります。

● 頭痛に用いられる主な漢方薬

　漢方薬は、伝統医学をもとに経験的に使用されてきた治療薬ですが、近年で
は科学的エビデンスが集積されつつあります。日本神経学会・日本頭痛学会の
『慢性頭痛の診療ガイドライン2013』によると、症例集積研究（症例をまとめ
て共通点を調べた研究）以上のエビデンスをもつ頭痛に対する漢方薬は、以下
の5処方です。

● 呉茱萸湯
　体力が中等度以下で、手足が冷えて肩がこり、みぞおちが膨満する人で、頭
痛や頭痛に伴う吐き気などに用いられます。

● 桂枝人参湯
　体力があまりなく、冷え症があったり、胃腸が弱い人で、頭痛や動悸などに用
いられます。

● 釣藤散
　体力が中等度の人で、慢性的な頭痛、高血圧に伴う頭痛などがある場合に用
いられます。

● 葛根湯
　かぜ（感冒の初期）に限らず、緊張型頭痛などの頭痛、肩こりなどに用いら
れます。

● 五苓散
　体力に関わらず使用でき、のどが渇いて尿量が少ない人のむくみ、頭痛、め
まいなどに用いられます。

● 解熱鎮痛成分の作用と副作用

　解熱鎮痛成分は、その化学構造により、サリチル酸系、プロピオン酸系、ア
ニリン系、ピリン系に分類され、それぞれ違った特徴をもっています（**表4**）。

表4 主な解熱鎮痛成分の特徴

種類	成分	解熱作用	鎮痛作用	抗炎症作用	胃腸障害
サリチル酸系	アスピリン（アセチルサリチル酸）	○（強）	△	○	多い
	アスピリンアルミニウム				
	エテンザミド	○	△	○	中程度
	サリチルアミド				
	サザピリン	○	△	○	中程度
プロピオン酸系	ロキソプロフェンナトリウム水和物	○（強）	○	○（強）	中程度
	イブプロフェン				
	アルミノプロフェン				
アニリン系	アセトアミノフェン	○	△	×	少ない
ピリン系	イソプロピルアンチピリン	○	○	△（弱）	△

1. アスピリン（アセチルサリチル酸）、アスピリンアルミニウム

中枢および末梢でのCOX（コックス）阻害作用によりPG合成を阻害し、解熱作用、鎮痛作用、抗炎症作用をあらわすほか、トロンボキサンA_2（TXA_2）の合成を阻害し、血小板凝集抑制作用を示します。

副作用 胃粘膜保護作用を有するPGE_2などの内因性PGの合成阻害作用のほか、胃粘膜への直接刺激作用を有することから、**胃腸障害**の副作用に注意が必要です。こうした胃への直接作用を軽減させる目的で、アルミニウム塩（アスピリンアルミニウム）があります。

また、PG合成阻害に伴いロイコトリエン（LT）が過剰となり、この気管支収縮作用からぜんそくを引き起こす、いわゆる**アスピリン喘息**に対する注意も必要です。

その他、過敏性の副作用として、発疹（蕁麻疹も含む）、アナフィラキシーショックを起こすことがあります。他にも重篤な副作用として、皮膚粘膜眼症候群（スティーブンス・ジョンソン症候群）・中毒性表皮壊死融解症、肝機能障害、再生不良性貧血があります。

血小板凝集抑制作用は、7日間程持続するといわれています。鼻血、歯茎か

らの出血など出血傾向の副作用がみられることがあるので注意が必要です。

2. エテンザミド、サリチルアミド

エテンザミド、サリチルアミドは、末梢および中枢でのPG合成阻害作用による解熱鎮痛作用を有し、ほぼアスピリンと共通した作用をもつと考えられています。

エテンザミドは、サリチルアミドの誘導体で、サリチルアミドより解熱鎮痛効果は強力ですが、胃腸障害はアスピリンやサリチルアミドに比べて少ないといわれています。他の解熱鎮痛成分とともに配合されることが多く、アセトアミノフェン（A）、カフェイン（C）にエテンザミド（E）を加えたACE処方として、感冒その他の解熱鎮痛目的に用いられます。

（副作用）アスピリンと同様の副作用があります。

3. サザピリン（サリチロサリチル酸）

サリチル酸が2分子結合した構造をもち、アスピリンと同様、体内でサリチル酸に分解されて作用を発現すると考えられます。胃酸にはほとんど溶けず、アルカリ性の腸液に溶けて、主として小腸上部から吸収されることから、アスピリンと比べて胃粘膜への直接刺激作用が少なく、ゆっくりと分解されてサリチル酸になるため、作用の持続性はアスピリンより長いと考えられています。

（副作用）アスピリンと同様の副作用があります。

4. ロキソプロフェンナトリウム水和物

生体内で活性体に変換された後に作用を示す**プロドラッグ**で、活性代謝物がPG合成阻害作用をもち、未変化体に活性はないため、胃腸障害が比較的少ないという特性があります。消化管で速やかに吸収され、抗炎症・解熱鎮痛作用を発揮します。

（副作用）ショック（アナフィラキシー）、血液障害、皮膚粘膜眼症候群（スティーブンス・ジョンソン症候群）・中毒性表皮壊死融解症、腎機能障害、うっ血性心不全、間質性肺炎、肝機能障害、無菌性髄膜炎、喘息、横紋筋融解症（おうもんきんゆうかいしょう）などの重篤な副作用の報告があります。

5. イブプロフェン

アスピリンと同様、中枢および末梢でのCOX阻害によるPG合成阻害作用を有し、解熱鎮痛作用や抗炎症作用を示します。特に末梢でのPG合成阻害作用が強く、上気道（鼻からのどまでの気道）や関節痛など末梢での炎症を伴った痛みに効果があります。生理痛にもよく用いられます。

副作用 アスピリンに比べて胃腸障害の副作用は少ないとされていますが、消化器障害（消化性潰瘍、胃腸出血、潰瘍性大腸炎など）のほか、ショック（アナフィラキシー）、血液障害、皮膚粘膜眼症候群（スティーブンス・ジョンソン症候群）・中毒性表皮壊死融解症、肝機能障害、腎障害、無菌性髄膜炎、喘息、血液障害（再生不良性貧血、無顆粒球症など）の重篤な副作用の報告があります。

6. アセトアミノフェン

作用機序はまだ十分に解明されていませんが、アスピリンなどのサリチル酸系成分と同様、PG合成阻害作用に基づく機序を有し、末梢性よりも中枢性に働きます。末梢でのPG合成を阻害しないことから、抗炎症作用は弱く、胃腸障害や腎障害、出血傾向（血小板凝集抑制作用）の副作用はほとんどないと考えられています。

また、ライ症候群の関連はないとされており、小児に安全に使用できます。妊娠中にも安全に使用でき、本成分は母乳にほとんど移行せず、常用量であれば授乳中も使用可能です。

アスピリンの代わりとして、アセトアミノフェン（A）にカフェイン（C）、エテンザミド（E）を配合したACE処方も多く用いられています。

副作用 解熱鎮痛成分の中では、最も安全な成分とされていますが、過量服用や長期服用、アルコールとの併用によって重篤な肝障害を引き起こすことが知られています。特にアルコール常飲者が使用すると、アセトアミノフェンの代謝機構を変化させ、肝機能障害の危険性が増大するため、注意が必要です。その他、ショック（アナフィラキシー）、皮膚粘膜眼症候群（スティーブンス・ジョンソン症候群）・中毒性表皮壊死融解症・急性汎発性発疹性膿疱症などの重篤な副作用があります。

7. イソプロピルアンチピリン

　現在、OTC医薬品として用いられている唯一のピリン系成分で、サリチル酸系成分と同様にPG合成阻害作用を有しています。主に中枢性に働き、解熱鎮痛作用をあらわしますが、抗炎症作用は弱く、他の解熱鎮痛成分と組み合わせて用いられます。

　(副作用)　**ピリンアレルギー（ピリン疹）**をはじめ、ショック（アナフィラキシー）、皮膚粘膜眼症候群（スティーブンス・ジョンソン症候群）・中毒性表皮壊死融解症、咳や喘息発作誘発などの呼吸器症状、肝機能障害などの重篤な症状が発現する可能性があります。

● 鎮静成分の作用と副作用

1. ブロモバレリル尿素（ブロムワレリル尿素）

　不安定緊張状態を鎮静させることから、解熱鎮痛薬の鎮痛補助薬として配合されています。慢性頭痛に多い緊張型頭痛（筋収縮性頭痛）は、多くの場合、ストレスから筋肉が緊張し、首や肩のこりを伴います。このようなストレスが関与する痛みには、鎮静作用をもつ薬剤が有用です。

　(副作用)　**眠気**を催すことがあるので、乗物または機械類の運転操作をする必要がある場合は、本成分を含まない薬を選択すべきです。また長期連用によって、依存性を生じることがあります。ブロム誘導体は排泄が遅く、体内に蓄積されやすいため、連用・過量服用によりブロム中毒を起こすことがあります。

2. アリルイソプロピルアセチル尿素

　鎮静作用があり、疼痛反応の除去と鎮痛効果の作用増強が認められています。この効果を期待して、解熱鎮痛薬に配合されています。

　(副作用)　催眠鎮静作用を併せもつことから、ブロモバレリル尿素と同様、眠気に対する注意が必要です。また、アルコールとの併用で鎮静作用が増強することがあり、注意が必要です。

● カフェインの作用と副作用

　カフェインにはカフェイン水和物、無水カフェイン、安息香酸ナトリウムカフェインがあります。

キサンチン骨格をもったテオフィリン（気管支拡張薬）と類似した作用を有する中枢性興奮薬で、中枢興奮作用のほか、強心・利尿作用、胃酸分泌亢進作用、平滑筋弛緩作用などを示します。作用機序は詳しく解明されていませんが、ホスホジエステラーゼ（PDE）を阻害することにより、細胞内のサイクリックAMP（cAMP）濃度が上昇し、カフェインのさまざまな作用に関与していると考えられています。

　中枢興奮作用を期待して総合感冒薬、鎮咳去痰薬、鼻炎用内服薬、乗物酔い予防薬に眠気の防止目的で配合されるほか、解熱鎮痛薬に解熱鎮痛作用の増強を期待して配合されることもあります。アセトアミノフェン（A）、カフェイン（C）、エテンザミド（E）を組み合わせたACE処方として、解熱鎮痛薬によく用いられます。

　カフェインの中枢興奮作用は、疲労感を一時的に取り除く効果を期待して、眠気防止薬や滋養強壮剤、ドリンク剤などにも配合されています。

（ 副作用 ）薬理作用に基づく興奮作用として不眠、振戦、胃酸分泌亢進や食欲不振などの胃腸障害、動悸などの循環器への副作用がみられることがあります。

　カフェインを含有した他のOTC医薬品や、コーヒーやコーラといったカフェイン含量の多い飲食物との飲み合わせで、カフェインの中枢興奮作用が過度となり頭痛など副作用を起こす可能性があるので注意が必要です。また、カフェインを長期にわたって過剰摂取した場合にカフェイン離脱頭痛が起こることがあります。

● 生薬の作用と副作用

1.　地竜

　ツリミミズ科のカッショクツリミミズまたはその近縁種を用いた動物性生薬（動物由来の生薬）で、古くから「熱さまし」として用いられてきました。薬理作用として、解熱作用、鎮痛・鎮痙作用、気管支拡張作用などがあります。OTC医薬品では、単独で感冒時の解熱に適応があるほか、総合感冒薬にも配合されています。アスピリン喘息などで、アセトアミノフェンやNSAIDsを使用できない場合の解熱薬として用いることができます。

（ 副作用 ）過敏性の副作用として、発疹があります。

2. 甘草

有効成分としてグリチルリチン酸を含み、抗炎症、抗アレルギー作用があります。グリチルリチン酸は、ステロイド骨格をもち、糖質コルチコイド様作用を有します。

[副作用] 長期連用などによって「偽アルドステロン症」の副作用を生じるおそれがあるため、1日量がグリチルリチン酸として40mg以上、甘草として1g以上を含む医薬品では「長期連用しないこと」と記載されています。ただし、少量の摂取でも偽アルドステロン症を発症することが報告されているので、使用には注意が必要です。

偽アルドステロン症の症状の1つに低カリウム血症があり、低カリウム血症によってミオパチー（筋肉の障害や筋力低下などが生じる筋疾患）を発症することがあります。

3. 生姜

発汗による解熱作用を期待して配合されます。

4. 芍薬

筋肉のこりをやわらげる鎮痙作用や鎮痛作用を期待して配合されます。

人によってよく効く
鎮痛成分は異なります。
「これが一番効く」と
断言するのではなく、
いくつかを試しながら
使用者にあった頭痛薬を
見つける姿勢が大切です

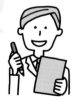

● 解熱鎮痛薬の商品例

1. 解熱鎮痛成分のみ

POINT 第1選択薬。薬物乱用頭痛を起こしにくい、眠くならない。随伴症状がないか、頭痛が軽い場合にお勧め。

商品名	鎮痛成分と特徴	配合成分（成人1回量）	用法用量（1回量）
バファリンA	アスピリン ・片頭痛、緊張型頭痛に有効 ・強い鎮痛作用 ・胃腸障害を起こしやすい ・小児・妊婦・授乳婦には禁忌 ・相互作用が多く、併用薬に注意が必要	アスピリン 660mg ダイバッファーHT （合成ヒドロタルサイト） 200mg	15歳以上：2錠 1日2回まで ＊6時間以上あけること
ロキソニンS	ロキソプロフェンナトリウム水和物 ・アスピリンより胃にやさしく、同等の作用 ・生理痛・腰痛にも有効 ・小児には禁忌 ・妊婦・授乳婦は要相談	ロキソプロフェンナトリウム水和物 68.1mg （無水物として60mg）	15歳以上：1錠 1日2回まで （最高3回まで） ＊4時間以上あけること
イブ	イブプロフェン ・アスピリンより胃にやさしく、同等の作用 ・生理痛・腰痛にも有効 ・小児には禁忌 ・妊婦・授乳婦は要相談	イブプロフェン 150mg	15歳以上：2錠 1日3回まで ＊4時間以上あけること
タイレノールA	アセトアミノフェン ・胃にやさしい ・授乳婦にも比較的安心 ・片頭痛への効果は低い ・アルコールの大量常飲者は肝不全を引き起こす危険 ・抗炎症作用や末梢性の痛みには効果が期待できない	アセトアミノフェン 300mg	15歳以上：1錠 1日3回まで ＊4時間以上あけること
小児用バファリンCⅡ		（1錠中） アセトアミノフェン 33mg	11〜14歳：6錠 7〜10歳：4錠 3〜6歳：3錠 1日3回まで ＊4時間以上あけること

2. 解熱鎮痛成分＋カフェイン

POINT 一時的だが、疲労回復や集中力アップの効果もある。眠くならない（鎮静成分の配合なし）。AAC処方、ACE処方は片頭痛の痛みに特にお勧め。

商品名	鎮痛成分と特徴	配合成分（成人1回量）	用法用量（1回量）
エキセドリンA錠	アセトアミノフェン アスピリン （AAC処方）	アスピリン 500mg アセトアミノフェン 300mg 無水カフェイン 120mg	15歳以上：2錠 1日2回まで ＊6時間以上あけること
ノーシン錠	アセトアミノフェン エテンザミド （ACE処方）	アセトアミノフェン 300mg エテンザミド 160mg カフェイン水和物 70mg	15歳以上：2錠 1日3回まで ＊4時間以上あけること
ノーシンホワイト錠	アセトアミノフェン エテンザミド （ACE処方）	アセトアミノフェン 300mg エテンザミド 380mg カフェイン水和物 60mg	15歳以上：2錠 1日2回まで ＊6時間以上あけること
ハッキリエースa	アセトアミノフェン エテンザミド （ACE処方） 芍薬エキス＋胃粘膜保護薬配合	アセトアミノフェン 230mg エテンザミド 230mg カフェイン水和物 75mg シャクヤクエキス 50mg （芍薬200mg） メタケイ酸アルミン酸マグネシウム 150mg	15歳以上：1包 11〜14歳：2/3包 1日3回まで ＊4時間以上あけること
サリドンWi	イソプロピルアンチピリン （ピリン系） イブプロフェン	イソプロピルアンチピリン 150mg イブプロフェン 50mg 無水カフェイン 50mg	15歳以上：1錠 1日2回まで ＊6時間以上あけること
サリドンA	イソプロピルアンチピリン （ピリン系） エテンザミド	イソプロピルアンチピリン 150mg エテンザミド 250mg カフェイン水和物 50mg	15歳以上：1錠 8〜14歳：1/2錠 1日3回まで ＊4時間以上あけること

3. 鎮痛成分＋カフェイン＋鎮静成分

POINT ストレス、筋肉の緊張、こり、不眠、イライラを伴うとき、強い痛みに適している。

商品名	鎮痛成分と特徴	配合成分（成人1回量）	用法用量（1回量）
新セデス錠	アセトアミノフェン エテンザミド （ACE処方）	アセトアミノフェン 160mg エテンザミド 400mg アリルイソプロピルアセチル 　尿素 60mg 無水カフェイン 80mg	15歳以上：2錠 7〜14歳：1錠 1日3回まで ＊4時間以上あけること
セデス・ハイ	イソプロピルアンチピリン （ピリン系） アセトアミノフェン	イソプロピルアンチピリン 　150mg アセトアミノフェン 250mg アリルイソプロピルアセチル 　尿素 60mg 無水カフェイン 50mg	15歳以上：2錠 1日3回まで ＊4時間以上あけること
イブクイック頭痛薬	イブプロフェン	イブプロフェン 150mg アリルイソプロピルアセチル 　尿素 60mg 無水カフェイン 80mg 酸化マグネシウム 100mg	15歳以上：2錠 1日3回まで ＊4時間以上あけること
ノーシンピュア	イブプロフェン	イブプロフェン 150mg アリルイソプロピルアセチル 　尿素 60mg 無水カフェイン 80mg	15歳以上：2錠 1日3回まで ＊4時間以上あけること
ナロンエースT	イブプロフェン エテンザミド 小型錠剤	イブプロフェン 144mg エテンザミド 84mg ブロモバレリル尿素 　200mg 無水カフェイン 50mg	15歳以上：2錠 1日3回まで ＊4時間以上あけること
バファリンプレミアム	イブプロフェン アセトアミノフェン 胃粘膜保護	イブプロフェン 130mg アセトアミノフェン 130mg 無水カフェイン 80mg 乾燥水酸化アルミニウム 　ゲル 70mg アリルイソプロピルアセチル 　尿素 60mg	15歳以上：2錠 1日3回まで ＊4時間以上あけること
ロキソニンS プレミアム	ロキソプロフェンナトリウム 　水和物 胃粘膜保護	ロキソプロフェンナトリウム 　水和物 68.1mg 　（無水物として60mg） アリルイソプロピルアセチル 　尿素 60mg 無水カフェイン 50mg メタケイ酸アルミン酸マグ 　ネシウム 100mg	15歳以上：2錠 1日2回まで 再度症状があらわれた場 合3回まで服用可 ＊4時間以上あけること

お客様 頭痛薬をください。

薬剤師／販売員 頭痛薬ですね。お客様がお飲みになりますか。

お客様 はい。

［女性、30代くらいと推察］

薬剤師／販売員 ［自己紹介の後］ 頭はどのように痛みますか？ 詳しく教えてください。

お客様 （こめかみの辺りを示しながら）この辺がズキズキして、頭を動かすのがつらい感じです。眼の奥も疲れた感じで、何となくムカムカしますが、会社を休むほどでもないし…。

薬剤師／販売員 痛み出したのはいつからでしょうか？

お客様 お昼すぎくらいから、急にズキズキと…。

薬剤師／販売員 お昼すぎからズキズキと痛み出したのですね。今までも同じように頭が痛くなったことはありますか？

お客様 ええ、時々。でも最近は半年ほど前にあったくらいです。タイレノールという薬を買って飲んだのですが、あまり効かなかったです。今日は、まだ仕事が残っているので、もっとよく効く頭痛薬がいいです。

薬剤師／販売員 タイレノールはあまり効かなかったのですね。お客様は今、病院にかかっていたり、他にお薬を飲んだりしていますか？

お客様 いいえ。

薬剤師／販売員 今までにアレルギーを起こしたり、副作用を起こしたりしたことはございますか？

お客様 いいえ。

薬剤師／販売員 頭痛薬の中には胃を荒らしやすいものもあります。胃が弱くはないでしょうか？

お客様 結構強いほうだと思います。

薬剤師／販売員 念のための確認ですが、妊娠中または授乳中ではありませんか？

お客様 いいえ、ありません。

薬剤師／販売員 よく効く薬をご希望ということですが、眠くなる成分が入っ

ていてもいいですか？

お客様 会議中に眠くなると困るので、眠くならない薬がいいです。

薬剤師／販売員 よく効いて、眠くなりにくいものがいいのですね。

では、こちらの『ノーシン錠』はいかがでしょうか。ズキズキと痛む片頭痛にはとても効果があるといわれています。眠くなる成分も入っていないので、安心してお使いいただけます。『ノーシン錠』は、胃を荒らさないために、なるべく空腹時を避けて、1回2錠お飲みください。4時間以上あけて、1日3回までお飲みいただけます。

接客・説明のコツ

- お客様から、「こめかみがズキズキと痛む」、「頭を動かすのがつらい」、「胃がムカムカする」などの訴えがあったため、片頭痛によく効くACE処方をお勧めしています。
- お客様は胃が弱いタイプではないため、アスピリンを配合していても問題ないでしょう。ただし、念のために空腹時の服用は避けるよう注意を促します。

- 眠くなると困るという希望があり、鎮静成分が配合されていない薬を選択しています。
- 使用者が妊娠中の可能性がある年代の女性の場合には、必ず、妊娠の可能性の有無を確認しましょう。

参考資料
・国際頭痛学会・頭痛分類委員会著／日本頭痛学会・国際頭痛分類委員会訳「国際頭痛分類 第3版（ICHD-3）」（医学書院、2018）
・日本神経学会・日本頭痛学会監修／慢性頭痛の診療ガイドライン作成委員会編集「慢性頭痛の診療ガイドライン2013」（医学書院、2013）
・日本緩和医療学会 緩和医療ガイドライン作成委員会編集「がん疼痛の薬物療法に関するガイドライン2020年版」（金原出版、2020）
・吉岡ゆうこ「トリニティ通信添削OTC講座」（ネオフィスト研究所）

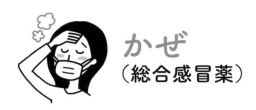

かぜ
（総合感冒薬）

ここがポイント！

知っておきたい「かぜ」の基礎知識
- **重要** かぜの80〜90％がウイルス感染によって起こる。
- かぜは微熱、咽頭痛、倦怠感などから始まり、鼻症状（鼻水、鼻づまり）、咳やのどの痛みへと続く。
- インフルエンザはかぜと似た症状を示すが、突然の高熱などの全身症状から始まり、次に咳や鼻水などの経過をたどる。
- 発熱（39℃以上）、黄緑色の鼻水、激しい咽頭痛や咳は、受診勧奨する。

「かぜ」に用いるOTC医薬品の勧め方
- **注意** 小児に使用できない成分がある（解熱鎮痛薬など）。
- 高齢者は肺炎症状などがあらわれにくい。
- 妊婦は受診勧奨する。

「かぜ」に用いるOTC医薬品
- **重要** 総合感冒薬には鎮痛解熱成分、抗ヒスタミン成分、抗コリン成分、鎮咳成分、去痰成分などの成分が組み合わさっている。
- 眠気の副作用に注意する。
- 抗コリン作用による排尿障害、緑内障や前立腺肥大の悪化などが起こることがある。

かぜとインフルエンザ、
新型コロナウイルス感染症を
見分けるために、
それぞれの症状の特徴を
知っておきましょう

知っておきたい「かぜ」の基礎知識

かぜとは

1. かぜの症状

　かぜとは、上気道（鼻腔、扁桃、咽頭、喉頭：**図1**）に急性の炎症が起こっている病気、つまり**急性上気道炎**の総称です。病院では、炎症が起こっている部位によって**鼻炎**、**咽頭炎**、**喉頭炎**などと診断され、それによって症状も異なります。

　かぜの中で最も頻度が多いのは、鼻粘膜に炎症が起こる鼻炎です。一般的には**鼻かぜ**と呼ばれ、**くしゃみ**、**鼻水**、**鼻づまり**などの症状が生じます。咽頭に炎症が起こると、**のどの痛み**、咳などの症状があらわれ、さらに咽頭炎まで進むと声がれが起こります。

　かぜは、臨床症状や病変部位によりさまざまな病型に分類されますが、80〜90％がウイルス感染によるもので、通常は自宅療養で1週間以内に自然治癒します。また、ウイルスは血液中にも入るため、頭痛、発熱、関節の痛み、筋肉

図1 急性上気道炎（かぜ症候群）の症状

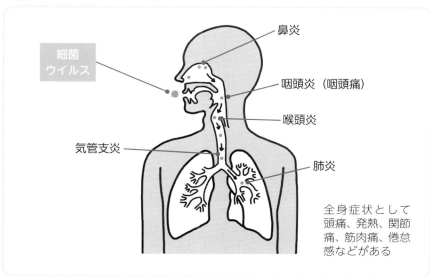

の痛み、全身倦怠感といった全身症状があらわれます。さらに、下痢や腹痛などの胃腸症状を伴うこともあります。このようにかぜをひくとさまざまな症状があらわれるため、かぜは正式には**かぜ症候群**と呼ばれます。

2. かぜの経過

かぜ症候群は、ほとんどがウイルス感染によるものであり、感染に対する身体の免疫反応によってさまざまな症状が生じます。いずれの症状も感染してから1～3日後にあらわれます。一般的に、発症初日に微熱や咽頭痛、倦怠感などがみられ、1～2日ほど遅れて鼻水や鼻づまりといった鼻症状が強くなり、その後、咳や痰^{たん}があらわれます。

かぜ症候群の原因となるウイルスは200種類以上にのぼり、ウイルスの種類にもよりますが、通常、高熱や著しい咽頭痛にまで至ることは少ないとされています。鼻水は、初めのうちは透明で水っぽく大量に出ますが、やがて粘液性をもち、色は黄緑色に濁^{にご}って、量も減ってきます。かぜの症状は3日目頃にピークを迎え、7～10日目あたりで軽快することが多いものの、咳は2週間目になっても続くことがあります。

● かぜの診断

医師によるかぜの診断は、患者さんの訴える臨床症状と炎症を起こしている部位から鑑みて行われます。薬局やドラッグストアにおいて、かぜの相談で最も大切なことは、かぜによく似た症状を示す他の疾患を見落とさないことです。特に**新型コロナウイルス感染症**と一般のかぜのひき始めは、区別がつきにくいといわれています（**表1**）。

---

note　新型コロナウイルス感染症

新型コロナウイルス感染症（COVID-19）は、コロナウイルス2（SARS-CoV-2）による感染症で、2019年12月、中国において確認されました。コロナウイルスの形が王冠（CROWN）に似ていることから、ギリシャ語の「コロナ」という名前が付けられました。主な症状は発熱、呼吸器症状（咳嗽、咽頭痛、鼻汁、鼻閉など）、頭痛、倦怠感などです。

OTC医薬品を選ぶにあたり、OTC医薬品を服用して自宅で療養できる状態か、医療機関への受診が必要かを適切に判断する必要があります。日本呼吸器学会の『呼吸器感染症に関するガイドライン　成人気道感染症診療の基本的考え方』では、39℃以上の発熱、黄緑色に濁った鼻水、激しい咽頭痛や腫脹、激しい咳がみられる場合は、受診勧奨を掲示しています（**図2**）。また、慢性呼吸器疾患や心疾患、糖尿病などの基礎疾患がある人や、インフルエンザの流行前にワクチン投与した高齢者や妊婦などがかぜ症状を訴えた場合も、まず医療機関を受診するよう勧めます（受診勧奨）。

表1 かぜとインフルエンザ、新型コロナウイルス感染症の症状の違い

| かぜ | | インフルエンザ | 新型コロナウイルス感染症 |
主な症状	程度		
鼻水、鼻づまり、くしゃみ	初期からよくみられる	少ない	まれ
咳	軽度〜中程度	よくみられる	途切れず続く乾いた咳（空咳）が多い
発熱	微熱の場合が多い	突然の高熱（38℃以上）	発熱（37.5℃以上）4日以上続く
体のだるさ（倦怠感）	軽度	強いことが多い	ときにみられる
その他の症状	軽い頭痛　など	・激しい頭痛 ・筋肉や関節などの強い痛み　など	・嗅覚味覚異常 ・頭痛、全身の痛みなど

図2 受診勧奨が望ましい症状

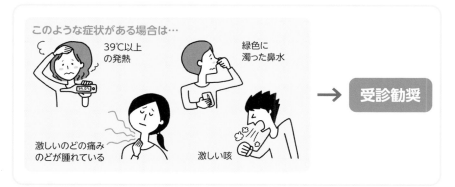

このような症状がある場合は…

39℃以上の発熱

緑色に濁った鼻水

激しいのどの痛みのどが腫れている

激しい咳

→ 受診勧奨

相談から医薬品選択までの流れ

お客様からの相談

↓

目的・主症状を確認

かぜをひいたようだ
かぜ薬がほしい
△△△（商品名）がほしい

↓

年齢を確認 ┄┄┄→ 2歳未満 ┄┄┄→

↓

症状を確認

病院での
診療が必要な
症状の鑑別

・38.5度以上の発熱
・発熱が3日以上続いている
・症状が2週間以上続いている
・黄～緑色の痰を伴う湿性咳
・薬による副作用の疑い
・喘鳴、胸痛、息切れ、呼吸
　困難がある

受診勧奨

↓

OTC医薬品で対応可能なかぜの症状
・潜伏期1～3日
・咽頭痛→鼻閉・鼻汁→咳嗽
・緩やかに発症
・発熱（38.5度未満）
・発症から1～2週間以内

↓

使用上の注意に
ついて確認

必要に応じて使用の適否を
主治医に相談する

顧客の希望や
生活・仕事の特性を考慮

↓

最も適切な
OTC医薬品を選択

・副作用が生じた
・症状が悪化
・5～6回使用しても改善しない
・発熱が3日以上続いたり反復する

● OTC医薬品を選ぶ前に確認すべきポイント

1. 使用者（年齢）の確認

　解熱鎮痛成分については、頭痛（解熱鎮痛薬）の68ページを参照してください。それ以外の成分で確認すべき点を取り上げます。

小児 プソイドエフェドリン塩酸塩、プソイドエフェドリン硫酸塩などのアドレナリン作動成分は、中枢への作用が強くあらわれる傾向があるため、3歳未満への使用は認められていません。また、コデインリン酸塩水和物、ジヒドロコデインリン酸塩などの麻薬性鎮咳成分は、小児の呼吸抑制発生リスクを低減する観点から、12歳未満は使用しないこととされています。その他、プロメタジン塩類（抗ヒスタミン成分）は、15歳未満には使用してはいけません。

高齢者 高齢者の場合は発熱や咳などの症状が乏しく、肺炎などを併発していても軽症にみられがちです。高齢者に総合感冒薬を販売するときは、このことを念頭におき慎重に対応することが必要です。

2. 副作用歴・アレルギー歴の確認

　頭痛（解熱鎮痛薬）の68ページを参照してください。

3. 治療中の病気や併用薬の確認

1）基礎疾患など

　かぜに用いるOTC医薬品によって基礎疾患を悪化させる可能性があるため、基礎疾患の有無を確認します（**表2**）。

2）併用薬

　病院で処方された薬を服用中の場合は、OTC医薬品の鼻炎用内服薬、点鼻薬などを使用する前に、主治医に使用の適否について相談する必要があります。その他にも、他のかぜ薬、解熱鎮痛薬、鎮静薬、鎮咳去痰薬、抗ヒスタミン薬の成分を配合する内服薬（鼻炎用内服薬、乗物酔い防止薬、アレルギー用薬、催眠鎮静薬など）のOTC医薬品を服用していないか確認しましょう。

表2 基礎疾患の症状を悪化させる可能性のある成分・医薬品

種類	主な成分	基礎疾患など
解熱鎮痛成分	アスピリン アスピリンアルミニウム エテンザミド イブプロフェン アセトアミノフェン	心臓病 胃・十二指腸潰瘍 肝臓病 腎臓病
	イブプロフェン	全身性エリテマトーデス 混合性結合組織病 クローン病 潰瘍性大腸炎
抗ヒスタミン成分	クロルフェニラミン塩類 ジフェンヒドラミン塩類 カルビノキサミンマレイン酸塩 メキタジン クレマスチンフマル酸塩	緑内障 排尿困難
抗コリン成分	ベラドンナ総アルカロイド ヨウ化イソプロパミド	心臓病 緑内障 排尿困難
アドレナリン作動成分	プソイドエフェドリン塩類 フェニレフリン塩酸塩 メチルエフェドリン塩類 麻黄	甲状腺機能障害 糖尿病 心臓病 高血圧
鎮咳成分	ジメモルファンリン酸塩	糖尿病
	ペントキシベリンクエン酸塩	緑内障
抗炎症成分	トラネキサム酸	血栓
	セラペプターゼ ブロメライン	肝臓病 腎臓病 血液凝固異常
	グリチルリチン酸（1日40mg以上） 甘草（1日1g以上）	心臓病 高血圧 肝臓病 むくみ

4. 妊娠・授乳の有無の確認

妊娠している場合は、胎児や母体への影響を考慮して産婦人科へ受診勧奨します。

授乳中の場合は、コデインリン酸塩水和物、ジヒドロコデインリン酸塩、ジ

フェンヒドラミン塩類を含有する医薬品は服用できません。また、メチルエフェドリン塩類、ペントキシベリンクエン酸塩、トリプロリジン塩酸塩、カフェインを1回分量100mg以上配合する医薬品は勧めないようにします。

5. スポーツ選手

スポーツ選手が禁止薬物を含有することを知らずに、OTC医薬品やドリンク剤を服用することで、ドーピング行為（競技成績向上を目的とした薬物の不正使用）の陽性反応が出てしまう、うっかりドーピングを起こすことがあります。世界アンチ・ドーピング機構による『2021禁止表国際基準』には、OTC医薬品に配合されている成分のうち、「トリメトキノール、プソイドエフェドリン、メチルエフェドリン、エフェドリン」が禁止薬物として指定されています。これらの成分は総合感冒薬、鼻炎用薬（内用、外用）、鎮咳去痰薬として配合されているので注意が必要です。特にエフェドリンは麻黄に含まれる薬効成分であり、葛根湯などの漢方薬にも配合されていますが、一般の人がその成分に気づくのは難しいため、薬剤師や登録販売者が注意して聴き取るようにしましょう。

ｎｏｔｅ 間質性肺炎

間質性肺炎とは、肺胞の壁の部分（間質という）が炎症を起こした状態の総称です。進行すると、肺が線維化を起こして硬くなってしまい、呼吸困難をきたします。さまざまな原因がありますが、原因不明のものを特発性間質性肺炎といいます。また、抗がん薬、抗リウマチ薬、総合感冒薬などの医薬品によって引き起こされることもあります。

● 症状確認のポイント

1. 総合感冒薬が適応する症状

OTC医薬品で対応できる症状は、**表3**のとおりです。

表3 総合感冒薬で対応できる症状

かぜの症状	程度
発熱	38.5℃未満、体温上昇は緩やか
鼻水、鼻づまり、くしゃみ	透明、発症から2週間未満、鼻や目のかゆみなし
のどの痛み	軽い
咳	軽い。喘鳴や息切れ、呼吸困難はなし。発症から2週間未満
痰*	無色または白色、発症から2週間未満
悪寒	少ない
関節や筋肉の痛み、頭痛	ほとんどない

＊かぜの経過の最後（発症から5、6日後）に黄～緑色粘性痰がでることがあるが、重症感や痰の量の増加がなければ、普通のかぜの経過と判断できる

2. 受診勧奨が必要な症状

図2の症状に加えて下記の症状がある場合は、単なる「かぜ」と判断せずに医療機関を受診するよう勧めます（受診勧奨）。

- **●インフルエンザの疑い**
  冬季～春季、突然の発熱、強い倦怠感・筋肉痛・関節痛、眼の充血
- **●細菌感染の疑い**
  高熱、3日以上続く発熱、黄～緑色の粘性の痰や鼻汁、耳や副鼻腔の痛み
- **●症状が2週間以上続く**
- **●喘鳴、胸痛、息切れ、呼吸困難がある**
- **●かゆみや目の充血がある**
- **●間質性肺炎、発熱、鼻づまり、空咳を起こす薬剤の副作用の疑い**
- **●総合感冒薬を5～6回服用しても改善しないとき**

「かぜ」に用いるOTC医薬品

　「かぜ薬」とは、かぜの諸症状の緩和を目的として使用される医薬品の総称であり、**総合感冒薬**ともいいます。総合感冒薬に配合される成分には次のようなものがあります（**表4**）。

表4　総合感冒薬に配合される主な成分と特徴

種類		主な成分	特徴
解熱鎮痛成分	サリチル酸系	アスピリン（アセチルサリチル酸） アスピリンアルミニウム エテンザミド サリチルアミド サザピリン	発熱を鎮め、頭痛、のどの痛み、関節痛などの痛みをやわらげる
	プロピオン酸系	イブプロフェン	
	アニリン系	アセトアミノフェン	
	ピリン系	イソプロピルアンチピリン	
抗ヒスタミン成分		クロルフェニラミンマレイン酸塩 d-クロルフェニラミンマレイン酸塩 ジフェニルピラリン塩酸塩 ジフェンヒドラミン塩酸塩 カルビノキサミンマレイン酸塩 クレマスチンフマル酸塩 メキタジン	鼻水やくしゃみなどを緩和する
抗コリン成分		ベラドンナ総アルカロイド ヨウ化イソプロパミド	鼻水の分泌を抑制する
アドレナリン作動成分		プソイドエフェドリン塩酸塩 フェニレフリン塩酸塩	鼻粘膜のうっ血、充血を改善して、鼻づまりを緩和する
		dl-メチルエフェドリン塩酸塩	交感神経興奮作用による気管支拡張作用で咳を鎮める
中枢性鎮咳成分	麻薬性	コデインリン酸塩水和物 ジヒドロコデインリン酸塩	中枢に働いて咳を鎮める
	非麻薬性	デキストロメトルファン臭化水素酸塩 チペピジンヒベンズ酸塩 ノスカピン塩酸塩	

種類	主な成分	特徴
去痰成分	アンブロキソール塩酸塩 グアヤコールスルホン酸カリウム ブロムヘキシン塩酸塩 カルボシステイン グアイフェネシン	痰を出しやすくする
抗炎症成分	トラネキサム酸 セラペプターゼ ブロメライン グリチルリチン酸二カリウム	炎症によるのどの痛みや腫れをやわらげる。特にトラネキサム酸はのどの痛みによく効く
ビタミン	ビタミンB_1（チアミン塩酸塩など） ビタミンB_2（リボフラビンなど） ビタミンC（アスコルビン酸）	発熱などで失われやすいビタミンを補給する
カフェイン	安息香酸ナトリウムカフェイン 無水カフェイン カフェイン水和物	気管支を拡げて呼吸を楽にする

● 総合感冒薬の成分の特徴

1. 解熱鎮痛成分

頭痛（解熱鎮痛薬）の72ページを参照してください。

発熱は生体の防御反応の1つであり、体温を上げることによりウイルスの増殖速度を抑えるとともに、免疫機能を活性化してウイルスを排除します。その一方で、熱が高くなると身体はとても苦しくなり、食欲が落ち、体力を消耗します。そのようなときは、解熱薬で一時的に体温を下げると、身体は楽になり、食欲や体力が回復します。

2. 抗ヒスタミン成分

ヒスタミンは生体内に分布する物質で、細胞膜に存在する受容体を介して、さまざまな作用を発現します。抗ヒスタミン成分は、H_1受容体においてヒスタミンと競合的に拮抗することにより、毛細血管の拡張、毛細血管透過性亢進、知覚神経終末刺激によるかゆみなどを阻害します。そのため、上気道炎（かぜ）に伴うくしゃみや鼻汁、咳嗽(がいそう)などの症状に広く使われています。なお、中枢神経抑制作用により眠気を催すため、服用後は自動車の運転や危険な作業をしてはいけないとされています。また、弱いものの抗コリン作用を示すため、口渇

や便秘、尿閉、視覚障害などの副作用があらわれることがあり、緑内障、前立腺肥大の人には注意が必要です。

3. 抗コリン成分

　抗コリン作用の1つである外分泌の抑制作用により、鼻水などを抑える目的で鼻炎用内服薬などに配合されています。一方、口渇、便秘、眼圧上昇、排尿困難などの副作用があり、特に緑内障や前立腺肥大の人への使用に注意します。また、抗コリン作用により瞳孔が散大することで、異常なまぶしさを感じることがあります。よって、服用後は乗り物または機械類の運転操作をしてはいけないと記載されています。

4. アドレナリン作動成分

　交感神経を刺激して気管支拡張作用を示すため、鎮咳作用を期待して鎮咳去痰薬、総合感冒薬に配合されています。また、交感神経のα_1作用による血管収縮作用もあるため、鼻づまりの緩和を期待して、鼻炎用内服薬に配合されている場合もあります。

　交感神経α_1作用による血管収縮作用、β_1作用による心臓刺激作用によって、心悸亢進、血圧上昇などの副作用が起こることがあります。そのため、心疾患のある人や高血圧の人、交感神経が優位な状態にある甲状腺機能亢進症の人、高齢者への使用には注意が必要です。そのほか、糖尿病の人に使用すると、交感神経刺激作用により肝臓におけるグリコーゲンの分解が促進され、血中のブドウ糖が増加して高血糖を招くことがあります。

5. 中枢性鎮咳成分、去痰成分

　「咳・痰・のどの痛み」の116ページを参照してください。

6. 抗炎症成分

　抗炎症作用、組織修復作用、膿粘液の分解作用、出血抑制作用などを有する消炎酵素剤などが用いられ、総合感冒薬や鼻炎用内服薬、鎮咳去痰薬のほか、目薬、痔疾用薬、トローチなど、さまざまな薬効群の医薬品に配合されています。

かぜ

7. ビタミン、カフェイン

頭痛（解熱鎮痛薬）の73、78ページを参照してください。

● かぜに用いられる主な漢方薬

1. かぜのひき始め
●麻黄湯
（ま おう とう）

かぜのひきはじめで、さむけがして発熱、頭痛があり、咳が出て身体のふし
ぶしが痛いような感冒、鼻かぜなどに用いられます。

●葛根湯
（かっ こん とう）

体力がある人で、かぜの初期症状（寒気はあるが汗をかいていないもの）に
用いられます。

●桂枝湯
（けい し とう）

かぜをひきやすい人などのかぜの初期症状に用いられます。

●香蘇散
（こう そ さん）

体力が虚弱で、胃腸が弱い人のかぜの初期症状に用いられます。

2. かぜの中期・後期
●小柴胡湯
（しょうさい こ とう）

体力が中程度の人で、食欲不振や吐き気、倦怠感などに効果があり、かぜが
長引いた症状に用いられます。

●柴胡桂枝湯
（さい こ けい し とう）

体力が中程度から虚弱な人で、胃腸炎やかぜが長引いた症状に用いられます。

3. その他
●小青竜湯
（しょうせいりゅうとう）

体力が中程度くらいの人で、水様性の鼻水や痰、くしゃみ、鼻づまり、咳な
どの症状に用いられます。

● 抗ヒスタミン成分の作用と副作用

1. d-、dl-クロルフェニラミンマレイン酸塩

ヒスタミンH_1受容体拮抗作用のほか、気管支平滑筋などの弛緩作用、鎮静作

用、抗コリン作用、局所麻酔作用なども併せもち、動揺病（乗物酔い）抑制作用もあると考えられています。**光学異性体**のd-クロルフェニラミンマレイン酸塩は、dl-クロルフェニラミンマレイン酸塩の約2倍の作用があるとされています。

（ 副作用 ）重大な副作用として、再生不良性貧血、無顆粒球症があります。

2. ジフェニルピラリン塩酸塩

ヒスタミンH$_1$受容体拮抗薬として、抗ヒスタミン作用、抗コリン作用、中枢神経抑制作用を示すと考えられています。

3. ジフェンヒドラミン塩酸塩、ジフェンヒドラミンサリチル酸塩

ヒスタミンH$_1$受容体拮抗薬として、クロルフェニラミンマレイン酸塩とほぼ同様の作用があると考えられています。OTC医薬品では、抗ヒスタミン作用を期待して、総合感冒薬に配合されているほか、痔や水虫の外用薬などに配合してかゆみや炎症の緩和にも用いられています。また、動揺病抑制効果を期待して、乗物酔い予防薬にも配合されています。

（ 副作用 ）授乳中の女性がジフェンヒドラミンを服用して、乳児が昏睡状態に陥ったという報告があります。授乳中の女性は服用しないこと、あるいはこれらの成分が配合された医薬品を服用している間は、授乳を避ける必要があります。

4. カルビノキサミンマレイン酸塩

ヒスタミンH$_1$受容体拮抗薬として、クロルフェニラミンマレイン酸塩とほぼ同じく抗ヒスタミン作用に基づく効果があり、総合感冒薬や鼻炎用内服薬、鎮咳去痰薬に配合されています。

5. クレマスチンフマル酸塩

ヒスタミンH$_1$受容体拮抗薬に分類され、クロルフェニラミンマレイン酸塩とほぼ共通した作用をもつと考えられています。抗ヒスタミン作用を示す用量では、中枢性の鎮静作用や抗コリン作用は弱く、抗ヒスタミン作用は長く持続します。

6. メキタジン

　メキタジンは第2世代の抗ヒスタミン薬に分類されます。**血液‐脳関門**を通過しにくく、他の抗ヒスタミン薬より眠気の副作用は少ないとされています。

　（副作用）作用時間が長く、抗コリン作用に基づく副作用に注意します。また、重大な副作用として、ショックやアナフィラキシー様症状などの過敏症状、黄疸などの肝機能障害、血小板減少症が報告されています。

● 抗コリン成分の作用と副作用

1. ベラドンナ総アルカロイド

　ベラドンナに含まれるアルカロイドで、アトロピン、スコポラミンなどトロパンアルカロイドが主成分です。抗コリン作用の外分泌の抑制作用により、鼻水などを抑える目的で、鼻炎用内服薬などに配合されています。

　（副作用）重大な副作用としてショック（アナフィラキシー）があります。

2. ヨウ化イソプロパミド

　ベラドンナ総アルカロイドと同じく抗コリン作用があり、OTC医薬品では鼻炎用内服薬や総合感冒薬に配合されています。

　（副作用）ヨウ素（ヨード）を含有するため、甲状腺機能障害のある人は避ける必要があります。

● アドレナリン作動成分の作用と副作用

1. プソイドエフェドリン塩酸塩

　エフェドリンの光学異性体です。交感神経興奮作用（α_1作用）による血管収縮作用により、鼻粘膜のうっ血を改善して鼻づまりを緩和します。

　（副作用）プソイドエフェドリン塩酸塩を含有する医薬品では、使用上の注意事項「次の人には服用しないこと」に「前立腺肥大による排尿困難のある人、高血圧・心臓病・甲状腺機能障害・糖尿病の診断を受けた人」と記載されています。また、服用後にめまい、不眠、神経過敏があらわれたら、ただちに服用を中止します。

2. フェニレフリン塩酸塩

交感神経興奮作用（α_1作用）による血管収縮作用により、鼻粘膜のうっ血を改善して鼻づまりを緩和します。

3. dl-メチルエフェドリン塩酸塩

dl-メチルエフェドリン塩酸塩は、エフェドリンのアミノ基にさらに1個のメチル基が入ったもので、エフェドリンと比べて気管支拡張作用（β_2作用）が同程度か若干弱く、血圧上昇作用、心収縮力増強作用、中枢興奮作用などは比較的弱いとされています。これらにより、気管支拡張作用に基づく鎮咳作用を期待して鎮咳去痰薬、総合感冒薬に配合されています。また、血管収縮作用による鼻づまりの緩和を目的として鼻炎用内服薬にも配合されています。

● 抗炎症成分の作用と副作用

1. トラネキサム酸

ブラジキニンを産生するときに必要なプラスミンという酵素の働きを抑える作用があり、抗プラスミン薬に分類されます。ブラジキニンは痛みや炎症を引き起こす原因物質であり、ブラジキニンの産生を抑制し、抗炎症作用を示します。また、プラスミンは血栓を溶解する作用もあり、その作用を阻害することから、止血作用を示します。OTCの口腔内殺菌薬・口内炎用薬には、抗炎症作用に加えて止血作用も期待して、のどの痛みや腫れを緩和する目的で配合されています。

（ 副作用 ）血栓を安定化させ分解しにくくなることがあります。血栓のある人（脳血栓、心筋梗塞、肺塞栓など）、血栓症を起こすおそれのある人には注意が必要です。

2. セラペプターゼ

セラチア属細菌から取り出した蛋白分解酵素です。抗炎症作用や抗腫脹作用などを期待して総合感冒薬に配合されています。

（ 副作用 ）フィブリン溶解作用による出血傾向に注意します。また、抗凝血作用をもつ医療用医薬品の服用の有無も確認します。

3. ブロメライン

消炎酵素剤に分類されます。パイナップルから抽出された蛋白分解酵素です。炎症局所に存在するフィブリンなどの蛋白質やキニン類のポリペプチドを分解して、炎症部位の循環を改善し、浮腫、腫脹などの炎症症状を改善します。

(副作用) フィブリン溶解作用による出血傾向に注意します。また、抗凝血作用をもつ医療用医薬品の服用の有無も確認します。

4. グリチルリチン酸二カリウム

グリチルリチン酸は甘草の主成分です。頭痛（解熱鎮痛薬）の80ページを参照してください。

---

note 皮膚粘膜眼症候群（スティーブンス・ジョンソン症候群）

高熱を伴い、目や口などの粘膜や外陰部などに発赤、びらんなどがあらわれ、さらに全身の皮膚に紅斑、水疱などが多発します。薬剤が原因で起こることが多い最重症型薬疹の1つです。皮膚粘膜眼症候群が進行し、水疱、びらんなどの表皮剥離が体表面積の10％以上に及ぶと中毒性表皮壊死融解症（中毒性表皮壊死症）と診断されます。

● 総合感冒薬の商品例

1. アセトアミノフェン＋非麻薬性鎮咳薬（ノンコデイン）

(POINT) 解熱鎮痛成分：アセトアミノフェンは比較的胃にやさしい。15歳未満にも適応がある。非麻薬性鎮咳薬：依存や便秘になりにくい、麻薬性鎮咳薬より穏やかな作用。

商品名	特徴	配合成分（成人1日量）	用法用量（1回量）
新コンタックかぜ総合	・1日2回服用タイプ	アセトアミノフェン 900mg 無水カフェイン 75mg デキストロメトルファン臭化水素酸塩水和物 48mg dl-メチルエフェドリン塩酸塩 40mg ブロムヘキシン塩酸塩 8mg d-クロルフェニラミンマレイン酸塩 3.5mg	15歳以上：2カプセル 7〜14歳：1カプセル 1日2回朝夕食後
パブロン50錠	・アドレナリン作動成分を配合しない →高血圧、甲状腺機能障害、糖尿病の方へもお勧めできる ・コデイン・抗ヒスタミン成分の配合なし →不眠、口渇、便秘、排尿困難が生じにくい	アセトアミノフェン 450mg グアヤコールスルホン酸カリウム 240mg 麦門冬湯乾燥エキス 1,800mg	15歳以上：1回4錠 1日3回食後

2. アセトアミノフェン＋麻薬性鎮咳薬（ジヒドロコデインリン酸塩）

(POINT) 解熱鎮痛成分：アセトアミノフェンは比較的胃にやさしい。15歳未満にも適応がある。麻薬性鎮咳薬：強い鎮咳作用がある、便秘になりやすい、長期連用により依存になりやすい。

商品名	特徴	配合成分（成人1日量）	用法用量（1回量）
ストナデイタイム	・抗ヒスタミン薬の配合なし ・小青竜湯エキス配合 ・眠くなりにくい ・緑内障や排尿困難の方にもお勧め	アセトアミノフェン 450mg エテンザミド 750mg ジヒドロコデインリン酸塩 18mg グアヤコールスルホン酸カリウム 225mg 小青竜湯乾燥エキス 800mg 無水カフェイン 75mg	15歳以上：1包 12〜14歳：2/3包 1日3回食後

商品名	特徴	配合成分（成人1日量）	用法用量（1回量）
パブロンS ゴールドW 〔錠〕/〔微粒〕	・アンブロキソール配合 ・アドレナリン作動成分、カフェインの配合なし	アンブロキソール塩酸塩 45mg L-カルボシステイン 750mg ジヒドロコデインリン酸塩 24mg アセトアミノフェン 900mg クロルフェニラミンマレイン酸塩 7.5mg リボフラビン 12mg	〔錠〕 15歳以上：2錠 12〜14歳：1錠 〔微粒〕 15歳以上：1包 12〜14歳：1/2包 1日3回食後
新ルルA ゴールドs	・ノスカピン＋抗コリン成分配合 ・小粒の糖衣錠 ・のどの症状にお勧め	クレマスチンフマル酸塩 1.34mg ベラドンナ総アルカロイド 0.3mg ブロムヘキシン塩酸塩 12mg アセトアミノフェン 900mg ジヒドロコデインリン酸塩 24mg ノスカピン 48mg dl-メチルエフェドリン塩酸塩 60mg 無水カフェイン 75mg ベンフォチアミン 24mg	15歳以上：3錠 12〜14歳：2錠 1日3回食後

3. 解熱鎮痛成分（イブプロフェン）

(POINT) のどの痛みが強いときや、やや重症感があるときなどに。

商品名	特徴	配合成分（成人1日量）	用法用量（1回量）
ルルアタックEX 〔錠〕/〔顆粒〕	・トラネキサム酸配合 ・つらいのどの痛み、炎症がある方にお勧め	トラネキサム酸 750mg イブプロフェン 450mg クレマスチンフマル酸塩 1.34mg （クレマスチン1mg） ブロムヘキシン塩酸塩 12mg dl-メチルエフェドリン塩酸塩 60mg ジヒドロコデインリン酸塩 24mg チアミン硝化物 25mg リボフラビン 12mg	〔錠〕 15歳以上：2錠 〔顆粒〕 15歳以上：1包 1日3回食後
ストナ アイビージェルEX	・最大量のイブプロフェン600mgおよびトラネキサム酸を配合 ・素早く溶けるソフトカプセル	イブプロフェン 600mg トラネキサム酸 750mg ブロムヘキシン塩酸塩 12mg ジヒドロコデインリン酸塩 24mg dl-メチルエフェドリン塩酸塩 60mg d-クロルフェニラミンマレイン酸塩 3.5mg 無水カフェイン 75mg	15歳以上：2カプセル 1日3回食後

商品名	特徴	配合成分（成人1日量）	用法用量（1回量）
ベンザブロックL プレミアム	・鼻づまり→プソイドエフェドリン配合 ・痰をやわらげる→L-カルボシステイン配合	イブプロフェン 600mg トラネキサム酸 750mg プソイドエフェドリン塩酸塩 135mg d-クロルフェニラミンマレイン酸塩 3.5mg ジヒドロコデインリン酸塩 24mg L-カルボシステイン 750mg 無水カフェイン 75mg	15歳以上：2錠 1日3回食後
エスタックイブ ファイン〔錠〕/〔顆粒〕	・抗コリン成分＋アンブロキソール塩酸塩配合	イブプロフェン 450mg アンブロキソール塩酸塩 45mg ジヒドロコデインリン酸塩 24mg dl-メチルエフェドリン塩酸塩 60mg ヨウ化イソプロパミド 6mg クロルフェニラミンマレイン酸塩 7.5mg 無水カフェイン 75mg アスコルビン酸 300mg チアミン硝化物 24mg	〔錠〕 15歳以上：3錠 〔顆粒〕 15歳以上：1包 1日3回食後

4. 1日2回服用するタイプ

商品名	特徴	配合成分（成人1日量）	用法用量（1回量）
プレコール 持続性カプセル	・イソプロピルアンチピリン（ピリン系）配合	イソプロピルアンチピリン 300mg アセトアミノフェン 450mg ジヒドロコデインリン酸塩 12mg dl-メチルエフェドリン塩酸塩 60mg クロルフェニラミンマレイン酸塩 7.5mg カンゾウエキス末 118mg 無水カフェイン 75mg	15歳以上：2カプセル 1日2回食後
カコナール2	・葛根湯	葛根湯水製抽出液 81mL （カッコン、マオウ、タイソウ、ケイヒ、シャクヤク、カンゾウ、ショウキョウ）	15歳以上：1本 1日2回食前または食間

「かぜ薬がほしい」という相談

お客様 （コン、コンと咳をしながら）かぜ薬をください。

薬剤師／販売員 かぜ薬ですね。お客様だけがお飲みになりますか？

お客様 ああ、そうです。

［男性、50代くらいと推察］

薬剤師／販売員 ［自己紹介の後］ 咳が出ていらっしゃいますが、<u>熱や鼻水など他の症状もございますか？</u>

お客様 <u>熱は、さっきは37.2℃だったよ。鼻水はちょっとだけだけど、のどが痛くて…。</u>

薬剤師／販売員 のどの痛みはひどいでしょうか？

お客様 結構ねぇ。昨日からイガイガがひどくて、唾を飲むのもつらいよ。

薬剤師／販売員 それまで何か家にある薬などをお飲みになっていましたか？

お客様 いいや。のどアメはなめていたけど、効果なし。

薬剤師／販売員 のどアメではよくならなかったのですね。お客様は今、<u>病院にかかっていたり、他にお薬を飲んだりしていますか？</u>

お客様 <u>糖尿病の薬を、朝昼晩、飲んでいるよ。</u>

薬剤師／販売員 今、お薬手帳をお持ちですか？

お客様 お薬手帳は持ってきていないな。

薬剤師／販売員 お薬の名前がわかりますか？

お客様 薬の名前もわからない。

薬剤師／販売員 そうですか。お客様はふだん飲んでいるお薬があるので、お薬手帳があるとお薬同士の相互作用が確認できるので安心です。ぜひ、これからはご持参ください。では、今まで食べ物やお薬で湿疹などのアレルギーがでたり、副作用が起きたりしたことはございますか？

お客様 それは、ないよ。

薬剤師／販売員 お客様はのどの痛みが強いようですので、のどの痛みをやわらげるイブプロフェンが入ったかぜ薬がお勧めです。その中でも血糖を上げる成分が入っていない『ストナアイビー』をお勧めいたしますが、いかがでしょうか？

か
ぜ

（お客様）それをください。

（薬剤師／販売員）この薬を飲んでいる間は、お酒を飲むことと、車の運転を避けなければなりませんが、大丈夫でしょうか？

（お客様）はい、大丈夫です。

（薬剤師／販売員）ありがとうございます。こちらの薬は食後に1回2錠、1日3回で、コップ1杯の水かぬるま湯でお飲みください。今は微熱ですが、熱が38℃以上になったときや、薬を5〜6回飲んでも症状が軽くならないときは、必ず医師の診察を受けてください。

（接客・説明のコツ）

- お客様は糖尿病治療中のため、アドレナリン作動成分、ジメモルファン塩酸塩を配合している薬は避けます。
- 服用中の薬の名前がわからないため、スルホニル尿素（SU）薬*を服用しているリスクを考えて、サリチル酸系解熱鎮痛成分を配合した薬を避けます。
- 服用中の薬がある人には、お薬手帳の持参を促しましょう。

＊スルホニル尿素（SU）薬：経口血糖降下薬。サリチル酸系との併用で血糖降下作用が増強することがある

- のどの痛みが強いため、イブプロフェンやトラネキサム酸などが配合された薬がお勧めです。鼻水や咳の症状もでているので総合感冒薬から選択します。

参考資料 ・・・
・成人気道感染症診療の基本的考え方、日本呼吸器学会呼吸器感染症に関するガイドライン作成委員会編集「呼吸器感染症に関するガイドライン」（日本呼吸器学会、2003）
・日本医師会「新型コロナウイルス感染症 外来診療ガイド 第2版」（2020年5月29日）
・吉岡ゆうこ「トリニティ通信添削OTC講座」（ネオフィスト研究所）

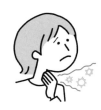

咳・痰・のどの痛み
（鎮咳去痰薬）

ここがポイント！

知っておきたい「咳・痰・のどの痛み」の基礎知識

- 痰を伴わない「乾いた咳」と痰を伴う「湿った咳」がある。
- 喘鳴がする場合は気管支喘息を疑い受診勧奨する。
- 湿った咳は、かぜなどの細菌性肺炎、気管支炎などがある。
- 声がれの対処法は、声帯の安静が第一。

「咳・痰・のどの痛み」に用いるOTC医薬品の勧め方

- **注意** コデインリン酸塩、ジヒドロコデインリン酸塩は12歳未満には使用しない。
- 妊婦は受診勧奨する。
- 他の鎮咳去痰薬、総合感冒薬などの併用は避ける。
- 高血圧、糖尿病、心疾患、甲状腺機能障害、緑内障の既往がある人は病状を悪化させる成分を避ける。

「咳・痰・のどの痛み」に用いるOTC医薬品

- **注意** 麻薬性鎮咳成分配合の鎮咳去痰薬は、過量服用・長期連用しないこと。
- コデイン類、デキストロメトルファンなどは眠気を催すことがあるので注意する。

のどを痛めている人には、
のどの乾燥を防ぐケアなどの
情報も提供しましょう

✎ 知っておきたい「咳・痰・のどの痛み」の基礎知識

● 咳と痰

咳（咳嗽）は、気道に侵入した異物を外に出すための防御反応のひとつであり、何かの拍子に「コンコン」と数回出るのは正常な状態です。咳は持続期間により、**急性咳嗽**、**遷延性咳嗽**、**慢性咳嗽**の3つに分類されます（**表1**）。

1. 咳嗽の分類

急性咳嗽は、多くの場合、感冒を含む気道の感染症が原因です。遷延性咳嗽は、持続期間が長くなればなるほど感染症の可能性は低くなり、他の原因の可能性が高くなります。慢性咳嗽は、感染症そのものが原因となることはまれです。**表1**の咳の持続期間から、咳嗽の原因をある程度推定することができます。

表1 咳嗽の分類

分類	咳の持続期間	特徴
急性咳嗽	3週間未満	主に感染性疾患のかぜ症候群に起因し、自然治癒することが多い
遷延性咳嗽	3週間〜8週間未満	原因の多くは非感染性疾患（咳喘息、アトピー咳嗽、感染後咳嗽、副鼻腔気管支症候群、胃食道逆流症など）
慢性咳嗽	8週間以上	

さらに、咳は痰（喀痰）を伴うかどうかで**乾いた咳**と**湿った咳**に分類されます。痰は下気道で過剰に産生された分泌物が、口腔内を経て体外に排出されたものの総称です。細菌やウイルスの侵入や炎症などで増えた分泌液が気道を刺激して咳を誘発し、痰として喀出されます。

2. 乾いた咳（痰を伴わない咳、乾性咳、空咳）

痰の喀出は少なく、気道上皮などの咳受容体が直接刺激されて起こる咳で、咳喘息、胃食道逆流症（GERD）、ACE阻害薬の服用などが原因となります。喘鳴（気道が狭くなり、ゼイゼイとか、ヒューヒューと笛の鳴るような音がする）や胸痛、寝汗を伴うときは注意が必要です。

喘鳴がすれば「気管支喘息」、胸痛があれば「胸膜炎」や「自然気胸」、寝汗をたくさんかくような咳は「肺結核」など、かぜよりも重篤な疾患の可能性を考えなければなりません。高齢者では、脳梗塞などの脳の機能低下で咳が起こることもあります。また、ACE阻害薬による空咳、非ステロイド性解熱鎮痛薬をはじめとする多くの薬剤が原因となる**薬剤性間質性肺炎**にも注意が必要です。

3. 湿った咳（痰を伴う咳、湿性咳）

　痰を喀出するために起こる咳嗽で、細菌性肺炎、気管支炎、慢性閉塞性肺疾患（COPD）、気管支拡張症などが原因となります。湿った咳は気管内の痰を外へ出すための反射です。鎮咳薬などで無理に咳を止めようとすると、痰を排出しづらくなるので、湿った咳をしている人には鎮咳薬の使用は控え、去痰薬または去痰作用を併せもつ鎮咳去痰薬を選択するのがよいでしょう。

　かぜなどウイルスに感染した場合の痰は無〜白色で、治ってくると粘性の色の濃い痰が出ます。一方、濃い黄色から緑色の膿のような痰がたくさん出るときは、症状が重症化していることが疑われ、気管支炎や肺炎、気管支拡張症など、下気道部の炎症が考えられます。特に血痰の場合は、肺塞栓症、肺結核、肺癌などの重篤な疾患の可能性があります。また、喫煙者で痰が続いているという訴えがある場合は、慢性気管支炎、肺気腫などのCOPDの可能性があります。いずれも、症状の重症化が疑われる場合は、医療機関での検査・診断が必要ですので、受診するよう勧めます（受診勧奨）。

● 声がれ（嗄声）

　スポーツ観戦の応援、お酒を飲みながらのカラオケなど、のどの使い過ぎで一時的に声がれ（嗄声）した場合は、特に心配いりません。しかし、嗄声が数ヵ月続いたり、症状が徐々に悪化する、あるいは反復して起こる場合は、原因を確かめるため、耳鼻咽喉科専門医に診てもらう必要があります。

　声がれの対処法は以下のとおりです。

①酷使された声帯を休ませる。安静、節酒、禁煙を心がける。
②①で治らない、仕事などで声帯を休ませられないときに、飲み薬やトローチなどの薬剤を使う。発声訓練を行うこともある。
③声帯ポリープや浮腫状声帯では、手術することもある。

「咳・痰・のどの痛み」に用いる OTC 医薬品の勧め方

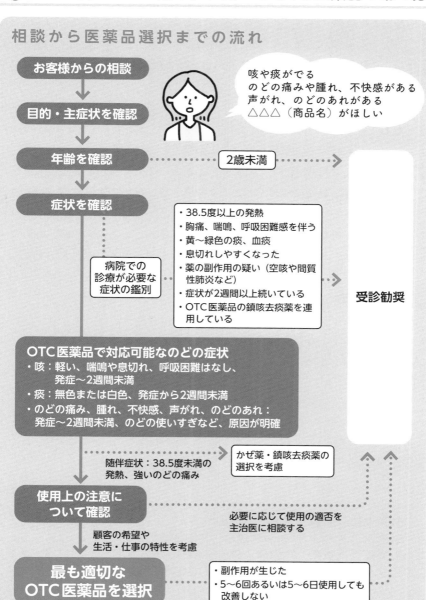

相談から医薬品選択までの流れ

お客様からの相談

↓

目的・主症状を確認

咳や痰がでる
のどの痛みや腫れ、不快感がある
声がれ、のどのあれがある
△△△（商品名）がほしい

年齢を確認 ┈┈┈ 2歳未満 ┈┈→

↓

症状を確認

・38.5度以上の発熱
・胸痛、喘鳴、呼吸困難感を伴う
・黄〜緑色の痰、血痰
・息切れしやすくなった
・薬の副作用の疑い（空咳や間質性肺炎など）
・症状が2週間以上続いている
・OTC医薬品の鎮咳去痰薬を連用している

病院での
診療が必要な
症状の鑑別

受診勧奨

OTC医薬品で対応可能なのどの症状
・咳：軽い、喘鳴や息切れ、呼吸困難はなし、発症〜2週間未満
・痰：無色または白色、発症から2週間未満
・のどの痛み、腫れ、不快感、声がれ、のどのあれ：発症〜2週間未満、のどの使いすぎなど、原因が明確

随伴症状：38.5度未満の発熱、強いのどの痛み

かぜ薬・鎮咳去痰薬の選択を考慮

↓

使用上の注意について確認

顧客の希望や
生活・仕事の特性を考慮

必要に応じて使用の適否を主治医に相談する

↓

最も適切なOTC医薬品を選択

・副作用が生じた
・5〜6回あるいは5〜6日使用しても改善しない

● OTC医薬品を選ぶ前に確認すべきポイント

1. 使用者（年齢）の確認

小児 コデインリン酸塩水和物、ジヒドロコデインリン酸塩などの麻薬性鎮咳薬は、呼吸抑制（呼吸数の低下）のリスクが増加するおそれがあるため、12歳未満は使用できません。また、クロルフェニラミンマレイン酸塩（抗ヒスタミン成分）は、抗コリン作用に対する感受性が強く、痙攣など重篤な症状があらわれることがあるため、低出生体重児、新生児には使用できません。その他、カフェインを配合する医薬品を避けるのが望ましいでしょう。

高齢者 高齢者の特徴として、たとえ肺炎があっても、発熱や咳などの症状が乏しくなります。受診勧奨のタイミングを逃さないためにも、慎重に対応することが求められます。喫煙歴がある高齢者ではCOPDを、食事中や食後にむせるようなら嚥下障害を、常用薬がある場合は、薬剤による空咳や吸入ステロイド薬による声がれなどを、常に念頭に置きながら対応することが大切です。

2. 副作用歴・アレルギーの確認

　クロルヘキシジングルコン酸によるアナフィラキシー、ポビドンヨードによるヨードアレルギーなどが知られています。特に、これらが配合されたうがい薬の使用に注意します。

3. 治療中の病気や併用薬の確認

1）基礎疾患など

　以下の基礎疾患がある場合、症状を悪化させる可能性があるので、それらの成分を避けます。

- ●**糖尿病、心臓病、高血圧**：メチルエフェドリン塩類、メトキシフェナミン塩酸塩、トリメトキノール塩酸塩、マオウなど
- ●**心臓病、高血圧、腎臓病**：グリチルリチン酸、カンゾウ
- ●**甲状腺機能障害**：メチルエフェドリン塩類、テオフィリン、アミノフィリン、ジプロフィリン、ポビドンヨードなど
- ●**緑内障**：抗ヒスタミン成分など

2）併用薬

病院で処方された薬との併用で、以下の副作用があらわれることがあります。副作用がみられたら、主治医への受診勧告が必要です。

- ACE阻害薬、カルシウム拮抗薬：空咳
- 解熱鎮痛薬、抗がん薬、抗リウマチ薬、漢方薬：間質性肺炎
- 吸入ステロイド：声がれ

その他、他の鎮咳去痰薬、総合感冒薬、抗ヒスタミン成分を含有する内服薬（鼻炎用内服薬、乗物酔い防止薬、アレルギー用薬）、鎮静薬などのOTC医薬品の使用も確認します。

4. 妊娠・授乳の有無の確認

胎児や母体への影響を考慮し、産婦人科への受診を勧奨します。

授乳中の場合は、ジプロフィリン、コデインリン酸塩水和物、ジヒドロコデインリン酸塩、ジフェンヒドラミン塩類を含有する医薬品は使用できません。また、メチルエフェドリン塩類、ペントキシベリンクエン酸塩、トリプロリジン塩酸塩、カフェインを1回分量100mg以上配合する医薬品は勧めないようにします。

● 症状確認のポイント

1. 鎮咳去痰薬が適応する範囲

OTC医薬品で対応できる症状は、以下のとおりです。

- 咳：軽い、喘鳴や息切れ、呼吸困難はなし、発症から2週間未満
- 痰：無色または白色、発症から2週間未満
- のどの痛み、腫れ、不快感、声がれ、のどのあれ：発症から2週間未満、のどの使いすぎや空気の悪い所にいたなど、原因がはっきりとしている

なお、OTC医薬品の鎮咳去痰薬の効能効果に標榜されている「ぜんそく」は、私たちが「ぜんそく」と表現するような"連続する激しい咳"のことです。気管支喘息が原因で起こる喘鳴や喘息発作は、OTC医薬品では対応できません。喘息と診断された人には、医療用医薬品の代わりにはならないことを説明し、受診を促します。

3章

症状からみたOTC医薬品の選び方

咳・痰・のどの痛み

2. 受診勧奨が必要なのどの不調

表2は、OTC医薬品の適応外のため、医療機関の受診を勧めます。

表2 OTC医薬品では対応できないのどの不調

症状	疑われる主な疾患
・症状が2週間以上続いている ・喘鳴、胸痛、息切れ、呼吸困難がある	病院で治療が必要な疾患
・後鼻漏、濃い鼻汁・鼻閉 ・頭痛、顔鈍痛	副鼻腔炎・慢性副鼻腔炎
・食事中や食後に咳き込む ・食事がうまく飲み込めない	嚥下障害
・多量の黄色〜緑色の濃い痰 ・38.5℃以上の発熱	細菌感染、肺炎
・空咳、息切れ、発熱、倦怠感、体重減少	間質性肺炎
・血痰	OTC医薬品の適応外
・のどの強い痛み、38.5℃以上の発熱	溶連菌、プール熱、 ヘルパンギーナ、甲状腺疾患
・空咳を起こす薬剤を服用している ・吸入ステロイド剤による声がれ	薬剤の副作用
・咳やのどの痛み、声がれに胃酸過多や胸やけを伴う	逆流性食道炎
・魚の骨がささってとれない	病院で処置
・のどから耳の周り、顔面まで痛い	三叉神経痛
・鎮咳去痰薬を5〜6回服用しても改善しない	病院で治療が必要な疾患

---

note うがい薬

　うがい薬には、口やのどの細菌などに対して殺菌消毒作用を示し、増殖を抑える殺菌消毒成分（ポピドンヨード、クロルヘキシジングルコン酸塩など）、炎症症状をやわらげる抗炎症成分（グリチルリチン酸ジカリウム、アズレンスルホン酸ナトリウムなど）などが配合されています。

　うがい薬には、水に薄めて使うもの、そのまま使うものなどがあります。効果的に使うために、添付文書通りの濃度に薄めること、適切なタイミングで使用することなどを説明しましょう。

「咳・痰・のどの痛み」に用いるOTC医薬品

「咳・痰・のどの痛み」に用いる鎮咳去痰薬には、次のような成分を組み合わせて配合されています（**表3**）。

表3 鎮咳去痰薬に配合される主な成分と特徴

種類	主な成分	特徴
中枢性 鎮咳成分	麻薬性鎮咳成分 コデインリン酸塩水和物 ジヒドロコデインリン酸塩 非麻薬性鎮咳成分 デキストロメトルファン臭化水素酸塩 ジメモルファンリン酸塩 チペピジンヒベンズ酸塩、チペピジンクエン酸塩 ノスカピン、ノスカピン塩酸塩 グアイフェネシン	中枢に働いて咳を鎮める
去痰成分	アンブロキソール塩酸塩 ブロムヘキシン塩酸塩 グアヤコールスルホン酸カリウム カルボシステイン	痰を出しやすくする
アドレナリン 作動成分	dl-メチルエフェドリン塩酸塩 メトキシフェナミン塩酸塩 トリメトキノール塩酸塩	交感神経興奮作用による気管支拡張作用で咳を鎮める
気管支 拡張成分	テオフィリン アミノフィリン ジプロフィリン	気管を拡げて咳を鎮める
カフェイン	安息香酸ナトリウムカフェイン 無水カフェイン カフェイン	気管を拡げて呼吸を楽にする、眠気を除去する
生薬成分	麻黄（まおう）	鎮咳・去痰作用
	南天実（なんてんじつ）	鎮咳作用
	甘草（かんぞう）	抗炎症、鎮咳作用
	杏仁（きょうにん）	鎮咳去痰作用
	セネガ 桔梗（ききょう）	去痰作用

のどや鼻の痛みや炎症を緩和する成分には、以下のものがあります。

- ● 消炎酵素成分（抗炎症作用、去痰作用）：ブロメライン
- ● 消炎成分（抗炎症作用）：グリチルリチン酸、カンゾウエキス
- ● 抗プラスミン成分（のどの痛みをやわらげる）：トラネキサム酸

◉ 鎮咳去痰薬の成分の作用と副作用

1. 麻薬性鎮咳成分

1）コデインリン酸塩水和物、ジヒドロコデインリン酸塩

アヘン中に含まれるアルカロイドで、モルヒネと類似した麻薬性鎮咳成分に分類されます。主作用は延髄にある**咳中枢**の機能抑制であり、鎮咳作用はジヒドロコデインの方がコデインに比べて強いといわれています。モルヒネと同様に、中枢性の作用として鎮痛作用、呼吸抑制作用、鎮静・催眠作用をもつほか、胃腸平滑筋の攣縮作用（止瀉作用）、外分泌の抑制作用（口腔、気管、胃など）などがあります。

一般にモルヒネに比べると、鎮痛、呼吸抑制、鎮静、催眠、止瀉などの作用は弱いものの、これらに比較して鎮咳作用はモルヒネと同程度に保たれているといわれています。OTC医薬品では、鎮咳成分として、鎮咳去痰薬や総合感冒薬に配合されています。

副作用 気道の分泌抑制作用があり、痰の排出が困難となるおそれがあるので、痰を伴う咳、気管支喘息、高齢者の咳に対する使用は避けます。モルヒネほどの身体的依存性はありませんが、添付文書に「過量服用・長期連用しないこと」と記載されています。

薬理作用としての胃腸平滑筋の攣縮作用は、下痢止めに臨床応用できますが、副作用として便秘を引き起こすことがあります。そのほか、悪心・嘔吐などの消化器症状がみられることもあります。鎮静作用で眠くなることがあり、乗物または機械類の運転操作は避けることが必要です。反対に過量服用では、不安や興奮といった中枢神経興奮症状を起こすことがあります。

2. 非麻薬性鎮咳成分

1）デキストロメトルファン臭化水素酸塩

中枢性非麻薬性の鎮咳成分に分類されます。延髄の咳中枢に作用して鎮咳作

用を示しますが、それ以外の作用や便秘などの副作用、依存性など麻薬として
の作用はないといわれています。コデインに比べ鎮咳作用は弱く、鎮痛作用は
ありません。また、気道分泌も抑制されないため、痰を伴う咳にも適していま
す。

（副作用）まれに眠気、めまいなど中枢性の副作用があらわれることがありま
す。また過量服用により、嘔気、嘔吐、尿閉、運動失調、錯乱、興奮、幻覚、
呼吸抑制などを起こすことがあります。ショック、アナフィラキシーなどの重
篤な副作用が報告されています。

2）ジメモルファンリン酸塩

デキストロメトルファンの誘導体で、延髄の咳中枢に直接作用して鎮咳作用
を示します。依存性はほとんどなく、腸管運動抑制作用による便秘の副作用も
少ないとされています。

（副作用）軽度の耐糖能異常をきたすことがあるため、糖尿病の人には注意が
必要です。

3）チペピジンヒベンズ酸塩、チペピジンクエン酸塩

延髄の咳中枢の抑制による鎮咳作用を示すほか、気管支の腺分泌を促進し、
気道粘膜線毛運動を活発にして去痰作用も示します。痰を伴う咳に用いられる
こともあります。

（副作用）赤みがかった尿。

4）ノスカピン

延髄の咳中枢を抑制することにより、咳の発生を抑制します。アヘンアルカ
ロイドの1つですが、非麻薬性の鎮咳成分です。鎮痛作用や気道分泌作用はな
く、鎮咳作用は弱いといわれています。中枢性麻薬性鎮咳薬で問題となる便秘
や依存性はありません。

5）グアイフェネシン

中枢性および気管支平滑筋の弛緩による鎮咳作用、気道分泌促進作用、弱い
鎮静作用があります。OTC医薬品では鎮咳去痰成分として、総合感冒薬や鎮咳
去痰薬に配合されています。

3.　去痰成分

1）アンブロキソール塩酸塩

去痰成分のブロムヘキシンの活性代謝物で、粘膜潤滑成分として知られています。主に肺サーファクタント（表面活性物質）の生成および分泌を促進させ、気道液の分泌促進作用、線毛運動亢進作用などにより去痰作用を示します。

(副作用) ショック、アナフィラキシー様症状、皮膚粘膜眼症候群（スティーブンス・ジョンソン症候群）などの重篤な副作用の報告があります。

2) ブロムヘキシン塩酸塩

気道粘膜の粘液分泌促進作用と、ムコ多糖類線維を切断し、痰の粘稠度を低下させる作用により去痰作用を示します。OTC医薬品としては、去痰作用を期待して総合感冒薬、鎮咳去痰薬などに配合されています。

(副作用) ショック、アナフィラキシー（発疹、血管浮腫、気管支けいれん、呼吸困難など）などの重篤な副作用の報告があります。

3) グアヤコールスルホン酸カリウム

グアヤク脂から単離したフェノール系の誘導体であり、グアヤコールは木クレオソートの主成分の1つです。気道分泌を促進して痰の粘稠度を減少させるほか、弱い消毒作用もあります。OTC医薬品には、去痰成分として総合感冒薬、鎮咳去痰薬に配合されています。

(副作用) 大量摂取時に軽度の下痢を起こすことがあります。

4) カルボシステイン

喀痰中の粘液構成成分を正常化し、痰の粘度を低下させる作用と、粘膜上皮の線毛細胞の修復作用を示します。OTC医薬品では、主に鎮咳去痰薬に配合されています。

(副作用) ショック、アナフィラキシー様症状、皮膚粘膜眼症候群（スティーブンス・ジョンソン症候群）、中毒性表皮壊死融解症、肝機能障害、黄疸などの重篤な副作用の報告があります。

4. アドレナリン作動成分

「かぜ」に用いるOTC医薬品（100ページ）を参照のこと。

5. 気管支拡張成分（末梢性鎮咳成分）

1) テオフィリン

カフェインと同じくキサンチン誘導体に分類されます。気管支平滑筋に作用

し気管支を拡張させることで、咳などを改善する成分です。有効血中濃度域が狭いため、過量服用で中毒症状（悪心・嘔吐、動悸、頻脈など）を起こすことがあります。また、テオフィリンのクリアランスは発熱や下痢、嘔吐、急性ウイルス感染症などで低下することがあり、テオフィリンの血中濃度が中毒レベルまで上昇する可能性があります。したがって、発熱時には一時減量あるいは中止するなどの注意が必要です。また喫煙により、作用が減弱することがあります。気管支拡張作用のほか、中枢興奮作用、強心作用、利尿作用、抗炎症作用があります。

（副作用）本成分の中枢神経刺激作用により、てんかんや熱性痙攣の既往がある場合、痙攣が誘発されるおそれがあります。特に5歳未満の小児では、慎重な対応が必要です。

2）アミノフィリン

テオフィリンとエチレンジアミンの複塩で、基本作用はテオフィリンと同様です。

3）ジプロフィリン

テオフィリンと同じくキサンチン誘導体に分類される気管支拡張成分です。テオフィリンとほぼ共通の作用がありますが、体内では代謝酵素の影響を受けないことから、代謝酵素が関与する相互作用の心配はないと考えられます。テオフィリンに比べ、中枢興奮作用、強心作用、利尿作用は弱くなります。

（副作用）テオフィリンに比べ相互作用の心配は少ないものの、同様の副作用がある可能性があります。

6. カフェイン

気管支拡張成分などの他の配合成分を補助する目的で使用されます。OTC医薬品では総合感冒薬（かぜ薬）や解熱鎮痛薬などに配合されています。コーヒーや紅茶などの食品にも含まれ相互作用（飲み合わせ）に注意が必要です。また、長期連用で依存性が生じる可能性もあります。

◉ 咳嗽・喀痰に用いられる主な漢方薬

●麦門冬湯

ばくもんどうとう

体力が中等度以下の人で、痰が切れにくく、ときに強く咳き込む人、空咳、

気管支炎などに用いられます。

● 柴朴湯
<small>さいぼくとう</small>

体力が中等度の人で、気分がふさいで、のどや食道部に異物感があり、ときに動悸、めまい、嘔気などを伴う咳、気管支喘息、気管支炎などに用いられます。

● 小青竜湯
<small>しょうせいりゅうとう</small>

体力が中程度くらいの人で、水様性の鼻水や痰、くしゃみ、鼻づまり、咳などがあり、かぜや鼻炎、気管支炎、気管支喘息などに用いられます。

● 清肺湯
<small>せいはいとう</small>

体力が中等度の人で、切れにくい痰を伴い長引く咳、気管支炎などに用いられます。

● 慈陰降火湯
<small>じいんこうかとう</small>

体力が虚弱な人で、のどにうるおいがなく、痰が切れにくくて咳き込むような咳、気管支炎などに用いられます。

● 半夏厚朴湯
<small>はんげこうぼくとう</small>

体力が中等度くらいの人で、気分がふさぎ、のどに異物感があるような不安神経症、咳、しわがれ声などに用いられます。

● 六君子湯
<small>りっくんしとう</small>

GERD による咳嗽に用いられます。

ｎｏｔｅ　錠剤のさまざまな種類

錠剤には、効果が出やすいようさまざまな種類があります。

チュアブル錠	かみ砕いて服用する錠剤
腸溶錠	医薬品を腸で放出させるために、かまずに服用する錠剤
徐放錠	医薬品を徐々に放出させるために、かまずに服用する錠剤
舌下錠	医薬品を口の中の粘膜から吸収させる（全身作用）ため、舌の下で溶かす錠剤
バッカル錠	医薬品を徐々に溶かして、口の中の粘膜から吸収させる（全身作用）ため、臼歯と頬の間で溶かす錠剤
トローチ剤	口の中やのどなどの局所に作用させるため、口の中でなめて、徐々に溶かす剤形

● 鎮咳去痰薬の商品例

1. 去痰成分のみ、非麻薬性鎮咳去痰成分＋去痰成分（麻薬性鎮咳成分を配合しないもの）

POINT 痰がからむ咳（湿性咳）のときには、去痰成分中心のものを選択する。痰がからまない咳（乾性咳）のときには、鎮咳成分中心のものを選択する。便秘を起こしにくい。

商品名	特徴	配合成分（成人1日最大量）	用法用量（1回量）
ストナ 去たんカプセル	・去痰成分のみ ・湿性咳、痰が主症状であるときにお勧め	L-カルボシステイン 750mg ブロムヘキシン塩酸塩 12mg	15歳以上：2カプセル 8〜14歳：1カプセル 1日3回食後
龍角散ダイレクト スティック （ミント／ピーチ）	・去痰成分のみ ・湿性咳、痰が主症状であるときにお勧め ・水なしで服用できる	キキョウ末 84mg セネガ末 4.2mg カンゾウ末 102mg キョウニン 15mg ニンジン末 84mg アセンヤク末 8.4mg	15歳以上：1包 11〜14歳：2/3包 7〜10歳：1/2包 3〜6歳：1/3包 1日6回 ＊2時間以上あけること
エスエス ブロン液L	・抗ヒスタミン薬配合 ・乾性咳 ・エフェドリンを含有しない（高血圧、心臓病、甲状腺機能障害の方も可） ・糖尿病の人にも勧められる	（30mL中） デキストロメトルファン臭化水素酸塩水和物 60mg グアイフェネシン 170mg クロルフェニラミンマレイン酸塩 12mg 無水カフェイン 62mg	15歳以上：5mL 11〜14歳：3.3mL 8〜10歳：2.5mL 1日3回食後 場合により4時間ごとに1日6回まで服用可

2. 末梢性鎮咳薬：キサンチン系気管支拡張薬（テオフィリン・ジプロフィリン）配合

POINT 喘鳴を伴う咳・激しく咳き込むとき（対症療法。一時的な使用にとどめる）。去痰薬との組み合わせは、痰がからむひどい咳に最も効果的。乾性咳のときは麻薬性鎮咳成分・抗ヒスタミン成分を配合するものを選択する。湿性咳には、非麻薬性鎮咳成分を配合し抗ヒスタミン薬を配合しないものがよい。

商品名	特徴	配合成分（成人1日最大量）	用法用量（1回量）
アネトン せき止め顆粒	・テオフィリン配合 ・麻薬性鎮咳成分 ・乾性咳 ・依存症に注意する	テオフィリン 160mg コデインリン酸塩水和物 60mg dl-メチルエフェドリン塩酸塩 40mg グアヤコールスルホン酸カリウム 270mg クロルフェニラミンマレイン酸塩 8mg	15歳以上：1包 12〜14歳：2/3包 1日3回食後 就寝前にもう1回服用可

商品名	特徴	配合成分（成人1日最大量）	用法用量（1回量）
新コンタック せき止めダブル 持続性	・ジプロフィリン配合 ・アドレナリン作動成分、抗ヒスタミン成分を配合しない ・高血圧、糖尿病、心臓病、緑内障、排尿困難の人にも勧められる	ジプロフィリン 200mg デキストロメトルファン臭化水素酸塩水和物 60mg	15歳以上：1カプセル 1日2回朝夕

3. 麻薬性鎮咳成分：コデインリン酸塩、ジヒドロコデインリン酸塩（強力な鎮咳作用）

POINT　乾性咳・ひどい咳き込みのときに選択する。のどがイガイガする、布団に入ると咳き込む、早く効いてほしいときなどには、液剤やゼリー剤がよい。便秘を起こしやすく、依存症を起こすことがある。

商品名	特徴	配合成分（成人1日最大量）	用法用量
パブロン せき止め液	・抗ヒスタミン成分配合 ・カフェインの配合なし	ジヒドロコデインリン酸塩 30mg dl-メチルエフェドリン塩酸塩 50mg クロルフェニラミンマレイン酸塩 8mg グアイフェネシン 200mg キキョウ流エキス 0.8g オウヒ流エキス 1.2g	15歳以上：10mL 12歳〜14歳：6mL 1日3回食後または食前さらに就寝前に1回服用可 1日6回まで ＊4時間以上あけること
ベンザブロック せき止め液 1回量のみ切り タイプ	・トラネキサム酸配合 ・のどの痛み、イガイガ感が強いときに ・抗ヒスタミン成分、カフェインの配合なし ・緑内障・排尿困難の人にも勧められる	ジヒドロコデインリン酸塩 20mg dl-メチルエフェドリン塩酸塩 50mg グアイフェネシン 200mg セネガ流エキス 0.4mL トラネキサム酸 280mg	15歳以上：1本（10mL） 1日3回 必要な場合は4回まで服用可 ＊4時間以上あけること
新ブロン液 エース	・抗ヒスタミン成分配合	ジヒドロコデインリン酸塩 30mg グアイフェネシン 170mg クロルフェニラミンマレイン酸塩 12mg 無水カフェイン 62mg	15歳以上：10mL 12〜14歳：6.6mL 1日3回食後 場合により6回まで服用可 ＊4時間以上あけること
新コルゲンコーワ 咳止め 透明カプセル	・液状カプセル剤	ジヒドロコデインリン酸塩 30mg dl-メチルエフェドリン塩酸塩 75mg グアイフェネシン 300mg d-クロルフェニラミンマレイン酸塩 6mg 安息香酸ナトリウムカフェイン 75mg	15歳以上：3カプセル 1日3回 ＊4時間以上あけること

Column 錠剤の種類と特徴

その錠剤、飲み込む？ なめる？ かみ砕く？

見た目では区別がつきにくい錠剤でも、「かまずに飲んでください」、「口の中で溶けるまでなめてください」、「かみ砕いて飲んでください」とさまざまな服薬指導が必要です。医薬品によって、適切な服用方法が異なります。「おいしそうな色だから、かんでみよう」などと考えてトライすると、苦みをやわらげるためのコーティングが剥がれて、口の中が大変なことに…。驚くほどの苦さを経験するだけでなく、副作用が出やすくなったり、効果が弱まってしまったりする薬もあるので、正しい服用方法を指導することが大切です。

錠剤の適切な使用方法

医薬品の剤形および適切な使用方法に関して、登録販売者試験では、以下のようなチュアブル錠の服用方法に関する問題が出題されています。

【Q】 チュアブル錠は、薬効を期待する部位が口の中やのどであるものが多く、飲み込まずに口の中でなめて、徐々に溶かして使用する。正か誤か。

(令和元年登録販売者試験より)

【A】 解答：誤

チュアブル錠は、かみ砕いて服用する錠剤です。口の中で溶かす錠剤もありますが、チュアブル錠は、口の中やのどなどの局所に作用させる錠剤ではなく、全身で作用させることが目的の錠剤です。かみ砕くことで小さくなり、飲み込みやすくなったり、水なしでも服用できたりする錠剤です。また、チェリー風味など味がついて服用しやすくなっているものもあります。

チュアブル錠だけでなく、他の錠剤の服用方法も正しく知っておきましょう。

※錠剤の種類については、120ページのnoteを参照のこと。

3章

症状からみたOTC医薬品の選び方

咳・痰・のどの痛み

お客様 すみません、咳だけがつらいのですが、どの薬がいいでしょうか？

薬剤師／販売員 咳のみがつらいのですね。お薬はお客様だけが、お飲みになりますか？

お客様 はい。（ゴッホン、ゴッホンと激しい咳）

［男性、60〜70代くらいと推察］

薬剤師／販売員 ［自己紹介の後］ 咳がかなりおつらそうですが、いつから咳が出始めましたか？

お客様 一昨日くらいからです。

薬剤師／販売員 一昨日からですね。咳のほかに、熱やのどの痛み、鼻水など他の症状はございませんか？

お客様 のどは少し痛いです。（ゴッホン、ゴッホン）

薬剤師／販売員 他にありますか？ 鼻がつまったり、痰が絡んだりとか…。

お客様 痰も絡んでいます。（ゴッホン、ゴッホン）

薬剤師／販売員 痰も絡んでいるのですね。他には何か症状はございますか？

お客様 他は、熱も鼻水もないんです。

薬剤師／販売員 痰が絡んだ咳のみの症状なのですね。熱や鼻水がないようでしたら、こちらの「鎮咳去痰薬」の中からお薬を選ばれるとよいと思います。すでに、家にある薬などをお飲みになっていますか？

お客様 いいや。家にかぜ薬が何もなくて。

薬剤師／販売員 お客様は今、病院にかかっていたり、他にお薬を飲んだりしていますか？

お客様 （お薬手帳を差し出す）血圧が高くて、この薬を飲んでいるよ。一緒に飲んでもいい薬を教えてください。

薬剤師／販売員 ［お薬手帳から、高血圧治療薬アムロジン錠5mg 1日1回1錠を服薬中であることを確認した後］ 今までに食べ物やお薬で湿疹などのアレルギーがでたり、副作用が起きたりしたことはございますか？

お客様 ありません。

薬剤師／販売員 お客様は咳が一番つらいようですので、咳止め成分と気管支を拡げる成分が両方配合された、こちらの『新コンタックせき止めダブル持続

性』をお勧めいたします。血圧を高くする成分は配合されておらず、お客様が飲んでいる薬との相互作用も報告されていませんので、安全にお飲みいただけそうです。

お客様 そうですね。

薬剤師／販売員 ただし、人によって眠くなる成分が入っているので、<u>薬を飲んでいる間はお車の運転を控えていただきたい</u>のですが、<u>大丈夫でしょうか？</u>

お客様 はい、大丈夫です。

接客・説明のコツ

- 痰の絡んだ咳があるため、麻薬性鎮咳成分は避けます。第1世代の抗ヒスタミン薬も気道分泌抑制作用があるため、鼻水などの症状を伴わない人にはできるだけ避けます。
- 高血圧の治療中であるため、交感神経刺激作用による血圧上昇作用があるメチルエフェドリン塩酸塩、トリメトキノール塩酸は避けます。

- 選択した薬の配合成分が、服薬中のアムロジピンの副作用を引き起こさないかを確認します。
- 選択した薬に眠気を生じる可能性がある成分（デキストロメトルファン臭化水素酸塩）が配合されているため、服薬中は運転しないよう注意を促します。

参考資料・・・

・日本呼吸器学会咳嗽・喀痰の診療ガイドライン2019作成委員会編集「咳嗽・喀痰の診療ガイドライン2019」（メディカルレビュー社、2019）
・吉岡ゆうこ「トリニティ通信添削OTC講座」（ネオフィスト研究所）

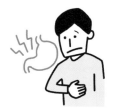

胃のトラブル
（胃腸薬・鎮痛鎮痙薬）

知っておきたい「胃のトラブル」の基礎知識

- 胃の不調による症状は、腹痛、胃もたれ、胸やけ、悪心・嘔吐など。
- 誘因には、生活習慣（食事、ストレスなど）、細菌や寄生虫の感染、薬剤の副作用などがある。
- 代表的な疾患には急性胃炎、胃食道逆流症（GERD）、機能性ディスペプシア（FD）などがある。

「胃のトラブル」に用いるOTC医薬品の勧め方

- **重要** 主に胃腸薬、鎮痛鎮痙薬を使用。
- **注意** 急性腹症は受診勧奨する。
- 食事、生活習慣の改善が胃症状の緩和につながる。
- H_2受容体拮抗薬、制酸薬、胃粘膜保護・修復薬、健胃薬、消化酵素薬、胃腸鎮痛鎮痙薬などがある。
- 腎障害がある人は、制酸薬に含まれるアルミニウム、マグネシウム、カルシウム、ナトリウムが排泄しにくいため注意する。

「胃のトラブル」に用いるOTC医薬品

- **重要** 「胃酸の分泌亢進」か「胃腸機能低下」を見極めて選ぶ。
- 胃酸過多による症状にはH_2受容体拮抗薬、酸分泌抑制薬。
- ストレスなどで胃が荒れたときは胃粘膜保護薬など。
- 急な胃痛には胃腸鎮痛鎮痙薬など。
- 制酸・消化・健胃薬を配合した総合胃腸薬がある。

制酸薬や健胃薬、
スクラルファートなどは、
胃に食べ物がない食間、食前に
服用すると効果的です

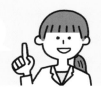

知っておきたい「胃のトラブル」の基礎知識

胃の働きとトラブルの原因

　胃は、食道から送られてきた内容物を胃の運動によって胃酸や消化酵素からなる胃液と混和し、栄養として吸収しやすいように粥状に消化して小腸へ送り出す働きを担っています。

　胃内では、胃液による消化作用から胃自体を保護するため、胃の粘膜表皮を覆う細胞から粘液が分泌されています。しかし、胃液と粘液のバランスが崩れたり、胃の運動が低下したりすると、胸やけや胃の不快感、消化不良、胃もたれ、食欲不振などの症状が発現します。また、胃の働きに異常がなくても、胃内容物の量に対してそれを処理する働きが追いつかなくて胃の異常症状が発現することがあります。

　主な誘因としては、食べ過ぎや飲み過ぎ、香辛料や高濃度のアルコールなどの刺激の強い飲食物の摂取、タバコの吸い過ぎ、ストレスによって自律神経が乱れて胃酸が過剰に分泌されるなどの**生活習慣**によるもの、**細菌**や**寄生虫感染**（*H.pylori*：ヘリコバクターピロリ、アニサキスなど）によるもの、薬剤（非ステロイド性抗炎症薬：NSAIDs、ステロイド薬など）の副作用によるものなどがあります。

ｎｏｔｅ　ヘリコバクターピロリ（*Helicobacter pylori*：*H.pylori*）

　ピロリ菌は、胃粘膜に生息するらせん形をした細菌で、ほとんどの場合幼少期に感染します。感染経路は、多くが家族内感染（口 - 口または糞 - 口から感染）によるものと考えられています。胃粘膜に持続感染し、胃炎、胃・十二指腸潰瘍などのさまざまな胃の疾患を引き起こします。

1. 腹痛

腹部の痛みの種類には、内臓痛と体性痛があります。

1）内臓痛

　内臓痛は食道、胃、小腸、胆嚢、尿管などの管腔臓器の平滑筋が過度に伸びたり収縮したり、あるいは攣縮したりすることで起こる痛みのことをいい、差し込むような痛み（疝痛_{せんつう}）が周期的に発現します。また、冷や汗や悪心、嘔吐、徐脈などの自律神経反射を伴うこともあります。内臓痛が発現する主な疾患としては、胆石発作、尿路結石、単純性腸閉塞などがあります。

2）体性痛

　体性痛は腹膜や腸間膜などに物理、化学的な刺激や炎症が及ぶ痛みで、鋭く強い痛みが持続的に起こり、その箇所は比較的局在しています。体性痛が発現する主な疾患としては、急性虫垂炎、消化管穿孔、急性膵炎などがあります。

2. 胃もたれ

　胃もたれは、食べた物が胃の中に溜まっているために、胃が重い、ムカムカするといった不快感を伴います。主に**胃の運動機能**が低下していたり、胃から十二指腸への**食物の排出**が遅れたりすることで、症状が発現します。その他にも、機能性ディスペプシア（FD）に伴うものや、急性胃炎、胃潰瘍などの器質的疾患による一時的な胃運動機能障害が原因になることもあります。

3. 胸やけ

　胸やけは、みぞおちから前胸部にかけて焼けるように感じる不快感のことです。主に**胃酸**が食道に**逆流**することで発現します。食道には胃のような粘膜防御機能がないため、逆流によって繰り返し胃酸にさらされると、食道粘膜が次第にただれて逆流性食道炎を発症してしまいます。また、胃炎や胃潰瘍がある場合にも胸やけが発現します。

4. げっぷ（おくび）

　げっぷは、胃内のガスが食道を逆流して口から吐き出される現象です。炭酸

図1 嘔吐における各部位の動き

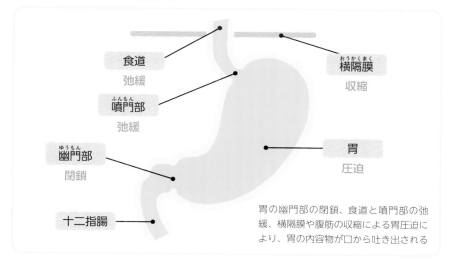

食道
弛緩

噴門部
弛緩

幽門部
閉鎖

十二指腸

横隔膜
収縮

胃
圧迫

胃の幽門部の閉鎖、食道と噴門部の弛緩、横隔膜や腹筋の収縮による胃圧迫により、胃の内容物が口から吐き出される

飲料を飲んだ時や食事と一緒に飲み込んだ空気を出す時にげっぷが出やすくなりますが、そうした場合のげっぷ症状は、特に薬で治療する必要はなく経過観察します。一方、病気に伴うげっぷ症状としては、胃食道逆流症に伴うものや抑うつ状態などの精神的な背景を伴う場合などがあります。

5. 悪心、嘔吐

悪心（吐き気）は、消化管の内容物を口から吐き出したいという不快な感覚です。嘔吐は、消化管の内容物を口から強制的に排出させる運動であり、吐いてしまうことです。

嘔吐の発現機序は、何らかの原因によって嘔吐中枢が刺激されると、胃の幽門が閉ざされ、食道括約筋がゆるみ、胃に逆流運動が起こり、それとともに横隔膜や腹筋が収縮して胃を圧迫し、胃の内容物が口から吐き出されます（**図1**）。

🔵 胃のトラブルを引き起こす疾患

胃のトラブル症状を引き起こす疾患は多くありますが、ここでは代表的な疾患として急性胃炎、胃食道逆流症（GERD）、機能性ディスペプシア（FD）を取り上げます。

1. 急性胃炎

　胃粘膜を攻撃する因子（胃液など）と、これを防御する因子（粘液など）のバランスが崩れ、胃粘膜に発赤、びらんなどの粘膜病変が認められます。誘因には、食べ過ぎや飲み過ぎ、ストレス、細菌感染、薬剤の副作用などがあります。

　急激に発症し、症状としては、上腹部痛や悪心、嘔吐、食欲不振、腹部膨満感などがあり、場合によっては吐血や下血を伴うこともあります。

　基本的な治療は、安静と誘因の除去、食事療法であり、症状に合わせた薬物療法を行います。食事療法では、刺激物や肉類などの胃排泄を遅らせるものは避け、消化のよいものを摂取するようにします。

2. 胃食道逆流症（GERD）

　胃酸が食道へ逆流することによって引き起こされる食道粘膜障害とわずらわしい症状のいずれか、または両者を引き起こす疾患です。わずらわしい症状というのは、胃液が口内に逆流して苦みや酸味を感じたり、胸やけがしたりするものです。

　基本的な治療は、生活習慣の改善と薬物療法です。生活習慣の注意点としては、喫煙、アルコール、チョコレート、脂肪食などは、食道が酸にさらされる時間を延長させる要因となるため、それらの摂取を控えるようにします。

　薬物療法は、**酸分泌抑制薬**（主にプロトンポンプ阻害薬：PPI）を使用します。現時点では、OTC医薬品にPPIはありませんが、逆流性食道炎においてPPIはH$_2$受容体拮抗薬（H$_2$ブロッカー）よりも高い治癒率と早期の症状寛解を示すとされています。OTC医薬品の酸分泌抑制薬としてはH$_2$ブロッカーがあります。

3. 機能性ディスペプシア（FD）

　機能性ディスペプシア（FD）は、症状の原因となる器質的、全身性、代謝性疾患がないのにもかかわらず、慢性的に心窩部痛や胃もたれなどの心窩部を中心とする腹部症状を呈する疾患です。

　FDの病態には、アルコールや喫煙などの生活習慣、胃酸分泌、内臓知覚過敏、*H. pylori* 感染などの複数の因子が関与しているとされています。

治療法は生活習慣の改善、薬物療法であり、症状の改善とそれによるQOLの向上を目標にします。生活習慣については、大食いや高脂肪食を避けて規則正しい食生活を送るようにし、不規則な生活や睡眠不足を避けるようにします。薬物療法では、初期治療には酸分泌抑制薬（PPI、H₂ブロッカー）や**消化管運動機能改善薬**（アコチアミド塩酸塩水和物など）を使用します。なお、*H. pylori*感染陽性の場合は除菌療法を行います。

つわりの症状（ムカムカするなど）がつらいために、胃薬を求める妊婦さんがいますが、ホルモンの変化が原因のため、胃薬の効果は期待できません。また、胎児への安全性などが解明されていないものも多く、安易に胃薬を勧めるのは避けましょう

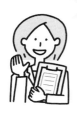

重症のつわりの人には、脱水症状の心配があるため、医療機関を受診するよう勧めましょう

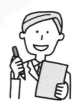

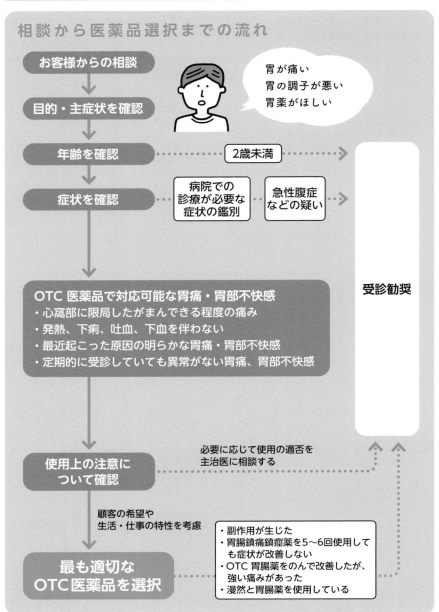

相談から医薬品選択までの流れ

お客様からの相談

↓

目的・主症状を確認

↓

年齢を確認 ·········· 2歳未満 ··········>

↓

症状を確認 ·········· 病院での診療が必要な症状の鑑別　急性腹症などの疑い ·····>

↓

OTC医薬品で対応可能な胃痛・胃部不快感
・心窩部に限局したがまんできる程度の痛み
・発熱、下痢、吐血、下血を伴わない
・最近起こった原因の明らかな胃痛・胃部不快感
・定期的に受診していても異常がない胃痛、胃部不快感

↓

使用上の注意について確認 ·········· 必要に応じて使用の適否を主治医に相談する

↓ 顧客の希望や生活・仕事の特性を考慮

最も適切なOTC医薬品を選択 ··········
・副作用が生じた
・胃腸鎮痛鎮痙薬を5〜6回使用しても症状が改善しない
・OTC胃腸薬をのんで改善したが、強い痛みがあった
・漫然と胃腸薬を使用している

受診勧奨

● OTC医薬品を選ぶ前に確認すべきポイント

1. 原因の確認

　　まず、胃の症状を発現する原因疾患があるか、副作用を引き起こす薬剤を使用していないかを確認します。それらの疑いがある場合は、原因への治療や対応を検討する必要があるため、主治医へ相談するよう説明します。

　　次に、胃の症状は**食事**や**生活習慣**などの影響を受けることから、それらの状況を確認して原因を探索します。これらは、日常生活を改善することで、症状が緩和することがあります（**表1**）。

　　食事については、食中毒の原因になるようなものや、刺激物、高脂肪食、甘い物の過剰摂取などの摂取状況、暴飲暴食の有無などを確認します。

　　生活習慣については、喫煙、ストレス、不規則な食生活、寝不足などを確認します。

表1 食事、生活習慣の改善

改善方法	ポイント
規則正しい食事摂取	・不規則な食事は胃に負担がかかるため、規則正しい時間に食事をするように心がける ・消化に負担がかかるような食事は避け、食べ過ぎには注意する
刺激のある食べ物は控える	香辛料などの刺激物や極端に熱いものや冷たいものは胃の粘膜の刺激になるため、控えるようにする
アルコールや喫煙を控える	アルコールや喫煙は胃の粘膜への負担があるため、可能な限り控えるようにする
日常の動作に配慮する	日常の動作で前かがみの姿勢が続いたり、食後すぐに横になったりすると、胃酸が食道に逆流して胸やけをしやすくなる。そのため、日常の動作に留意し、食事の後すぐに横になるのは避けるようにする
ストレスの軽減や適度な運動	・心身をゆっくり休めるために、睡眠を十分とるようにする ・運動は食欲を増進させることがあるから、適度な運動を心がける

2. 治療中の病気の確認

　　腎機能障害のある人が、制酸薬に含まれるアルミニウム、マグネシウム、カルシウム、ナトリウムなどを摂取すると、腎機能を悪化させる可能性があるた

め、事前の確認が必要です。

　その他にも、胃腸疾患や肝障害、心疾患などを抱えている人も使用を避けなければならない胃腸薬があります。治療中の病気や併用薬の有無を確認します。

● 症状確認のポイント

　どのような症状があるのか、さらに、その症状の発現時期や症状の程度、症状の増強因子と緩和因子などを確認します。

　腹痛では、いつから症状が発現したか、どこがどのように痛むか（例：さしこむような痛み、鋭く強い痛みなど）、持続する痛み／周期的に強くなる痛みか、痛みが強くなるとき、やわらぐときとはどのようなときか、などを確認します。

　その他の症状（胸やけ、胃もたれ、膨満感、悪心、嘔吐など）についても、腹痛の場合と同様の確認を行います。嘔吐については、嘔吐の回数も確認します。

1.　胃のトラブルが適応する範囲

　OTC医薬品が適応するものとしては、胃痛、胸やけ、胃もたれ、吐き気・嘔吐、げっぷ、胸のつかえ、胃酸過多、消化不良などがあり、それぞれの症状に適した成分が含まれる胃腸薬を選択します。

2.　受診勧奨が必要なケース

　腹痛の中でも突然の激しい痛み、バイタルサイン（脈拍、血圧、呼吸など）が悪化している、腹部の手術歴がある場合は、緊急性を伴う**急性腹症**の疑いがあるため、受診勧奨してください。

　なお、乳幼児や高齢者で**激しい嘔吐**がある場合は、脱水症状を招きやすく、また、吐しゃ物（吐いた物）が気道に入り込んで呼吸困難を生じることもあるため、医師の診療を受けるよう受診勧奨します。

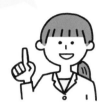

> 聴き取りで食事や生活習慣などに問題があると思われる場合は、薬の販売だけでなく、症状改善につながるセルフケアも伝えましょう

資格試験からみる

Column
水なしでも飲める胃薬

通勤・通学中で急いでいる電車内で「胃が痛い」となった時、電車を降りずに対処できたら遅刻しないで助かります。急な胃痛で飲み物を持っていないという状況でも、水なしで服用できる胃薬を常備していれば安心です。

水なしでも飲める胃薬には、かみ砕いて服用するチュアブル錠、口中で溶かして飲み込む錠剤、液タイプなどがあります。

ただし、登録販売者試験で出題された「消化性潰瘍は、貧血症状（動悸や息切れ等）の検査時や突然の吐血・下血によって発見されることもある。（令和元年登録販売者試験）」という「正」の記述からもわかるように、単なる胃痛と思っていたら、重症化したり、別の病気の原因になったりすることもあるので、店頭では経過観察しながら受診勧奨をすることも検討してください。

また、「お腹が痛いけど、途中下車してトイレに行くと遅刻する」という場合には、水なしで服用できる下痢止めが役立ちます。

「胃のトラブル」に用いるOTC医薬品

● OTC医薬品の種類と特徴

「胃のトラブル」に使用する主なOTC医薬品は胃腸薬、鎮痛鎮痙薬です。それらの薬剤の特徴は以下のとおりです（**表2**）。

表2 胃腸薬および鎮痛鎮痙薬の特徴

種類	主な成分	特徴
H_2受容体 拮抗薬	ファモチジン ニザチジン ロキサチジン酢酸エステル塩酸塩	胃粘膜壁細胞のH_2受容体を遮断して、胃酸分泌を抑制する
制酸薬	炭酸水素ナトリウム 乾燥水酸化アルミニウムゲル 酸化マグネシウム 沈降炭酸カルシウム	中和反応によって胃酸の働きを弱める
胃粘膜保護・ 修復薬	スクラルファート アズレンスルホン酸ナトリウム テプレノン	胃粘液の分泌を促し、胃粘膜を覆って胃液による消化から保護をしたり、荒れた胃粘膜の修復を促す
健胃薬	黄連（おうれん） 黄柏（おうばく） センブリ ゲンチアナ	適度の苦味が唾液の分泌を高め、反射的に胃液の分泌を亢進させる
	桂皮（けいひ）	芳香性の臭刺激は、気分を爽快にさせて、食欲を増進させる
消化酵素薬	ジアスターゼ プロザイム ニューラーゼ リパーゼ セルラーゼ	炭水化物、脂質、蛋白質等の分解に働く酵素を補う
胃腸 鎮痛鎮痙薬	抗コリン薬 　ブチルスコポラミン臭化物 　メチルベナクチジウム臭化物 　ロートエキス	副交感神経の伝達物質であるアセチルコリンと受容体の反応を妨げることでその働きを抑え、胃痛や腹痛を鎮める
	パパベリン塩酸塩	消化管の平滑筋に直接働いて胃腸の痙攣を鎮める

種類	主な成分	特徴
局所麻酔薬	アミノ安息香酸エチル オキセサゼイン	消化管の粘膜および平滑筋に対する麻酔作用によって鎮痛鎮痙作用を示す
消化管運動調律薬	トリメブチンマレイン酸塩	消化管の平滑筋に作用して、消化管の運動が低下している時には亢進的に、運動が亢進している時には抑制的に働き、消化管の運動を調節する作用がある

1. 酸分泌抑制薬（H$_2$受容体拮抗薬）

胃粘膜壁細胞のH$_2$受容体を遮断して、胃酸分泌を抑制する薬剤であり、胃痛や胃もたれ、胸やけ、むかつきに用いられます。

2. 酸分泌抑制薬（M$_1$受容体拮抗薬）

酸分泌に関連していると思われる胃粘膜のムスカリン受容体に対して選択的に拮抗し、酸分泌抑制作用を示す薬剤です。主な成分に、ピレンゼピン塩酸塩水和物があります。

3. 制酸薬

中和反応によって胃酸の働きを弱める薬剤です。例えば、乾燥水酸化アルミニウムゲル、酸化マグネシウム、沈降炭酸カルシウム、炭酸水素ナトリウムなどがあります。

腎機能障害のある人では、これらの薬剤に含まれるアルミニウム、マグネシウム、カルシウム、ナトリウムなどの無機塩類の排泄が遅れたり、体内に貯留しやすくなったりするため、使用するときに注意が必要です。なお、アルミニウムは腎機能障害のある人が長期に服用することで**アルミニウム脳症**、**アルミニウム骨症**などがあらわれることがあるため、長期連用を避ける必要があります。

4. 胃粘膜保護・修復薬

胃粘液の分泌を促し、胃粘膜を覆って胃液による消化から保護したり、荒れた胃粘膜の修復を促したりする薬剤です。主な成分は、スクラルファート、アズレンスルホン酸ナトリウム、テプレノンなどです。

5. 健胃薬

味覚や嗅覚を刺激して反射的な唾液や胃液の分泌を促すことにより、弱った胃の働きを高める薬剤です。オウレン、センブリ、ケイヒなどの生薬成分が配合されているものがあります。

6. 消化酵素薬

炭水化物、脂質、蛋白質などの分解に働く酵素を補う薬剤です。ジアスターゼ、リパーゼなどが配合されています。

7. 胃腸鎮痛鎮痙薬
1）抗コリン薬

急な胃腸の痛みは、主に胃腸の過剰な働き（痙攣）によって生じます。消化管の運動は、副交感神経系の刺激で亢進するため、抗コリン薬は、副交感神経の伝達物質であるアセチルコリンと受容体の反応を妨げることでその働きを抑え（**抗コリン作用**）、胃痛や腹痛を鎮めます。また、抗コリン作用によって胃酸分泌も抑えます。ブチルスコポラミン臭化物やメチルベナクチジウム臭化物などがあります。

抗コリン作用は消化管に限定されず、全身に影響を及ぼし、散瞳（さんどう）、眼圧上昇、口渇、便秘、排尿困難などの副作用を発現することがあります。そのため、これらの薬剤を使用している間は、自動車の運転など危険を伴う機械の操作を避けるよう説明します。なお、閉塞隅角緑内障（へいそくぐうかくりょくないしょう）の人が使用すると、眼圧が上昇して症状を悪化させることがあり、また、前立腺肥大による排尿障害のある人では、さらに尿が出にくくなることがあります。このような方への使用は避ける必要があります。

2）パパベリン塩酸塩

消化管の平滑筋に直接働き、胃腸の痙攣を鎮める作用を示します。

8. 局所麻酔薬

消化管の粘膜および平滑筋に対する麻酔作用によって鎮痛鎮痙作用を示す薬剤です。主な成分には、アミノ安息香酸エチル、オキセサゼインなどがあります。これらの薬剤を使用すると痛みを感じにくくなっているため、消化器疾患

や状態の悪化などが起こっても気づきにくいおそれがあります。したがって、長期間にわたって漫然と使用することは避ける必要があります。

9. 消化管運動調律薬

消化管の平滑筋に作用して、消化管の運動が低下しているときには亢進的に、運動が亢進しているときには抑制的に働くなど、消化管の運動を調節します。主な成分にトリメブチンマレイン酸塩があります。

● 主な成分の作用と副作用

1. ファモチジン

胃粘膜壁細胞のH_2受容体を遮断して、胃酸分泌を抑制します。

3日間服用しても症状の改善がみられない場合は、服用を中止して受診するよう勧奨をします。また、2週間を超えた連続服用は重篤な消化器疾患が見過ごされるおそれがあるため、漫然とした長期服用は避けます。

(副作用) ショック（アナフラキシー）や皮膚粘膜眼症候群、中毒性表皮壊死融解症、横紋筋融解症、肝機能障害、発疹、便秘などの副作用がみられることがあるので、注意が必要です。

2. ピレンゼピン塩酸塩水和物

酸分泌に関連していると思われる胃粘膜のムスカリン受容体に対して選択的に拮抗し、酸分泌抑制作用を示します。

(副作用) 口渇、便秘、下痢、悪心、嘔吐、発疹などの副作用があります。

3. 乾燥水酸化アルミニウムゲル

本剤はゲル状で胃内に分散し、両性化合物（酸性、塩基性の両方の性質をもつ化合物）として、過量の胃酸を中和します。

胃酸との反応　$Al(OH)_3 + 3HCl \rightarrow AlCl_3 + 3H_2O$

(副作用) 便秘、悪心、嘔吐などがあります。また、腎機能障害のある人が長期に服用すると、アルミニウム脳症、アルミニウム骨症などがあらわれることがあります。したがって、長期連用を避ける必要があり、透析療法を受けている人には投与することはできません。

4. スクラルファート

炎症部位または潰瘍部位の蛋白成分と結合し、保護層を形成して、胃液から病変部位を保護、治癒促進する作用があります。

（**副作用**） 発疹、便秘、口渇、悪心、アナフィラキシー反応などがあります。

5. 黄連（おうれん）

黄連のもつ適度の苦味は、唾液の分泌を高め、反射的に胃液の分泌を亢進させます。黄連は止瀉薬（ししゃ）としても使用されることがあります。

6. 桂皮（けいひ）

桂皮のもつ芳香性のにおいが刺激となり、気分を爽快にさせて、食欲を増進させる作用があります。

7. ブチルスコポラミン臭化物

副交感神経興奮による反応を抑制することによって、平滑筋を弛緩して鎮痙作用を示します。

（**副作用**） 散瞳（さんどう）、眼圧上昇、口渇、便秘、排尿困難などの副作用があります。そのため、服用中は自動車の運転など危険を伴う機械の操作は避けるよう指導します。

8. アミノ安息香酸エチル

胃粘膜の表面を一時的に麻痺させて、刺激に対する胃粘膜の感受性を低下させることで痛みや不快感などの症状をやわらげます。

（**副作用**） 便秘、下痢、過敏症状などがあります。

9. トリメブチンマレイン酸塩

消化管の平滑筋に作用して、消化管の運動が低下しているときには亢進的に、運動が亢進しているときには抑制的に働くなど、消化管の運動を調節する作用があります。

（**副作用**） 重篤な副作用として、肝機能障害を生じることがあります。

● 胃腸薬の商品例

1. 胃酸分泌を抑制する薬：H₂ブロッカー（＋制酸薬）、胃酸分泌抑制成分

POINT 胃酸分泌の過多による胃痛、胸やけ、もたれ、むかつきなどに。夜中や空腹時に起こる胃の不調、刺激物や暴飲暴食が原因、食事に関係なく症状が起こる場合に。

商品名	特徴	配合成分（成人1回量）	用法用量（1回量）
ガスター10	・H₂受容体拮抗薬（H₂ブロッカー）ファモチジン ・錠剤（糖衣錠）のほか、散剤、口中速溶タイプ（水なしで服用）がある	ファモチジン 10mg	15〜79歳：1錠 高齢者（80歳以上）：服用しない 1日2回まで 2週間まで ＊8時間以上あけること
ガストール〔錠〕/〔細粒〕	・胃酸分泌抑制成分ピレンゼピン塩酸塩水和物（ガストロゼピン）	（9錠中、3包中） ピレンゼピン塩酸塩水和物 47.1mg 炭酸水素ナトリウム 1,200mg メタケイ酸アルミン酸マグネシウム 900mg ビオヂアスターゼ2000 30mg	15歳以上：3錠（1包） 1日3回食後

2. 胃粘膜保護成分（＋）制酸成分：胃が荒れる明らかな要因がある場合

POINT 胃が荒れる原因：鎮痛薬や鉄剤の服用、ストレス、刺激物の摂取など。胃粘膜修復保護薬もH₂ブロッカーと同じく、医療用医薬品からスイッチされた成分。

商品名	特徴	配合成分（成人1日量）	用法用量（1回量）
イノセアグリーン	・スクラルファート（アルサルミン） ・アルミニウム含有成分に注意	スクラルファート水和物 1,500mg ロートエキス 30mg メタケイ酸アルミン酸マグネシウム 1,500mg ソウジュツ乾燥エキス 60mg	15歳以上：1包 1日3回食前または食間
新セルベール整胃プレミアム〔錠〕/〔細粒〕	・テプレノン（セルベックス） ・必ず食後服用すること ・副作用の肝機能障害に注意	テプレノン 150mg ソウジュツ乾燥エキス 150mg コウボク乾燥エキス 83.4mg リパーゼAP6 14.7mg	15歳以上：1錠（1包） 1日3回食後

商品名	特徴	配合成分（成人1日量）	用法用量（1回量）
パンシロン クールNOW	・アズレンスルホン酸ナトリウム（マーズレンS） ・アルジオキサ（イサロン） ・水なしで服用できる	アルジオキサ 150mg アズレンスルホン酸ナトリウム 6mg ロートエキス 30mg 沈降炭酸カルシウム 900mg 合成ヒドロタルサイト 780mg 水酸化マグネシウム 450mg	15歳以上：1錠 1日3回食前または食間

3. 胃腸鎮痛鎮痙薬（抗コリン薬）、局所麻酔薬：急性のキリキリした胃の痛みに

商品名	特徴	配合成分（成人1日量）	用法用量（1回量）
ブスコパンA錠	・抗コリン成分 ・単味製剤 ・胃痛・腹痛に	ブチルスコポラミン臭化物 10mg （ブスコパン）	15歳以上：1錠 1日3回まで ＊4時間以上あけること
サクロンQ	・局所麻酔成分 ・単味製剤 ・胃痛・腹痛＋吐き気に	オキセサゼイン 5mg （ストロカイン）	15歳以上：2錠 1日3回まで ＊4時間以上あけること

4. 消化管運動調律薬、総合胃腸薬（制酸・消化・健胃薬）

POINT 胃の働きが弱っている（胃腸機能低下）場合に。胃もたれ、胃重、消化不良には食後服用のものがお勧め。

商品名	特徴	配合成分（成人1日量）	用法用量（1回量）
タナベ胃腸薬 ＜調律＞	・消化管運動調律薬 ・トリメブチンマレイン酸塩 （医療用医薬品：セレキノン）	ロートエキス 30mg 炭酸水素ナトリウム 300mg 沈降炭酸カルシウム 600mg メタケイ酸アルミン酸マグネシウム 240mg リパーゼAP6 45mg ビオヂアスターゼ2000 120mg カンゾウ末 150mg トリメブチンマレイン酸塩 300mg	15歳以上：2錠 1日3回食後
第一三共胃腸薬 〔細粒〕a /〔錠剤〕	・総合胃腸薬 （制酸・消化・健胃生薬）	タカヂアスターゼN1 150mg リパーゼAP12 60mg アカメガシワエキス 63mg カンゾウ末 150mg ケイ酸アルミン酸マグネシウム 1,200mg 合成ヒドロタルサイト 450mg 水酸化マグネシウム 600mg オウバク末 105mg ケイヒ末 225mg ウイキョウ末 60mg チョウジ末 30mg	〔細粒〕 15歳以上：1包 11〜14歳：2/3包 8〜10歳：1/2包 5〜7歳：1/3包 3〜4歳：1/4包 〔錠剤〕 15歳以上：3錠 11〜14歳：2錠 1日3回食後

商品名	特徴	配合成分（成人1日量）	用法用量（1回量）
太田胃散	・総合胃腸薬 （制酸・消化・健胃生薬）	ショウキョウ末 75mg l-メントール 9mg ロートエキス 30mg ケイヒ 276mg ウイキョウ 72mg ニクズク 60mg チョウジ 36mg チンピ 66mg ゲンチアナ 45mg ニガキ末 45mg 炭酸水素ナトリウム 1,875mg 沈降炭酸カルシウム 399mg 炭酸マグネシウム 78mg 合成ケイ酸アルミニウム 820.2mg ビオヂアスターゼ 120mg	15歳以上：さじ1杯 8〜14歳：さじ1/2杯 1日3回食後または食間
キャベジン コーワα	・総合胃腸薬 （制酸・消化・健胃生薬）	メチルメチオニンスルホニウムクロリド 150mg 炭酸マグネシウム 250mg 炭酸水素ナトリウム 700mg 沈降炭酸カルシウム 1,200mg ロートエキス3倍散 90mg ソヨウ乾燥エキス 30mg センブリ末 30mg ビオヂアスターゼ2000 24mg リパーゼAP12 15mg	15歳以上：2錠 8〜14歳：1錠 1日3回食後

5. 漢方胃腸薬

(POINT) 精神的ストレスからくる胃炎や、普段から胃腸が弱い人に。

商品名	特徴	配合成分（成人1日量）	用法用量（1回量）
ストレージタイプI	・安中散 （ケイヒ・エンゴサク・ボレイ・ウイキョウ・シュクシャ・カンゾウ・リョウキョウ）	安中散料エキス 750mg	15歳以上：1包 7〜14歳：2/3包 4〜6歳：1/2包 2〜3歳：1/3包 1日2回食前

「胃薬がほしい」という相談

お客様 胃薬がほしいのですが…。

［女性、30代くらいと推察］

薬剤師／販売員 胃薬ですね。［自己紹介の後］ お客様がお使いになりますか？

お客様 いえ、主人の分です。胃が痛いみたいで。

薬剤師／販売員 ご主人様のお薬ですね。ご主人様のご年齢は何十代くらいでしょうか？

お客様 30代です。

薬剤師／販売員 30代ですね。お薬を選ぶために、わかる範囲で結構ですので、ご主人様の胃の症状を詳しく教えていただけますでしょうか？

お客様 1週間くらい前から、お腹がすくと、みぞおち辺りがシクシク痛くなるようで。家に三共胃腸薬があったので飲んでいたのですが、何かスッキリしないらしく「薬を買って来て」と頼まれました。

薬剤師／販売員 1週間前から、空腹のとき、胃がシクシク痛くなり始めて、三共胃腸薬を飲んだけれども、スッキリとよくならなかったのですね。よく胃薬はお飲みになるのですか？

お客様 はい、もともと胃が弱くて、三共胃腸薬を時々飲んでいます。

薬剤師／販売員 胃の痛みの他に、気になるような症状はなさそうでしょうか？

お客様 ええ、他には何もないようです。

薬剤師／販売員 胃がシクシクする原因で、何か思い当たることはございますか？

お客様 本人は「仕事のストレスかな」といっています。お酒はほとんど飲まないのですが、コーヒーをよく飲むのも胃に悪いのかもしれません。

薬剤師／販売員 ストレスやコーヒーが原因の胃の痛みかもしれないのですね。ご主人様は今、病院にかかっていたり、他にお薬を飲んだりしていますか？

お客様 いいえ、何も飲んでいません。

薬剤師／販売員 これまで食べ物でのアレルギー症状や薬の副作用が起きたことはございませんか？

お客様 ありません。

薬剤師／販売員 こちらの『ストレージタイプⅠ』をお試しになっては、いかがでしょうか？　安中散というストレス性胃炎や慢性胃炎に効果がある漢方薬が配合されている胃薬です。粉薬ですが、細長いスティック包装なので飲みやすいです。

お客様 はい、それを試しに買ってみます。薬を飲んでも車の運転はできますか？

薬剤師／販売員 はい、眠くなる成分は入っていませんので、お車を運転するときもお飲みいただけます。朝夕の食事の前に、1回1包、1日2回お飲みください。また、コーヒーはできるだけ控えるように、1日2杯くらいにするようお伝えください。こちらの薬を1ヵ月飲んでもよくならないときは、念のため消化器内科を受診してください。

接客・説明のコツ

- OTC医薬品の購入者以外の人が使用者である場合は、年代や性別を確認します。
- ストレス性の胃炎には、安中散が配合された胃腸薬がお勧めです。

- 空腹時に起こる胃痛は胃酸過多の可能性があります。胃酸を抑える『ガスター10』（第1類医薬品）もお勧めできます。
- 刺激物を避けるなどの養生法や受診の目安なども伝えましょう。

参考資料‥‥‥
・日本緩和医療学会ガイドライン統括委員会編「がん患者の消化器症状の緩和に関するガイドライン2017年版」（金原出版、2017）
・厚生労働省「試験問題の作成に関する手引き平成30年3月」
　（https://www.mhlw.go.jp/file/06-Seisakujouhou-11120000-Iyakushokuhinkyoku/sikentebiki_4.pdf）
・「今日の治療指針2020」福井次矢ほか編（医学書院、2020）
・日本消化器病学会編「胃食道逆流症（GERD）診療ガイドライン2021改訂第3版」（南江堂、2021）
・日本消化器病学会編「機能性消化管疾患診療ガイドライン2014－機能性ディスペプシア（FD）」（南江堂、2014）
・吉岡ゆうこ「トリニティ通信添削OTC講座」（ネオフィスト研究所）

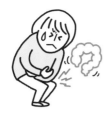

おなかの調子
（整腸薬・下痢止め）

ここがポイント！

知っておきたい「おなかの調子」の基礎知識
- 正常便の性状は水分量70〜80％。水分量が増すと下痢、少ないと硬い便で排便困難な便秘となる。
- 便の性状はブリストルスケールが参考になる。
- おなかの調子が崩れると、腹痛や腹部膨満感、下痢などを起こす。
- 下痢が生じる疾患には感染性腸炎、過敏性腸症候群（IBS）などがある。

「おなかの調子」に用いるOTC医薬品の勧め方
- **重要** 下痢のときは便の性状、排便回数、発症経過などを確認する。
- **注意** 疾患や薬剤の副作用による下痢は受診勧奨する。

「おなかの調子」に用いるOTC医薬品
- **重要** 細菌性下痢や食中毒を疑う場合は、止瀉薬（ししゃやく）の使用を避ける。
- **注意** タンニン酸アルブミンは、牛乳アレルギーのある人に使用できない。
- 整腸薬は、腸の調子や便通を整える、軟便、便秘などに用いられる。
- 止瀉薬で強く効き過ぎて便秘になることがある。

下痢による
脱水症状を防ぐために、
水分を補給するよう
指導しましょう

◉ 大腸の働きと「おなかの調子」が崩れる原因

　大腸は、消化管として主に水分や電解質の吸収をする役割を担っています。腸の内容物は大腸に入ってきたときは液状ですが、大腸の運動によって腸管内を通過する際に水分やナトリウム、カリウム、リン酸などの電解質が吸収され、固形状の便が形成されていきます（**図1**）。

　大腸には**腸内細菌**が多く存在しています。腸内細菌の役割はさまざまですが、例えば、食物繊維を分解したり、血液凝固に必要なビタミンKを産生したりしています。大腸の粘膜上皮細胞は、腸内細菌が食物繊維を発酵分解して生じた栄養分をその活動に利用しているため、大腸が正常に働くためには、腸内細菌の存在は重要です。腸内細菌による発酵分解過程で発生するメタンは、便の臭気のもとにもなっています。

　腸内細菌には、身体にとって有益な善玉菌と有害な悪玉菌があり、加齢に伴い善玉菌が減り、悪玉菌が増える傾向があります。善玉菌（アシドフィルス菌、腸内ビフィズス菌、乳酸桿菌など）は、腸内を弱酸性に保ち、病原菌や悪玉菌

図1　**大腸の部位と内容物の形状**

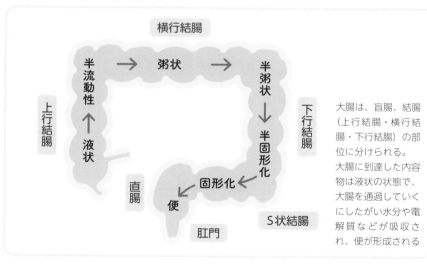

大腸は、盲腸、結腸（上行結腸・横行結腸・下行結腸）の部位に分けられる。大腸に到達した内容物は液状の状態で、大腸を通過していくにしたがい水分や電解質などが吸収され、便が形成される

に対抗する免疫機能を高めたり、ビタミンK、ビタミンB$_{12}$、葉酸などの合成や消化吸収の補助を行ったりします。悪玉菌（大腸菌、ウェルシュ菌など）は、便を腐敗させ有害物質を作ったり免疫機能を低下させたりします。

便には、腸内細菌の活動によって生じる物質や腸内細菌そのもの、さらに腸内細菌の死骸などが含まれ、これらは便通や便の質に影響します。便の性状としては、水分量が70〜80％の適度な軟らかさの便が正常便とされています。便の水分量が増すと下痢になり、多くは排便回数が増加します。逆に水分量が少ないと硬い便となり排便に困難を伴うような便秘になります。

便の性状を評価する方法として「**ブリストルスケール**」（**図2**）があります。便の色は胆汁に含まれるビリルビンが影響しており、酸性なら黄色に近く、アルカリ性なら黒っぽい茶褐色になります。善玉菌が多い腸内では弱酸性に保たれており、便の色は黄色〜明るい茶色です。一方で、肉や脂肪の多い食生活であったり、腸内の腐敗菌が多くなったりすると、腸内がアルカリ性に傾き便の色は黒っぽくなります。

図2　ブリストルスケールによる便の性状

1	硬くてコロコロしたウサギの糞のような（排便困難な）便	便秘の傾向
2	ソーセージ状だが硬い便	
3	表面がひび割れたソーセージ状の便	
4	滑らかでやわらかいソーセージ状の便	正常な便
5	やわらかい半固形状の便	
6	ふにゃふにゃした不定形の便、泥状の便	下痢の傾向
7	水様で固形物がない液状の便	

腸の働きは自律神経によって制御されており、異常が生じる原因は腸自体やその内容物によるものだけではなく、自律神経を介して腸の働きに影響することがあります。

また、薬剤の副作用によって下痢や便秘が発現することもあります。おなか

の調子が崩れて発現する下痢には、**急性下痢**と**慢性下痢**があります（**表1**）。

表1	急性下痢と慢性下痢の特徴
急性下痢	・短期間で治癒する下痢 ・主な原因は、体の冷えや消化不良、細菌やウイルスなどの消化器感染（食中毒など）、緊張などの精神的なストレスなど ・ウイルスや細菌による「感染性下痢」と暴飲暴食や消化不良などによる「非感染性下痢」に分類される
慢性下痢	・発症から4週間以上持続する下痢 ・主な要因は過敏性腸症候群、消化器の器質的疾患、糖尿病や甲状腺機能亢進症などの全身性の疾患の可能性がある

●「おなかの調子」が崩れたときの症状

　おなかの調子が崩れると、腹痛や腹部膨満感、下痢などの症状が発現します。下痢は水分を多く含む形のない便を排泄する状態であり、多くの場合、排便回数の増加を伴います。下痢には、以下の4つに分類されます。

- 浸透圧性下痢：非吸収性の浸透圧物質、栄養素や電解質の吸収障害による腸管内浸透圧上昇による下痢
- 分泌性下痢：毒素やホルモンなどの影響で腸管内へ水分が過剰に分泌されて起こる下痢
- 滲出性下痢：腸粘膜の炎症によって起こる下痢
- 腸管運動異常性下痢：腸蠕動が亢進または低下することで起こる下痢

　下痢が発生する原因はさまざまですが、原因疾患がある場合は、原因疾患に対する治療が優先となります。通常、急性下痢の多くは自然寛解しますが、重度の下痢の場合は脱水となったり、電解質バランスが乱れたりすることがあるため対症療法を行います。

● 下痢を引き起こす主な疾患

　下痢が生じる疾患は多くありますが、主な疾患として感染性腸炎、過敏性腸症候群（IBS）があります。

1. 感染性腸炎

　主に細菌やウイルスが原因となって腸に炎症が起こり、下痢や腹痛などの急性腸炎の症状を生じます。

　細菌性腸炎は、下部小腸から大腸に感染することが多く、毒素型と感染型に分類されます。毒素型は原因となる細菌が産生した毒素によって症状が発現する腸炎であり、主な原因菌には黄色ブドウ球菌があります。黄色ブドウ球菌は、ヒトや動物の皮膚や粘膜に常在し、食品を手で触ったりすることで食品が汚染され、それを摂取することで症状が発現します。感染型としては、摂取した原因菌が腸管内で増殖することで症状が発現する腸炎であり、主な原因菌にはカンピロバクターやサルモネラ菌、腸炎ビブリオがあります。カンピロバクターは鶏肉や牛豚肉、サルモネラ菌は鶏卵や牛豚肉、腸炎ビブリオは魚介類などから感染します。

　ウイルス性腸炎は、主に小腸粘膜に感染し、水様下痢と嘔吐が発現します。主な原因ウイルスにはノロウイルスがあります。

　感染性腸炎は自然治癒することが多く、下痢や嘔吐による脱水への対応などの対症療法が中心となります。整腸薬は症状を軽減する効果があるため使用することがありますが、止瀉薬は病原菌や毒素の排泄を遷延させてしまうため、原則的に投与はしません。

2. 過敏性腸症候群（IBS）

　内視鏡などで明らかな器質的疾患が認められないにもかかわらず、腹痛などの腹部症状と下痢や便秘など便通異常を認める疾患です。過敏性腸症候群の病態には、粘膜炎症や腸内細菌、ストレス、消化管運動機能異常、内臓知覚過敏などの複数の因子が関与しているとされています。

　下痢、便秘のどちらが優勢かで下痢型、便秘型に分類されますが、下痢と便秘が交互におこる混合型やどちらにも分類できない分類不能型もあります。

　過敏性腸症候群の治療は、生活習慣の影響があるため、適切に食事を摂取することや規則正しい生活を送るなどの生活習慣の改善をしながら、症状に応じた薬物療法を行います。患者の主症状を改善し、患者のQOLの向上を目標とします。

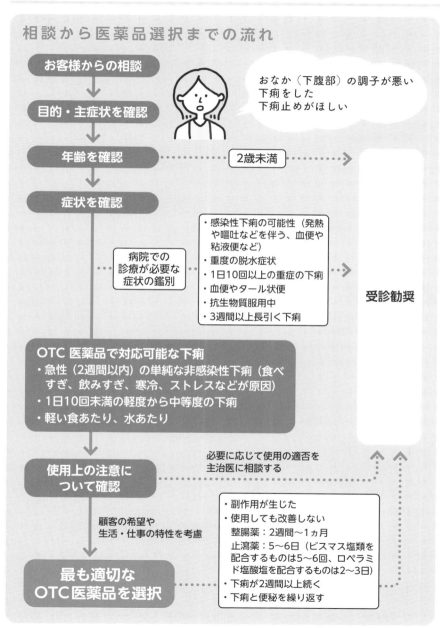

相談から医薬品選択までの流れ

お客様からの相談

目的・主症状を確認

おなか（下腹部）の調子が悪い
下痢をした
下痢止めがほしい

年齢を確認 ┄┄┄┄ 2歳未満 ┄┄┄┄→

症状を確認

病院での
診療が必要な
症状の鑑別

・感染性下痢の可能性（発熱
や嘔吐などを伴う、血便や
粘液便など）
・重度の脱水症状
・1日10回以上の重症の下痢
・血便やタール状便
・抗生物質服用中
・3週間以上長引く下痢

受診勧奨

OTC医薬品で対応可能な下痢
・急性（2週間以内）の単純な非感染性下痢（食べ
すぎ、飲みすぎ、寒冷、ストレスなどが原因）
・1日10回未満の軽度から中等度の下痢
・軽い食あたり、水あたり

使用上の注意に
ついて確認

必要に応じて使用の適否を
主治医に相談する

顧客の希望や
生活・仕事の特性を考慮

・副作用が生じた
・使用しても改善しない
整腸薬：2週間〜1ヵ月
止瀉薬：5〜6日（ビスマス塩類を
配合するものは5〜6回、ロペラミ
ド塩酸塩を配合するものは2〜3日）
・下痢が2週間以上続く
・下痢と便秘を繰り返す

最も適切な
OTC医薬品を選択

● OTC医薬品を選ぶ前に確認すべきポイント

1. 原因の確認

　下痢が発現するような原因疾患があるか、下痢の副作用を有する薬剤を使用していないかを確認します。原因疾患がある場合や薬剤の副作用が疑われる場合は、その原因に対する治療・処置を行います。そのため、まず主治医へ相談するよう説明します（受診勧奨）。下痢を起こしやすい主な薬剤は**表2**のとおりです。

　続いて以下の質問などを行い、下痢が発現した状況を確認し、感染性下痢か非感染性下痢かを確認します。

- 発症時期
- 食事の内容
- 家族や仲間など同様の症状を訴える人の有無
- 海外渡航歴や海外渡航者との接触の有無　など

表2 下痢を起こしやすい主な薬剤

種類	下痢を起こしやすい主な薬剤
抗菌薬	※抗菌薬による腸内細菌叢の乱れによって下痢が起こることがある
消化器系	下剤、制酸薬、経管栄養
循環器系	ジゴキシン製剤、利尿薬
その他	非ステロイド性抗炎症薬（NSAIDs）、オキサリプラチン、コルヒチン

2. 併用薬の確認

　病院で処方された薬剤を使用しているか否かを確認します。特にタンニン酸アルブミンが含まれる薬剤を内服している場合は、貧血治療に使われる鉄剤を一緒に飲むとタンニン酸鉄が形成され、相互に作用が減弱することがあります。また、ロペラミド塩酸塩が含まれる薬剤とタンニン酸アルブミンが含まれる薬剤を一緒に飲むと、ロペラミド塩酸塩の効果が減弱することがあります。

● 症状確認のポイント

　下痢の訴えがある場合は、いつから下痢が発現したのか、便の性状（図2）

や排便の回数、発症の経過などを確認します。便が血液や粘液が混じった赤〜黒色である場合は、腸の器質的な疾患や胃腸からの出血、重い感染症などの可能性があるため、受診勧奨します（**表3**）。

さらに、下痢以外の随伴症状（発熱、悪心、嘔吐、腹痛など）の有無を確認します。そして適応する候補薬について添付文書の使用上の注意を確認し、該当する項目があった場合は、必要に応じて使用の適否を主治医に相談するよう説明します。

表3 受診勧奨が必要な下痢の状態

下痢の状態	受診勧奨の理由
・発熱（38℃以上）や吐き気・嘔吐を伴う下痢 ・激しい下痢（1日の排便回数が10回以上） ・血便や粘液便が混入している ・周りに同じような症状の人がいる ・最近の海外渡航歴あり	感染性下痢の疑い
血便や粘液便、タール状便が混じっている	消化管出血の疑い
白っぽい便	肝臓・胆嚢・膵疾患、ロタウイルス感染症などの疑い
下痢が2週間以上続いたり、繰り返す	原因疾患の鑑別が必要
脱水症状があり、ぐったりしている	症状が重篤。 補液が必要な場合がある
薬剤服用後に起こる下痢	薬剤起因性の疑い

---

note 　下痢に対するセルフケアのアドバイス

　下痢が続くと脱水症状に陥ることがあります。脱水症状にならないよう、水分や経口補水液を補給するよう指導しましょう。

　食事は刺激の少ない消化の良い食品を選び、少しずつ摂取するようにします。温度も腸への刺激となるため、冷たいものや熱いものは避けるようにします。また、下痢の激しい時期は腸を安静に保つために臥床安静を勧めます。そのほかにも、腹部を保温したり、精神的に安静を保つことも重要です。

「おなかの調子」に用いるOTC医薬品

OTC医薬品の種類

「おなかの調子」に使用する主なOTC医薬品の特徴は、以下のとおりです（**表4**）。

表4 整腸薬および止瀉薬の特徴

種類	主な成分	特徴
整腸薬	ビフィズス菌 アシドフィルス菌、 ラクトミン、乳酸菌、酪酸菌	腸内で乳酸などを産生して腸内菌叢の正常化を図り、整腸作用を示す
止瀉薬	ロペラミド塩酸塩	腸管の運動を抑制する
収れん薬	次硝酸ビスマス 次没食子酸ビスマス タンニン酸アルブミン	腸粘膜をひきしめることによって腸粘膜を保護する
吸着薬	天然ケイ酸アルミニウム 沈降炭酸カルシウム 乳酸カルシウム	胃および腸管内における異常有害物質、過剰の水分または粘液などを吸着し、除去させる
腸内殺菌薬	ベルベリン塩化物水和物 タンニン酸ベルベリン	腸内有害細菌（赤痢菌、チフス菌、ブドウ球菌、有害大腸菌など）に対する殺菌作用を示し、細菌感染による下痢の症状を鎮める
消化管運動調律薬	トリメブチンマレイン酸塩	消化管の平滑筋に作用し、消化管の運動が低下しているときには亢進的に、運動が亢進しているときには抑制的に働き、消化管の運動を調節する作用がある
鎮痛鎮痙薬	ロートエキス	腸管の運動を抑制する作用や腹痛を抑える効果がある

1. 整腸薬

整腸薬は、腸の調子や便通を整える（整腸）、腹部膨満感、軟便、便秘に用いられることを目的とする薬剤です。その成分には、腸内細菌の数やバランスに影響を与え、腸の活動を促す成分が主として用いられます。

2. 止瀉薬

止瀉薬は、下痢、軟便などに用いられる下痢止めの薬剤です。その成分としては、腸やその機能に直接働きかけるもののほか、腸管内の環境を整えて腸に対する悪影響を減らすことで下痢を改善するものもあります。

止瀉薬は、細菌性の下痢や食中毒に使用して腸の運動を鎮めてしまうと、かえって状態を悪化させるおそれがあります。したがって、急性の激しい下痢や、腹痛、吐き気などの症状を伴う下痢の場合は、細菌性の下痢や食中毒を疑い、安易な止瀉薬の使用は避けるようにします。

3. 整腸薬および止瀉薬の用法用量

基本的には、整腸薬は用法用量に準じて定期的に服用し、止瀉薬は頓用として使用します。頓用として使用する際には、服用する症状の目安、1回投与量、1日あたりの投与上限回数、一度服用してから次回服用するまでの投与間隔時間などについて、使用者に情報提供します。そして整腸薬、止瀉薬を服用しても症状がよくならない場合や、下痢が2週間以上続く場合、下痢と便秘を繰り返す場合などは受診勧奨します。

● 整腸薬、止瀉薬などの作用と副作用

1. ビフィズス菌

ビフィズス菌は腸内で増殖し、乳酸と酢酸を産生して腸内細菌叢（そう）の正常化をはかり、整腸作用を示します。

2. ロペラミド塩酸塩

腸管の運動を抑制します。使用期間は短期間にとどめ、2〜3日間使用しても症状の改善がみられない場合は、医師の診療を受けるなどの対応が必要です。

（副作用）中枢神経系を抑制する作用により、めまいや眠気があらわれることがあります。服用後、自動車の運転など危険を伴う機械の操作には従事しないよう説明します。また、効果が強く出過ぎて便秘になることがあります。便秘になったら、投与を中止するよう指導します。

3. 次硝酸ビスマス

腸粘膜をひきしめることによって、腸粘膜を保護します。

(副作用) 長期連用によって、不安、記憶力減退、注意力低下、頭痛などの精神神経症状があらわれたという報告があります。そのため、1週間以上の長期連用は避けなければなりません。また、胃潰瘍や十二指腸潰瘍のある人は、損傷した粘膜からビスマスの吸収が高まるおそれがあるため、使用前に主治医に相談する必要があります。

4. タンニン酸アルブミン

腸粘膜をひきしめることによって、腸粘膜を保護します。

(副作用) 重篤な副作用としてショックがあります。また、本剤は牛乳に含まれる蛋白質（カゼイン）から生成された成分のため、牛乳アレルギーのある人は使用することができません。

5. 天然ケイ酸アルミニウム

本剤は吸着作用を有し、胃および腸管内における過剰の水分または粘液などを吸着し、除去させます。

(副作用) 胃部膨満などがあります。

6. ベルベリン塩化物水和物

通常の腸管内に生息する腸内細菌に対しても抗菌作用を示しますが、腸内有害細菌（赤痢菌、チフス菌、ブドウ球菌など）に対して優位に殺菌作用を示します。さらに、腸内細菌叢を正常に保持し、腸管内の病原菌の増殖を抑える作用も認められています。そのため、細菌感染による下痢症状に使用されます。

(副作用) 効果が強く出過ぎて便秘になることがあります。

7. トリメブチンマレイン酸塩

消化管の平滑筋に作用して、消化管の運動が低下しているときには亢進的に、運動が亢進しているときには抑制的に働いて、消化管の運動を調節します。

(副作用) 重篤な副作用として肝機能障害が生じることがあります。

8. ロートエキス

抗コリン作用によって腸管の運動を抑制します。鎮痛鎮痙作用があるため、腹痛を抑える効果もあります。

(副作用) 抗コリン作用により口渇、排尿困難、便秘などがあらわれることがあります。服用後、自動車の運転など危険を伴う機械の操作には従事しないよう説明します。

◉ 下痢の症状による整腸薬、止瀉薬の選び方

表5は、下痢の症状や随伴症状などから整腸薬、止瀉薬を選択する例です。整腸薬、止瀉薬を選ぶときの参考にしてください。

表5 下痢の症状による整腸薬、止瀉薬の選択例

下痢症状などの訴え	選択する医薬品
・食あたり、水あたり ・特定のものを食べた後から下痢が起こった	〔感染性の下痢を想定〕 ・下痢止めは使用しない ・整腸薬または整腸薬＋殺菌成分を選択 【注意】発熱、血便、嘔吐、脱水症状がある場合や、海外から帰国直後の発症は必ず病院へ
かぜがおなかにきたようだ	ノロウイルス、ロタウイルスによる下痢も考えられるため、整腸薬と水分補給を勧める
寝冷えや冷たい物の摂りすぎのような、発熱や血便がない下痢	止瀉薬
おなかの軽い不調、不快感、軟便	整腸薬（腸内環境を整える）

整腸薬・止瀉薬の商品例

1. 整腸薬

POINT 下痢と便秘をくり返すとき、比較的軽い下痢、下痢を無理に止めないほうがよいときなどに。

商品名	特徴	配合成分（成人1日量）	用法用量（1回量）
ザ・ガードコーワ整腸錠 α^3＋	・消化・健胃成分・消泡剤配合 ・弱った胃腸の動きの改善 ・腹部膨満感を抑える ・カルシウム・マグネシウム塩配合 ・服用中の薬剤との相互作用に注意	納豆菌末 10mg ラクトミン（乳酸菌）30mg ビフィズス菌 30mg ジメチルポリシロキサン 84.6mg センブリ末 30mg ケイヒ末 30mg ウイキョウ末 30mg メチルメチオニンスルホニウムクロリド 30mg 沈降炭酸カルシウム 300mg 水酸化マグネシウム 300mg パントテン酸カルシウム 22.5mg	15歳以上：3錠 8〜14歳：2錠 5〜7歳：1錠 1日3回食後
ガスピタンa	・消化酵素成分・消泡剤配合 ・水なしで服用できる	ラクトミン（フェカリス菌）24mg ラクトミン（アシドフィルス菌）54mg ビフィズス菌 24mg セルラーゼAP3 180mg ジメチルポリシロキサン 180mg	15歳以上：1錠 1日3回食前または食間

2. 止瀉薬（殺菌成分）　止瀉成分の配合なし

POINT 食あたり、水あたりに。

商品名	特徴	配合成分（成人1日量）	用法用量（1回量）
ワカ末錠	・殺菌成分のみ	ベルベリン塩化物水和物 300mg	15歳以上：4錠 8〜14歳：2錠 1日3回食後
正露丸	・殺菌成分＋生薬	木クレオソート 400mg アセンヤク末 200mg オウバク末 300mg カンゾウ末 150mg チンピ末 300mg	15歳以上：3粒 11〜14歳：2粒 8〜10歳：1.5粒 5〜7歳：1粒 1日3回食後

3. 比較的穏やかな止瀉薬（吸着薬、収斂薬、生薬配合のもの）

POINT 比較的軽い下痢、感染性の下痢も疑われるが下痢を抑えたいとき。

商品名	特徴	配合成分	用法用量（1回量）
大正下痢止め〈小児用〉	・3ヵ月から服用できる ・牛乳アレルギー禁忌	（1包中） タンニン酸ベルベリン 30mg タンニン酸アルブミン 440mg ビオヂアスターゼ2000 30mg チアミン硝化物 2mg リボフラビン 1mg	5〜7歳：1包 3〜4歳：2/3包 1〜2歳：1/2包 3ヵ月以上1歳未満：1/4包 1日3回まで ＊4時間以上あけること

4. 腸管運動抑制薬（ロートエキス・ロペラミド塩酸塩）

POINT 冷え、ストレス、食べすぎや飲みすぎによる下痢に。

商品名	特徴	配合成分（成人1日量）	用法用量（1回量）
ロペラマックサット	・ロペラミド塩酸塩（単味） ・やや激しい下痢（水様便）に ・水なしで服用できる	ロペラミド塩酸塩 1mg	15歳以上：1錠 1日2回まで ＊4時間以上あけること
ストッパエル下痢止めEX	・ロートエキス配合 ・腹痛を伴う下痢に ・殺菌成分も配合 ・水なしで服用できる	ロートエキス3倍散 180mg タンニン酸ベルベリン 300mg シャクヤク乾燥エキス 72mg	15歳以上：1錠 1日3回まで ＊4時間以上あけること
トメダインコーワ錠	・ロペラミド塩酸塩（単味） ・やや激しい下痢に	ロペラミド塩酸塩 1mg ベルベリン塩化物水和物 80mg アクリノール水和物 80mg シャクヤク末 200mg ゲンノショウコ末 300mg	15歳以上：3錠 1日2回まで ＊4時間以上あけること
エクトール赤玉	・利胆薬（ウルソデオキシコール酸）配合 ・白〜黄色っぽく、浮いている下痢便（脂肪分の消化不良） ・脂っぽいものの食べすぎやお酒の飲みすぎなどに	ロートエキス3倍散 135mg アクリノール水和物 120mg タンニン酸ベルベリン 180mg ウルソデオキシコール酸 30mg ゲンノショウコエキス末 250mg	15歳以上：6錠 11〜14歳：4錠 8〜10歳：3錠 5〜7歳：2錠 3〜4歳：1錠 1日3回まで ＊4時間以上あけること
ビオフェルミン下痢止め	・シャクヤクエキス配合 ・下痢でお腹が痛いときに	ロートエキス 33mg タンニン酸ベルベリン 300mg ゲンノショウコ乾燥エキス 420mg シャクヤクエキス 125mg ビフィズス菌 30mg	15歳以上：3錠 11〜14歳：2錠 1日3回食後

おなかの調子

お客様　下痢止めをください。

［女性、50〜60代くらいと推察］

薬剤師／販売員　下痢止めですね。［自己紹介の後］　お客様がお使いになりますか？

お客様　いいえ、主人と私で。

薬剤師／販売員　ご主人様とお二人でお使いになるのですね。ご主人様のご年齢は何十代くらいでしょうか？

お客様　62歳です。

薬剤師／販売員　下痢止めがほしいということですが、どうなさいましたか？

お客様　明後日から海外に旅行に行くので、念のため持っていこうと思って。

薬剤師／販売員　旅行先での食あたりなどに備えての薬ですね。

お客様　そうです。どれがいいかしら？

薬剤師／販売員　そうですね。今までにお飲みになってよく効いた下痢止めなどございますか？

お客様　あんまり飲んだことがないの。正露丸は家にあるけど、ちょっと匂いが強いので、他にいい下痢止めがないかと思って買いに来たの。

薬剤師／販売員　匂いが強いのは避けたいのですね。他にご要望などはございませんか？

お客様　瓶じゃなくて持っていきやすいもの、苦みがあまり強くなくて飲みやすいものがいいです。できれば粉じゃなくて、粒のほうがいいかも。

薬剤師／販売員　かしこまりました。携帯しやすくて、飲みやすい粒のお薬ですね。ご主人様とお客様は、他に飲んでいる薬や治療中のご病気などはございませんか？

お客様　いいえ、おかげさまで何もないの。

薬剤師／販売員　お二人とも食事のアレルギーや薬の副作用などの経験はございませんか？

お客様　主人が牛乳を飲むとお腹がゴロゴロすることがあるけど、他は大丈夫。

薬剤師／販売員　こちらの『ストッパエル下痢止めEX』は、いかがでしょうか？　食あたりや水あたりに効く殺菌成分が配合された下痢止めです。腹痛に

効く芍薬エキスも配合されています。また、水なしで飲めるのも旅先では便利だと思います。アップル味ですので、苦みも感じにくいです。もし乗り物酔いの薬と一緒に飲むときは、成分が重なる場合がありますので、必ずご相談ください。

お客様 それなら「乗り物酔い」の薬も選んでもらえるかしら…？

接客・説明のコツ

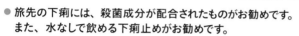

- OTC医薬品は、複数の人で使用する場合や、今は症状がなく常備薬として購入する例もあるため、注意深く確認しましょう。
- 高齢になると、基礎疾患や併用薬がある人が増えます。旅に出かけるようなお元気そうな人でも、基礎疾患や併用薬を必ず確認しましょう。

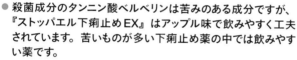

- 旅先の下痢には、殺菌成分が配合されたものがお勧めです。また、水なしで飲める下痢止めがお勧めです。
- 殺菌成分のタンニン酸ベルベリンは苦みのある成分ですが、『ストッパエル下痢止めEX』はアップル味で飲みやすく工夫されています。苦いものが多い下痢止め薬の中では飲みやすい薬です。

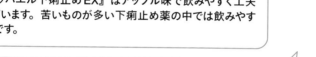

- 「乗り物酔い予防薬」や「胃腸薬」などにはロートエキスが配合されていることがあります。それらを併用するときは、成分の重複に注意が必要です。

参考資料・・・
・厚生労働省「試験問題の作成に関する手引き平成30年3月」
（https://www.mhlw.go.jp/file/06-Seisakujouhou-11120000-Iyakushokuhinkyoku/sikentebiki_4.pdf）
・「今日の治療指針2020」福井次矢ほか編（医学書院、2020）
・農林水産省「食中毒ってなあに？」
（https://www.maff.go.jp/j/syouan/seisaku/training/pdf/081225a.pdf）
・吉岡ゆうこ「トリニティ通信添削OTC講座」（ネオフィスト研究所）

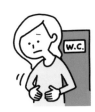

便秘・痔
（下剤、痔疾用薬）

ここがポイント！

知っておきたい「便秘・痔」の基礎知識

- 便秘は、器質性便秘、症候性便秘、薬剤性便秘、機能性便秘に分類される。
- 便秘を引き起こす疾患には、腸閉塞、過敏性腸症候群などがある。
- 痔は、痔核（いぼ痔）が最も多く、その他に裂肛（切れ痔）、痔ろう（あな痔）がある。
- 痔の主な症状は出血、腫れ、痛み、かゆみなど。

「便秘・痔」に用いるOTC医薬品の勧め方

- 重要 便秘は生活習慣と密接な関係がある。
- 重要 痔疾用薬は、痔のタイプによって異なる
- 便秘では、食生活、水分や食物繊維の摂取、睡眠時間、運動量などの生活習慣を確認する。
- 痔の症状や排便状態などから痔のタイプを判断する。

「便秘・痔」に用いるOTC医薬品

- 重要 便秘薬（下剤）は塩類下剤、膨潤性下剤、刺激性下剤など。
- 重要 痔疾用薬は、外用薬（坐剤や軟膏など）が中心。その他に内用薬がある。
- 刺激性下剤は、短期の使用にとどめる。
- 痔疾用薬は抗炎症成分、抗ヒスタミン成分、殺菌消毒成分などが有効。

便秘解消の基本は
生活習慣の改善であり、
便秘薬に頼りすぎないよう
注意を促しましょう

● 便秘とは

1. 便秘の原因

　腸の働きは、自律神経系によって制御されています。通常、食べ物が胃に入ると、その刺激で大腸の**蠕動運動**が高まり、結腸から直腸へ便を送り出そうとします。そして、便が直腸に到達すると、腸の内圧が高まり腸壁が刺激されて便意を感じ、大脳から排便命令が出されて直腸が収縮し、肛門の括約筋がゆるんで排便されます。便秘は、便が腸内を進むスピードが遅くなったり、とどまる時間が長くなって、排便しづらくなった状態をいい、4つに大別されます。

- **器質性便秘**：大腸の障害で生じる便秘。大腸がんや手術後の癒着など
- **症候性便秘**：大腸以外の全身の病気の症状として生じる便秘。甲状腺機能低下症、パーキンソン病など
- **薬剤性便秘**：蠕動運動を抑える薬剤で生じる。医療用麻薬、抗コリン薬など
- **機能性便秘**：痙攣性、弛緩性、直腸性がある
  - ・痙攣性：ストレスなどで蠕動運動が細かく痙攣する
  - ・弛緩性：結腸の緊張がゆるみ、蠕動運動が低下して、便が直腸までうまく運ばれないために生じる便秘。加齢による筋力低下、腹筋力の低下などで起こりやすく、高齢者や女性に多い
  - ・直腸性：排便のがまんを繰り返したために直腸の感受性が低下し、便が送られても直腸の収縮が弱く、便意が生じにくくなる。便秘薬や浣腸の乱用などでも起こる

2. 便秘の症状

　排便時の過度のいきみ、便が硬い、下腹部膨満感、残便感などがあります。多くの人は少なくとも週に3回は排便するといわれていますが、それよりも少ないというだけでは便秘と判断できません。症状を加味して評価する必要があります。

3. 便秘を引き起こす主な疾患

1）腸閉塞

腸閉塞は、消化管に何らかの原因で通過障害が起こった状態です。蠕動運動の低下によって生じる機能的腸閉塞と腹腔内の癒着や腫瘍などによって生じる機械的腸閉塞があります。

機械的腸閉塞は、消化管の血流障害がないもの（単純性腸閉塞）と、血行障害があるもの（複雑性腸閉塞）に分けられます。どちらも便秘のほか、腹部膨満感、腹痛、悪心、嘔吐などの症状があり、特に複雑性腸閉塞では激烈な腹痛が多くみられます。治療は、単純性腸閉塞では、絶食、輸液、腸管内容物の吸引による減圧の保存的治療が基本です。再燃予防として、規則正しい食生活や規則的な排便習慣を心がけます。一方、複雑性腸閉塞は緊急手術が必要となる可能性があります。

2）過敏性腸症候群（IBS）

おなかの調子（整腸薬・下痢止め）の150ページを参照してください。

痔とは

痔には、主として**痔核（いぼ痔）**、**裂肛（切れ痔）**、**痔ろう（あな痔）**の3種類があります（**図1**）。

図1　痔の発生部位

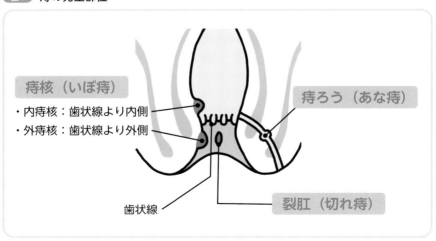

1. 痔核（いぼ痔）

肛門付近の血行が悪くなってうっ血し、血液の塊が盛り上がった状態です。3種類の中で最も多くみられるタイプで、排便習慣や生活習慣がリスク因子とされています。排便回数が少なく、強くいきまないと排便できない人などで起こりやすくなります。

痔核は、歯状線（直腸の粘膜と肛門の皮膚の接合部）を境に、内痔核、外痔核とに分けられます。

- **内痔核**：歯状線の内側にある痔核。痛みはあまり感じないが、出血や肛門の外への脱出が主な症状である
- **外痔核**：歯状線より外側にある痔核。痛みを伴う

2. 裂肛（切れ痔）

硬い便などで肛門の上皮が傷ついて起こります。排便時に痛みを伴います。便秘の人に多くみられます。

3. 痔ろう（あな痔）

肛門のくぼみ部分に下痢便などでできた傷に大腸菌が侵入し、傷口が炎症・化膿を起こして破れ、そこに穴ができた状態です。感染によって発熱を伴うこともあります。

🔴 痔の症状

痔のタイプやその人の状態によって異なりますが、主な症状は出血、腫れ、痛み、かゆみです。

また、排便時は痛みが増強するため、排便を我慢しがちです。その結果、便が硬くなり、排便時に痔の部分を傷つけやすくなるため、さらに排便をがまんするという悪循環を招いてしまうことがあります。

相談から医薬品選択までの流れ

お客様からの相談

↓

目的・主症状を確認

↓

年齢を確認 ‥‥‥‥‥‥ 2歳未満 ‥‥‥‥‥‥>

↓

症状を確認

便秘のようだ
便秘薬がほしい
△△△（商品名）がほしい

OTC医薬品で
対応できない
症状の鑑別

・激しい腹痛、悪心、嘔吐を伴うとき
・急性の便秘（一過性便秘でないもの）
・体重減少、血便を伴うとき
・薬を飲み始めてから便秘になった
・ウサギの糞のようなコロコロした便である
・便秘と下痢をくり返している ‥‥‥>

受診勧奨

OTC医薬品で対応可能な便秘
・一過性便秘（原因が明確）
・習慣性（直腸型）便秘
・弛緩性便秘
・症候性便秘の一次的な対応
・薬剤性便秘の一次的な対応
・痙攣性便秘の一次的な対応

‥‥ 肛門部の症状がある痔 ‥‥ 痔疾患用薬の選択を考慮 ‥‥>

↓

使用上の注意に
ついて確認

必要に応じて使用の適否を主治医に相談する

顧客の希望や
生活・仕事の特性を考慮

↓

最も適切な
OTC医薬品を選択

・副作用が生じた
・5〜6日（あるいは1週間）便秘薬を使用しても改善しない
・刺激性下剤がだんだん効かなくなった

● 下剤（便秘）を選ぶ前に確認すべきポイント

1. 治療中の病気や併用薬の確認

　器質性便秘や症候性便秘の原因となるような疾患があるか、便秘の副作用を起こす薬剤を服用していないかを確認します。それらが疑われる場合は、その治療や対応の必要性を検討しなければならないため、主治医へ相談するよう受診勧奨します。

2. 生活習慣の確認

　朝食をとっているか、水分や食物繊維の摂取不足はないか、睡眠時間を十分にとっているか、運動量は足りているか、ストレスは発散できているか、便意をがまんしていないか、などの生活習慣を確認します。

　機能性便秘が疑われる場合は、まず生活習慣を是正するよう指導します。それでも便秘症状が改善されない場合は、便秘の状況に応じた適切な薬剤を選びます。

● 便秘の症状確認のポイント

1. 排便回数・性状の確認

　排便回数は、一般的には3回／日〜3回／週が正常範囲とされていますが、便秘では排便回数が減少する場合と、残便感のために増加する場合の両方があります。

　便の性状を確認する場合は、客観的な評価方法の「ブリストルスケール」（148ページ参照）などを参考にするとよいでしょう。

2. 随伴症状の確認

　腹部症状としては腹痛、腹部膨満感などがあります。そのほかにも食欲不振、残便感、便意がない、便意はあるが便が出ないなど、さまざまな随伴症状があります。

下記の症状がある場合はOTC医薬品では対応できないため、受診勧奨します。

- 激しい腹痛がある
- 悪心、嘔吐を伴う
- 急性の便秘（一過性便秘でないもの）
- 血便で体重減少がみられる
- ウサギの糞のような便で、便秘と下痢を繰り返している
- すでに使用した下剤で次の症状がある
  - ・5〜6日間使用しても改善しない
  - ・副作用があらわれた
  - ・刺激性下剤がだんだん効かなくなった

痔疾用薬を選ぶ前に確認すべきポイント

痔疾用薬は、痔のタイプによって選択が異なります。痔のタイプを判断するために、痔の症状や排便状態などを確認します。

販売時に必要な情報提供

薬による治療とともに、生活習慣の改善を指導しましょう。

- **食事**：水分や食物繊維を多くとることを心がけ、便秘を予防・解消し、排便がスムーズにできるようにします。また、アルコールや香辛料などの刺激物は症状を悪化させるため、できるだけ避けるよう指導します。
- **排便**：規則的な排便習慣を身につけます。排便後は、肛門部分を清潔に保つことが大切です。
- **運動**：適度な運動は、肛門部分の血流をよくします。
- **入浴**：肛門部分を清潔に保つことができ、血流もよくなります。
- **その他**：座った状態が続くと、肛門部分がうっ血します。長時間座らないよう工夫が必要です。

「便秘・痔」に用いるOTC医薬品

便秘薬（下剤）の種類と特徴

便秘薬（下剤）には**塩類下剤**、**膨潤性下剤**、**刺激性下剤**などがあり、配合される成分には次のようなものがあります（**表1**）。

表1 便秘薬（下剤）に配合される主な成分と特徴

種類	主な成分	特徴
塩類下剤	酸化マグネシウム 水酸化マグネシウム 硫酸マグネシウム	腸内容物の浸透圧を高めて便の水分量を増やし、また、大腸を刺激して排便を促す
膨潤性下剤	カルメロースナトリウム （別名：カルボキシメチルセルロースナトリウム） カルメロースカルシウム （別名：カルボキシメチルセルロースカルシウム）	腸管内の水分を吸収して腸内容物に浸透し、便の容積を増やすとともに、便を軟らかくすることで排便を促す
大腸刺激性下剤	センノシド ビザコジル ピコスルファートナトリウム	大腸を刺激し、排便を促す
小腸刺激性下剤	ヒマシ油	小腸を刺激し、排便を促す
漢方薬	麻子仁丸 桂枝加芍薬湯 大黄甘草湯 大黄牡丹皮湯	腸のさまざまな不調を改善する
浣腸薬	グリセリン浣腸液	腸管壁の水分を吸収する際の刺激作用で腸管の蠕動が亢進され、また、浸透作用で便が軟らかくなり、便を排泄しやすくする

1. 塩類下剤

腸内容物の浸透圧を高めることで便の水分量を増やし、また、大腸を刺激して排便を促す下剤です。習慣性が少ないという特徴があり、多めの水（目安は180mL程度）で服用すると効果的です。腎障害や心機能障害のある人には注意が必要です。

2. 膨潤性下剤

腸管内の水分を吸収して腸内容物に浸透し、便の容積を増やすとともに、便を軟わらかくすることで排便を促す下剤です。習慣性は少なく、作用は緩やかです。軟らかい便のため、痔疾患がある人にも勧められます。

3. 刺激性下剤

腸管を刺激することで反射的な腸の運動を引き起こし、排便を促す下剤です。大量に使用すると、腸管粘膜への刺激が大きくなり、激しい腹痛や腸管粘膜に炎症を引き起こす可能性があるため、大量使用は避けることとされています。また、長期連用すると耐性があらわれて効果が減弱し、薬剤に頼りがちになってしまうことがあります。長期連用を避けて、短期間の使用にとどめることが大切です。

4. 漢方薬

腸の不調を改善する目的で用いられる漢方薬には、桂枝加芍薬湯、大黄甘草湯、大黄牡丹皮湯、麻子仁丸などがあります。

5. 浣腸薬

グリセリン浣腸液は、グリセリンを直腸内へ注入することで、腸管壁の水分を吸収する際の刺激作用によって腸管の蠕動運動が亢進され、また、浸透作用で便が軟化・膨潤化されて、便を排泄しやすくなります。注入直後から効果があらわれます。

浣腸薬を繰り返し使用すると、直腸の粘膜が過敏になって1日に何度も便意が生じたり、反対に浣腸しなければ排便できなくなるなど、正常な排便反射が損なわれてしまうおそれがあります。したがって、浣腸薬の使用は下剤を服用しても排便が困難なときのみとし、安易な使用や長期連用を避ける必要があります。

● 便秘薬（下剤）の成分と副作用

1. 酸化マグネシウム

腸管内の水分を移行させて腸管内容物を軟化させ、その刺激によって便通促

進効果を示します。

（副作用）下痢や高マグネシウム血症などがあります。高マグネシウム血症は、特に高齢者や腎機能障害のある人、長期間服用している人などで発現しやすくなります。このような人には、定期的に血清マグネシウム濃度を測定するなど特に注意が必要です。高マグネシウム血症の初期症状としては、嘔吐、徐脈、筋力低下、傾眠などがあり、これらの症状が発現した場合は、服用を中止して、ただちに受診するよう指導します。

2. カルメロースナトリウム

腸管内で水分を吸収して膨張し、ゼラチン様の塊となって腸管壁を物理的に刺激し、大腸の蠕動運動が促進されて排便を促します。

（副作用）悪心や腹部膨満感などがあります。

3. センノシド

大腸の腸内細菌によってセンノシドが分解され、レインアンスロンへと代謝されます。このレインアンスロンが大腸を刺激して蠕動運動を促進します。

（副作用）下痢や腹痛などがあります。長期連用すると、耐性の増大によって効果が減弱し、薬剤に頼りがちになるため、長期連用は避けます。

4. ヒマシ油

ヒマシ油は小腸でリパーゼによって分解され、その分解物が小腸を刺激することで排便を促す下剤です。

（副作用）悪心や腹痛などがあります。

5. ジオクチルソジウムスルホサクシネート（DSS）

腸内容物に水分を浸透しやすくする作用があり、便の水分量を増やして軟らかくすることで排便を促す下剤です。

（副作用）悪心や腹部膨満感などがあります。

6. マルツエキス

主成分である麦芽糖（ばくがとう）が腸内細菌によって分解（発酵）され、生じたガスによ

って排便を促す下剤です。瀉下薬（しゃげやく）としては比較的作用が穏やかなため、主に乳幼児の便秘に用いられます。

7. 麻子仁丸（ましにんがん）

体力が中程度以下で、ときに便が硬く塊状なものの便秘、便秘に伴う頭重、のぼせ、湿疹、皮膚炎、ふきでもの、食欲不振、腹部膨満、腸内異常発酵、痔の緩和に適するとされています。

(副作用) 胃腸が弱く下痢しやすい人では、激しい腹痛を伴う下痢などの副作用があらわれやすいので注意が必要です。

● 痔疾用薬の種類と特徴

痔疾用薬には、痔核または裂肛による痛み、かゆみ、腫れ、出血などの症状緩和、患部の消毒を目的とする坐剤や軟膏などの外用痔疾用薬と、抗炎症作用や血行改善作用を目的とする成分に加えて瀉下や整腸成分が配合されている内用痔疾用薬があります。主な痔疾用薬を**表2**に示します。

表2 便秘薬（下剤）に配合される主な成分と特徴

種類	主な成分	特徴
局所麻酔薬	リドカイン塩酸塩 プロカイン塩酸塩	知覚神経に作用し刺激の伝達を可逆的に遮断して、痛みやかゆみをやわらげる
抗ヒスタミン薬	ジフェンヒドラミン塩酸塩 クロルフェニラミンマレイン酸塩	体内のヒスタミンの働きを抑え、かゆみをやわらげる
局所熱感刺激薬	クロタミトン	局所への穏やかな熱感の刺激を与えることでかゆみを抑える
局所冷感刺激薬	カンフル ハッカ油 メントール	局所への穏やかな冷感の刺激を与えることでかゆみを抑える
抗炎症薬	ステロイド性抗炎症成分 ・ヒドロコルチゾン酢酸エステル ・プレドニゾロン酢酸エステル ステロイド性以外の抗炎症成分 ・グリチルレチン酸 ・リゾチーム塩酸塩	肛門部の炎症をやわらげる

種類	主な成分	特徴
局所組織修復薬	アラントイン アルミニウムクロルヒドロキシアラントイネート	肛門部の創傷の治癒を促す
止血薬	外用薬 ・テトラヒドロゾリン塩酸塩 ・メチルエフェドリン塩酸塩 ・ナファゾリン塩酸塩	血管収縮作用による止血効果を示す
	内用薬 ・カルバゾクロム	毛細血管を補強・強化して出血を抑える
粘膜保護・止血薬	タンニン酸 酸化亜鉛	粘膜表面に不溶性の膜を形成して粘膜の保護や止血効果を示す
ビタミン薬	トコフェロール酢酸エステル トコフェロールコハク酸エステル	肛門周囲の末梢血管の血行を促してうっ血を改善する
殺菌消毒薬	クロルヘキシジン塩酸塩 セチルピリジニウム塩化物 ベンザルコニウム塩化物	局所の感染を防止する

1. 局所麻酔成分

皮膚や粘膜などの局所に適応されると、その周辺の知覚神経に作用して刺激伝達を可逆的に遮断し、痛みやかゆみをやわらげます。

2. 抗ヒスタミン成分

H_1受容体と結合することにより、遊離ヒスタミンと受容体との結合を阻害し、痔に伴うかゆみをやわらげます。

3. 局所刺激成分

局所への穏やかな熱感刺激または冷感刺激によって、かゆみを抑えます。

4. 抗炎症成分

肛門部の炎症をやわらげる成分には、ステロイド性抗炎症成分とステロイド性ではない抗炎症成分があります。

5. 局所組織修復成分

　肛門部の傷の治癒を助け、組織粘膜の修復を促します。

6. 止血成分

　外用薬と内用薬があります。外用薬は、血管収縮作用による止血効果を示す成分、粘膜表面に不溶性の皮膜を作って粘膜保護や止血効果を示す成分があります。内用薬のカルバゾクロムは、毛細血管を補強・強化して出血を抑えます。

7. ビタミン成分

　ビタミンＥなどが、肛門周囲の末梢血管の血行を促進してうっ血を改善する働きがあります。

8. 殺菌消毒成分

　局所の感染を抑え、傷の悪化を防ぎます。

◉ 痔疾用薬の成分と副作用

1. リドカイン塩酸塩（外用薬）

　神経膜のナトリウムチャネルをブロックし、神経における活動電位の伝導を可逆的に抑え、知覚神経や運動神経を遮断し、鎮痛作用を示す局所麻酔薬です。

　（副作用）ショックを起こすことがあります。使用後に徐脈、不整脈、血圧低下、呼吸抑制、チアノーゼ、意識障害などが発現した場合は、投与を中止して受診するよう指導します。

2. ジフェンヒドラミン塩酸塩（外用薬）

　抗ヒスタミン作用で、かゆみを抑えます。

　（副作用）皮膚の発赤、腫脹などの局所の副作用があります。

3. ヒドロコルチゾン酢酸エステル（外用薬）

　使用部位にて局所の炎症を抑える作用があります。

　（副作用）免疫機能が低下することがあり、使用部位の細菌、真菌、ウイルスなどによる皮膚感染に注意します。

4. ナファゾリン塩酸塩（外用薬）

血管平滑筋のα-アドレナリン受容体に直接作用して血管を収縮させることで、止血効果を示します。

（副作用）過敏症があらわれることがあります。

5. ベンザルコニウム塩化物（外用薬）

局所の感染を防止する殺菌消毒薬です。

（副作用）過敏症があらわれることがあります。

6. トコフェロール酢酸エステル（外用薬、内服薬）

皮膚の血行を促進し、皮膚温を上昇させるとともに、微小血管の透過性の亢進を抑制することでうっ血を改善します。

（副作用）胃部不快感、発疹などがあらわれることがあります。

7. 乙字湯

体力が中程度以上で、便秘傾向にあるものの肛門部の疼痛や搔痒を伴う痔核や切れ痔に適しているとされています。

（副作用）肝機能障害や間質性肺炎があらわれることがあります。体力の衰えている人や体の弱い人、胃腸が弱く下痢しやすい人では、悪心、嘔吐、激しい腹痛を伴う下痢などの副作用があらわれやすいため不向きとされています。

痔の受診勧奨では、
肛門科・肛門外科を勧めましょう。
最近は女性専門の肛門外来も
増えています

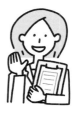

● 便秘薬の商品例

1. 緩下剤

POINT 便秘薬の使用方法として、以下①～④の順で、段階的に使うようにする。
①効き目の穏やかな緩下剤を試す。

商品名	特徴	配合成分	用法用量（1回量）
和光堂 マルツエキス	・糖類下剤 ・乳幼児向けの下剤	マルツエキス 100%	1～2歳：9～15g 6～11ヵ月：6～9g 1～5ヵ月：3～6g 1日3回まで
錠剤 ミルマグLX	・塩類下剤	（1錠中） 水酸化マグネシウム 0.35g	15歳以上：2～6錠 11～14歳：1～4錠 7～10歳：1～3錠 5～6歳：1～2錠 1日1回就寝前または 空服時
スルーラック デルジェンヌ	・塩類下剤	（6錠中） 酸化マグネシウム 2,000mg ヨクニインエキス 310mg	15歳以上：3～6錠 11～14歳：2～4錠 7～10歳：2～3錠 5～6歳：1～2錠 1日1回就寝前または 空服時

2. 刺激性下剤

POINT ②緩下剤で効果がないときは、ピコスルファートナトリウムが配合された便秘薬を選ぶ。③さらにビサコジル、④センノシド、センナ、ダイオウ、アロエなどが配合された便秘薬へと、段階的に使う。

商品名	特徴	配合成分（成人1回最大量）	用法用量（1回量）
ビューラック ・ソフト	・作用が穏やかな刺激 性下剤 ・ピコスルファートナトリ ウム水和物	ピコスルファートナトリウム水和物 7.5mg （医療用医薬品 ラキソベロン）	15歳以上：2～3錠 1日1回就寝前または 空腹時
コーラックⅡ	・作用が中程度の刺激 性下剤 ・ビサコジル ・DDS（ジオクチルソジ ウムスルホサクシネート） 配合	ビサコジル 15mg ジオクチルソジウムスルホサクシネート 24mg	15歳以上：1～3錠 11～14歳：1～2錠 1日1回就寝前または 空服時 制酸薬・牛乳を飲ん でから1時間以内の 服用は避ける

商品名	特徴	配合成分（成人1回最大量）	用法用量（1回量）
コーラックハーブ	・刺激性下剤 センノシド	センノシド 57.12mg（センノシドA・Bとして24mg） 甘草エキス 80.00mg（甘草として560mg）	15歳以上：1～2錠 1日1回就寝前または空腹時
サトラックスビオファイブ	刺激性下剤 ＋ 膨潤性下剤（プランタゴ・オバタ種子）	〔12g（4包）中〕 センナ実末 1,984mg プランタゴ・オバタ種子末 8,672mg ニコチン酸アミド 5mg 糖化菌 100mg ラクトミン（乳酸菌）60mg	15歳以上：1～2包 1日2回まで なるべく空腹時 ＊4時間以上あけること
スルーラックプラス	・刺激性下剤 ビサコジル、センノサイド・カルシウム ＋ DDS（ジオクチルソジウムスルホサクシネート）	ビサコジル 15mg センノサイドカルシウム 15mg ジオクチルソジウムスルホサクシネート 30mg	15歳以上：1～3錠 1日1回就寝前または空腹時 制酸薬・牛乳と同時の服用は不可

3. 坐薬・浣腸薬

商品名	特徴	配合成分（1回最大量）	用法用量（1回量）
コーラック坐薬タイプ	坐薬	（1個中） 炭酸水素ナトリウム 500mg 無水リン酸二水素ナトリウム 680mg	12歳～：1個 1回1個
イチジク浣腸〔10・20・30・40〕	浣腸薬	（10g中） 日局グリセリン 5g	1歳未満：5g 1～5歳：10g 6～11歳：20g 12歳～：30g・40g 1回1個（2個まで） ＊1時間以上あけること

● 痔疾用薬（外用薬）の商品例

1. 坐薬

POINT 肛門奥の痔に使用。

商品名	特徴	配合成分（成人1回量）	用法用量（1回量）
プリザエース坐剤T	・ステロイド配合 ヒドロコルチゾン	ヒドロコルチゾン酢酸エステル 5mg リドカイン 60mg テトラヒドロゾリン塩酸塩 1mg アラントイン 20mg トコフェロール酢酸エステル 60mg クロルヘキシジン塩酸塩 5mg l-メントール 10mg	15歳以上：1個 1日1～3回
ボラギノールM坐剤	・ステロイドの配合なし ・グリチルレチン酸配合	リドカイン 60mg グリチルレチン酸 30mg アラントイン 20mg トコフェロール酢酸エステル 50mg	15歳以上：1個 1日1～2回

2. 軟膏

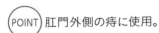 肛門外側の痔に使用。

商品名	特徴	配合成分	用法用量（1回量）
ボラギノールA軟膏	・ステロイド配合 プレドニゾロン	（1g中） プレドニゾロン酢酸エステル 0.5mg リドカイン 30mg アラントイン 10mg トコフェロール酢酸エステル 25mg	15歳以上：適量 1日1～3回
プリザクールジェル	・ステロイドの配合なし ・クロルフェニラミン配合	（100g中） クロルフェニラミンマレイン酸塩 0.2g l-メントール 0.1g 塩酸リドカイン 3g 塩酸テトラヒドロゾリン 0.05g ベンザルコニウム塩化物 0.05g	適量 1日1～3回

3. 注入軟膏

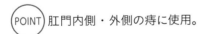 肛門内側・外側の痔に使用。

商品名	特徴	配合成分	用法用量（1回量）
ボラギノールA注入軟膏	・ステロイド配合 プレドニゾロン	（1個中） プレドニゾロン酢酸エステル 1mg リドカイン 60mg アラントイン 20mg トコフェロール酢酸エステル 50mg	〔肛門内に注入する場合〕 15歳以上：1個 1日1～2回 〔患部に塗布する場合〕 15歳以上：適量 1日1～3回

Column スイッチOTCとは？

　スイッチOTC、ダイレクトOTCという言葉を聞いたことがありますか？　薬剤師国家試験の一例から、医療用医薬品との違いも含めてどのようなOTCかを理解し、取り扱いに注意しましょう。

　薬剤師国家試験で以下のような問題が出題されています。

【Q】医療用医薬品としてすでに使われている有効成分が転用された要指導医薬品及び一般用医薬品を何というか。1つ選べ。

　　1. 指定薬物
　　2. ジェネリック医薬品
　　3. オーファンドラッグ
　　4. スイッチOTC
　　5. ダイレクトOTC

（102回薬剤師国家試験より）

【A】解答：4

　スイッチOTCは、ある一定期間、医師による処方があって服用できる医療用医薬品として使用された後に、処方せんなしで薬局やドラッグストアで購入できる要指導医薬品や一般用医薬品（OTC医薬品）として転用された医薬品です。胃薬のガスター10®（成分：ファモチジン）も、医療用から一般用にも使用されるようになった代表的なスイッチOTCです。

　一方、ダイレクトOTCは、日本で医療用医薬品として使用実績のない成分が、直接、要指導医薬品や一般用医薬品として販売されるものです。例えば、発毛剤のリアップ®（成分：ミノキシジル）はダイレクトOTCとして、日本で初めて「壮年性脱毛症における発毛、育毛及び脱毛の進行予防」の効果をもった男性用発毛剤として発売されました。

※ジェネリック医薬品：後発医薬品
　オーファンドラッグ：希少疾病用医薬品

お客様　便秘薬ありますか？

［女性、30代くらいと推察］

薬剤師／販売員　便秘薬ですね。どうぞこちらです。［案内し、自己紹介の後］もしよろしければ、便秘薬を一緒にお選びしましょうか？

お客様　お願いします。

薬剤師／販売員　はい。お薬はお客様がお使いになりますか？

お客様　はい。実は今ダイエット中で、あまり食べないようにしているせいか、お通じがもう4日もないのです。お腹もちょっと張ってきちゃって。

薬剤師／販売員　これまでに便秘薬を使ったことはありますか？

お客様　あります。でも、その便秘薬を飲んで、すごくお腹が痛くなったことがあって…。できれば、お腹があまり痛くならないお薬がいいんですが。

薬剤師／販売員　今ダイエット中で、4日間ほどお通じがないのですね。それで、あまりお腹が痛くならないお通じの薬がよいということですね。

お客様　［お客様がうなずく］

薬剤師／販売員　今まで食べ物でアレルギーが起きたり、便秘薬でのお腹の痛み以外に、お薬で具合が悪くなったりしたことはございますか？

お客様　いいえ。

薬剤師／販売員　今、治療中のご病気などはございますか？

お客様　いいえ。

薬剤師／販売員　他に飲んでいる薬やサプリメントなどはございますか？

お客様　いいえ。

薬剤師／販売員　大事なご確認なのですが、今妊娠中や授乳中ではございませんか？

お客様　夜1回だけなのですが、授乳しています。

薬剤師／販売員　こちらの『ビューラック・ソフト』をお勧めいたしますが、いかがでしょう？　こちらは母乳に移ってしまう成分は配合されていませんが、ご心配ならば、夜授乳が終わった後に飲むようにすると、より安心です。

お客様　お腹は痛くなりませんか？

薬剤師／販売員 はい。お腹は痛くなりにくく、やさしい効き目で、夜飲むと朝に自然なお通じがあります。初めは1回2錠を、水またはお湯でかまずに服用してください。お通じ具合や状態をみながら、少しずつ増量または減量してください。

お客様 ありがとうございます。これにします。

薬剤師／販売員 ダイエット中でも食事のバランスが大切です。野菜など食物繊維が豊富なものをとって便秘解消につなげてください。また、水分を多くとるよう心がけましょう。

接客・説明のコツ

- 授乳中は、母乳に移行し乳児が下痢を起こす可能性がある「センナ、ダイオウ、ビサコジル」を配合した便秘薬は避けます。
- ピコスルファートナトリウムやジオクチルソジウムスルホサクシネートなど、お腹が痛くなりにくい、穏やかな効果の成分がお勧めです。

- 食物繊維をとるなど、薬だけに頼ることがないよう、便秘の養生法も伝えましょう。

便秘・痔

参考資料･･･
- 日本緩和医療学会ガイドライン統括委員会・編「がん患者の消化器症状の緩和に関するガイドライン2017年版」（金原出版、2017）
- 厚生労働省「試験問題の作成に関する手引き平成30年3月」（https://www.mhlw.go.jp/file/06-Seisakujouhou-11120000-Iyakushokuhinkyoku/sikentebiki_4.pdf）
- 日本臨床内科医会「わかりやすい病気のはなしシリーズ49 便秘」（https://www.japha.jp/doc/byoki/byoki049.pdf）
- 「ハリソン内科学第5版」福井次矢ほか監修（メディカルサイエンスインターナショナル、2017）
- 日本消化器病学会関連研究会慢性便秘の診断・治療研究会編「慢性便秘症診療ガイドライン2017」（南江堂、2017）
- 「緩和ケアエッセンシャルドラッグ第4版」恒藤暁著（医学書院、2019）
- 「今日の治療指針2020」福井次矢ほか編（医学書院、2020）
- O'Donnell LI, et al. BMJ. 300, 439-440, 1990
- 吉岡ゆうこ「トリニティ通信添削OTC講座」（ネオフィスト研究所）

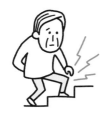

関節の痛み
（外用鎮痛消炎薬）

ここがポイント！

知っておきたい「関節の痛み」の基礎知識
- 関節炎は、長年の使用による軟骨のすり減り、疾患やケガなどで生じる。
- 一般的な肩こりや軽い腰痛などは、発症から数週間続くことが多い（急性疼痛）。

「関節の痛み」に用いるOTC医薬品の勧め方
- 【注意】薬の副作用としての肩こり、筋肉痛などがある。基礎疾患、医療用医薬品の使用の有無を確認する
- 外用鎮痛消炎薬は、症状を一時的に抑える対症療法に用いる。
- 貼付薬、温感貼付薬、塗布薬、スプレー剤などの剤形がある。

「関節の痛み」に用いるOTC医薬品（外用）
- 【重要】「痛み止め」を主成分とする外用薬の多くは非ステロイド性抗炎症薬（NSAIDs）。
- NSAIDsを過度に使用しても鎮痛効果が増すことはない。
- 喘息の既往がある人はNSAIDsの使用は避ける。
- 局所刺激成分には、メントールなどの冷感刺激成分と、トウガラシなどの温感刺激成分がある。
- 長期使用でのかぶれ、接触性皮膚炎、光線過敏症などに注意する。

痛みの部位・症状、
使用者の希望に合った
剤形を選ぶことが
大切です

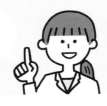

知っておきたい「関節の痛み」の基礎知識

● 関節の痛みの原因

　関節の痛みを診る専門科（診療科）は主に整形外科であり、受診者の主訴でもっとも多いのが痛み（疼痛）です。痛みは、原因疾患がある**特異的な痛み**と、原因疾患が特定できない**非特異的な痛み**に分類されます。「痛み（疼痛）・しびれ」をきたす代表的な疾患に、肩こり・頸部痛、関節痛・関節腫脹、しびれ、腰痛、手足の疼痛・腫脹（腫れ）などがあります。

　関節は骨と骨が接して動く部分のことで、骨の動きをスムーズにするために軟骨（関節軟骨）で覆われています（**図1**）。軟骨は、様々な動きに対する骨同士の滑りをよくし、摩擦を最小限にして衝撃をやわらげるために、ゴムのようなやわらかさと弾力性に富んでいます。しかし、軟骨は長年使い続けることですり減っていき、また、疾患やスポーツなどのケガによる変形が原因で、痛みが生じるようになります。

　また、関節は滑膜に覆われており、滑膜でつくられた関節液が潤滑油となって関節軟骨と働くことで、摩擦を減らして軽快に動くことができます。関節液は関節に炎症が起こると増える性質があり、膝で増えた状態が、一般にいう「膝に水がたまる」状態です。このように関節は、その構造から炎症を起こしやすく、痛みを生じやすい部位なのです。

図1 関節の構造と関節炎

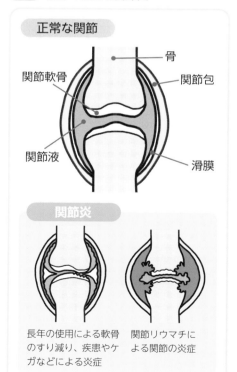

正常な関節

骨
関節軟骨
関節包
関節液
滑膜

関節炎

長年の使用による軟骨のすり減り、疾患やケガなどによる炎症

関節リウマチによる関節の炎症

● 関節の痛みの症状

関節の痛み（関節痛）とは、一般に可動関節（滑膜関節）に生じる疼痛を指します。

痛みの原因疾患は、①単発性または多発性、②炎症性（CRP上昇、白血球増加など）または非炎症性の2つに大きく分類されます（**表1**）。炎症性疾患の多くは、疼痛、発赤、熱感の症状に加えて、腫脹（関節腫脹：関節の腫れ）がみられます。なお、関節腫脹は、外傷による関節内・関節外損傷などでもみられることがあります。

関節の痛みは、有症期間（痛みが続く期間）によって、以下に分けられます。

- **急性疼痛**：発症から4週間未満
- **亜急性疼痛**：4週間以上3ヵ月未満
- **慢性疼痛**：発症から3ヵ月以上

一般的な肩こりや比較的軽い腰痛などは、発症から数日あるいは数週間続くことが多く、こうした一過性の症状は**急性疼痛**に分類されます。

表1 関節の痛みをきたす主な疾患

	単発性	多発性
炎症性疾患	痛風 偽痛風 化膿性関節炎　など	リウマチ（RA） RA以外の膠原病（SLEなど） リウマチ性多発筋痛症 反応性関節炎 乾癬性関節炎 ウイルス性関節炎　など
非炎症性疾患	変形性関節症 特発性大腿骨頭壊死症 大腿骨頭すべり症 Perthes病 骨腫瘍 外傷性（骨折、脱臼、靱帯腱損傷） 　　　　　　　　　　など	変形性関節症 線維筋痛症 白血病 血友病 アミロイドーシス　など

（『病気がみえるvol.11　運動器・整形外科』メディックメディア, 2017より改変）

● 関節の痛み（関節痛）の治療

　関節の痛み（関節痛）の治療は、手術療法とそれ以外の保存療法に大きく分けられます。保存療法にはリハビリテーション、装具療法、薬物療法があり、これらを組み合わせて治療を行います。手術療法は、保存療法で効果が得られない場合に選択されます。

　薬物療法については、ここでは使用目的からみた治療薬（医療用医薬品も含む）を**表2**に示します。

表2　使用目的からみた治療薬の選択

使用目的	治療薬
痛みの軽減、炎症の除去、または緩和	非ステロイド性鎮痛消炎薬（NSAIDs） ステロイド薬
緊張による筋肉の痛みやこりをやわらげる	筋弛緩薬
痛みへの感受性の低下	ノイロトロピン
神経や筋肉組織の修復	ビタミンB_1、ビタミンB_2、 ビタミンB_6、ビタミンB_{12}
末梢血管の血行改善	ビタミンE
腰部脊柱管狭窄症による馬尾神経、 　神経根の栄養血管の血流障害改善 腰の周りや下肢のしびれや疼痛改善	プロスタグランジン製剤
骨粗鬆症由来の腰痛の症状緩和	骨粗鬆症治療薬
感染性の場合、その起炎菌の除去	抗菌薬、抗結核薬
加齢によってヒアルロン酸減少による 　軟骨摩擦の低下	・ヒアルロン酸注射（ヒアルロン酸は、関節軟骨や関節液中に含まれる物質で、関節の潤滑油として働く） ・加齢によって減少したヒアルロン酸を関節内に注入し、軟骨の摩擦を少なくする

「関節の痛み」に用いるOTC医薬品の勧め方

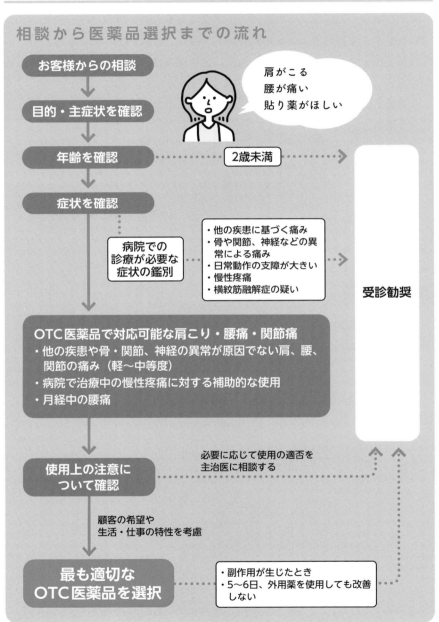

相談から医薬品選択までの流れ

お客様からの相談
↓
目的・主症状を確認
↓
年齢を確認 ········· 2歳未満 ·········▶

肩がこる
腰が痛い
貼り薬がほしい

↓
症状を確認

病院での
診療が必要な
症状の鑑別

・他の疾患に基づく痛み
・骨や関節、神経などの異常による痛み
・日常動作の支障が大きい
・慢性疼痛
・横紋筋融解症の疑い ·········▶

受診勧奨

↓

OTC医薬品で対応可能な肩こり・腰痛・関節痛
・他の疾患や骨・関節、神経の異常が原因でない肩、腰、関節の痛み（軽～中等度）
・病院で治療中の慢性疼痛に対する補助的な使用
・月経中の腰痛

↓

使用上の注意について確認 ········· 必要に応じて使用の適否を主治医に相談する

↓

顧客の希望や
生活・仕事の特性を考慮

**最も適切な
OTC医薬品を選択** ········· ・副作用が生じたとき
・5～6日、外用薬を使用しても改善しない

● OTC医薬品を選ぶ前に確認すべきポイント

1. 使用者の年齢確認

小児 使用するときは、使用部位、量、方法などが適切であるよう、必ず保護者の指導監督下で使用させることが大切です。4ヵ月齢～1歳未満の乳児への使用は、やむを得ない場合にのみ販売し、3ヵ月齢未満では受診勧告を行います。外用鎮痛消炎薬では、小児への使用が制限されているものがあるので注意します（**表3**）。

表3 小児への使用制限（使用しないこと）がある外用鎮痛消炎薬

主な成分	年齢	理由
ロキソプロフェンナトリウム水和物	15歳未満	小児への使用経験が少なく安全性が確立していない
ジクロフェナクナトリウム ケトプロフェン		
フェルビナク インドメタシン（100g中0.5gのパップ剤）		
インドメタシン（※上記以外のもの）	11歳未満	

高齢者 一般に生理機能が低下しており、皮膚も弱くなっていることから、薬の作用が強くあらわれやすくなります。また、痛みが消失するまでに時間がかかるため、長期使用になりやすい傾向にあります。特に、かぶれ、**接触性皮膚炎**、**光線過敏症**などの副作用の発現に注意が必要です。これらの副作用が起こりにくい医薬品を勧めるとともに、副作用の予防法についてもきちんと説明することが大切です。特に**横紋筋融解症**を起こしやすい薬を勧める場合は、その初期症状である筋肉痛を単なる肩こりや腰痛と捉えてしまうことがあるため、症状について説明する際に、勘違いしやすい症状などの注意喚起も行いましょう。

　また、高齢者は何らかの疾患を抱えて、複数の薬剤を服用していることが多いため、服用中の薬剤を確認し、相互作用の有無に注意してください。

2. 副作用歴・アレルギー歴の確認

　今まで薬や食べ物が原因で具合が悪くなったり、湿疹などができたりしたことがあるかを問診で確認します（**表4**）。

表4 副作用歴・アレルギー歴とその対応

副作用歴・アレルギー歴	考慮すべきこと
チアプロフェン酸、スプロフェン、フェノフィブラートによるアレルギー症状（発疹・発赤、かゆみ、かぶれなど）を起こしたことがある人	ケトプロフェンを配合する外用薬の使用は避ける
オキシベンゾン、オクトクリレンによるアレルギー症状（発疹・発赤、かゆみ、かぶれなど）を起こしたことがある人	
アレルギー症状を起こす薬がある	アレルギー症状を起こす可能性がある外用薬の使用は避ける 原因薬剤が特定できないときは受診勧奨する

3. 治療中の病気や併用薬の確認

　基礎疾患がないかを確認します。（**表5**）。

表5 基礎疾患とその対応

基礎疾患など	考慮すべきこと
喘息（今は治療していなくとも喘息発作を起こしたことがある人を含む）	非ステロイド性抗炎症成分（インドメタシン、ケトプロフェン、フェルビナク）が配合されている外用薬は避ける
出血しやすい人、出血が止まりにくい人	ポリエチレンスルホン酸ナトリウムが配合されている外用薬は避ける
気管支喘息	ロキソプロフェンナトリウム水和物が配合されている外用薬は注意

　病院で処方された薬（医療用医薬品）を使用しているかを確認します。特に医療用医薬品を使用している人で「筋肉のこりや痛みがある」との訴えがあった場合は、その薬の副作用であることを考慮する必要があります。たとえば、横紋筋融解症の副作用報告がある医薬品を服用している人に対しては、処方した医師に相談するよう対応します。特に、脂質異常症治療薬を飲み始めてから、思い当たる原因もないのに筋肉のこわばりや脱力感が起こった人には、必ず受

診勧奨しましょう。

　筋肉のこわばりや痛み、脱力感を誘発する薬剤（横紋筋融解症の副作用報告があるもの）には、脂質異常症治療薬、ニューキノロン系抗菌薬、セフェム系抗菌薬、高尿酸血症治療薬、アムロジピン、ワルファリン、β遮断薬、ステロイド薬などがあります。

　また、併用薬の確認も必要です。外用鎮痛消炎薬との併用に注意が必要な薬を**表6**に示します。他のOTC医薬品との併用については、添付文書には特記はありません。

表6　注意が必要な併用薬

OTC医薬品 （外用鎮痛消炎薬）	医療用医薬品
ケトプロフェン ジクロフェナクナトリウム	メトトレキサート ニューキノロン系抗菌薬 トリアムテレン リチウム メトトレキサート 非ステロイド性鎮痛消炎薬（アスピリンなど） ステロイド薬 利尿薬 シクロスポリン 選択的セロトニン再取り込み阻害薬

4.　妊娠・授乳の有無の確認

　妊娠中の使用に関する安全性は確認されていません。特に妊娠3ヵ月まで、あるいは妊娠末期は、胎児への影響が懸念されます。妊娠している人には、まず産婦人科医に相談するよう伝えます。授乳中については、添付文書には特記はありません。

● 症状確認のポイント

1.　外用鎮痛消炎薬が適応する症状

　OTC医薬品の外用鎮痛消炎薬は、あくまで痛みなどの症状を一時的に抑える対症療法に用います。関節の痛みに対しては、基本的には外用薬を使用します。痛みを早く抑えたいときや、強い痛みがあるときはプロピオン酸系であるイブプロフェンの内服薬を勧めます。

関節の痛み

2. 受診勧奨が必要なケース

　骨折や脱臼などが疑われるケースや、5〜6日間使用しても症状が改善されない場合は、医療機関への受診など、適切な対応が必要となります。痛みなどがある部位が、実はその部位以外の病因から生じている場合も考えられるためです。また、OTC医薬品を使用したことで何らかの副作用があらわれた場合も医療機関を受診すべきです。特に、喘息発作などの**全身性の副作用**があらわれた場合は、早急な対処が必要です。このように、OTC医薬品では対応できない場合は、受診勧奨します（**表7**）。

表7　医療機関への受診を勧めるケース（受診勧奨）

OTC医薬品で対応できない痛み	基本的な対応とその理由
症候性（二次性）の痛みを疑うとき ・痛みが長引いたり悪化している ・安静にしていても痛みがある ・痛む場所が複数である ・発熱や頭痛、めまいなどの随伴症状がある ・手足の脱力感やしびれを伴う ・日常動作への支障が大きい 原因不明の痛みがある 慢性の疼痛がある	整形外科、内科、耳鼻科、歯科など症状に応じた診療科に受診勧奨する 【理由】 ・単なる痛みでない可能性を疑い、一度受診して原因を確認する必要がある ・原因疾患があれば、その治療が優先される ・長引く疼痛では鎮痛よりも、リハビリやマッサージ、温熱療法、心理的ケアなど他の治療が適切なことが多い
横紋筋融解症が疑われる	処方医への相談を勧める 【理由】治療薬の変更や中止など早期の適切な対応が必要

　また、下記の場合などを受診の目安とするのもよいでしょう。

- 効果発現の目安となる期間（以下）の使用でも症状がよくならない場合
  - ・ケトプロフェン：1週間
  - ・ポリエチレンスルホン酸、フェルビナク：1〜2週間
  - ・ロキソプロフェンナトリウム水和物、ジクロフェナクナトリウムを含め上記以外のもの：5〜6日間
- 急性の痛みが2週間以上続く
- 鈍い痛みやこり、だるさが1〜3ヵ月以上続く
- 痛みが放散したり、多発するようになった
- 痛みやコリ以外に随伴症状（ずいはん）を伴う

● 剤形別の適正使用

　一般に、医薬品の形状（剤形）は使用目的や有効成分の性状などに合わせて決められ、痛みの部位によって適する剤形が異なります。また、季節や気温などの環境の変化によっても、剤形の選択が異なる場合もあります。

　外用鎮痛消炎薬には多くの剤形があり、それぞれに適切な使用方法、注意すべき点（**表8**）があります。

表8　**外用鎮痛消炎薬における剤形別の使用時の注意点**

剤形	注意点
貼付薬	・貼る部位の水分（汗など）をよく拭き取ってから貼る ・痛みや腫れがあるときだけ使用する
温感貼付薬	・入浴の30分前にはがす、入浴後すぐに貼らない（体のほてりがおさまってから貼る） ・こたつや電気毛布、ホットカーペットで温めない
塗布薬	・塗布した場所をラップなどでくるまない ・痛みや腫れがあるときだけ使用する ・ロキソプロフェンナトリウム水和物、ジクロフェナクナトリウム、ケトプロフェン、インドメタシンは1週間あたり50g（50mL）を超えて使用しないこと
スプレー剤	・患部まで10cmの距離で噴霧すること ・同じ場所に3秒以上噴霧しないこと

ｎｏｔｅ　横紋筋融解症

　横紋筋融解症は、筋肉をつくる骨格筋の細胞が融解・壊死して、血液中に筋肉の成分（ミオグロビン）が流出してしまう病態のことです。薬の副作用によって起こることが知られています。

　主な症状としては、筋肉痛、手足のしびれ、手足に力が入らない、赤褐色の尿などがあり、腎臓に負担がかかって腎障害を起こすこともあります。

● 販売時に必要な情報の提供（服薬指導）

外用鎮痛消炎薬を使用するにあたって、**表9**のような情報を使用者に伝えることも大切です。

表9 使用時に必要な情報

提供すべき情報	情報提供が必要な医薬品
次の部位には使用しないでください ・目の周囲、粘膜など ・湿疹、かぶれ、傷口 ・水虫、たむしなど、または化膿している患部	すべての外用鎮痛消炎薬
次の部位には使用しないでください ・皮膚の弱い部位（顔、脇の下など）	ロキソプロフェンナトリウム水和物を配合するゲル剤
・使用中は戸外活動を避け、日常の外出時も塗擦部を衣服、サポーターなどで覆い、紫外線を避ける ・塗擦後も同様の注意を払う（紫外線により、使用中または使用後しばらくしてから重篤な光線過敏症があらわれることがある）	ケトプロフェンを配合する外用薬
長期連用しない	非ステロイド性抗炎症成分（インドメタシン、ケトプロフェン、フェルビナク）を含有する外用薬
1週間あたり1本（50gまたは50mL）を超えて使用しない	非ステロイド性抗炎症成分（ロキソプロフェンナトリウム水和物、インドメタシン、ケトプロフェン、フェルビナク）を含有する塗布薬
連続して2週間以上使用しない	ロキソプロフェンナトリウム水和物を含有する外用薬、ジクロフェナクナトリウム貼布薬

外用鎮痛消炎薬の
長期連用とは、おおよそ
1ヵ月を目安にします

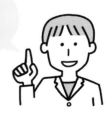

「関節の痛み」に用いるOTC医薬品（外用）

● 消炎鎮痛作用の仕組み

　痛み（疼痛）や腫れ（炎症）は、熱（発熱）などとともに、本来、生体維持に必要な体の反応の一つです。打撲や捻挫などによって体のある部分が傷害を受けると、その部位で血管透過性および血流の増加が起こり、発赤、腫脹、熱感、疼痛などの症状が引き起こされます。これらの病態を一般に**炎症**と呼んでいます。

　炎症の主な機序は、血管反応や白血球などによる炎症性サイトカイン産生の機序と、傷害を受けて破壊された細胞膜からアラキドン酸を介してプロスタグランジン（PG）などが産生されて炎症が起こる機序があります。PGは、炎症だけでなく疼痛や発熱などを引き起こす生理活性物質であり、**非ステロイド性抗炎症薬（NSAIDs）**などの痛み止めの多くは、このPGの働きを抑えることにより、炎症や痛みを抑えます（消炎鎮痛作用、**図2**）。

図2 NSAIDsの消炎鎮痛作用

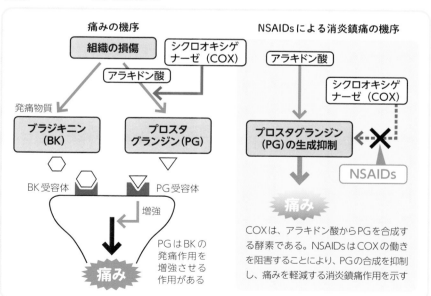

COXは、アラキドン酸からPGを合成する酵素である。NSAIDsはCOXの働きを阻害することにより、PGの合成を抑制し、痛みを軽減する消炎鎮痛作用を示す

● 外用鎮痛消炎薬に配合される成分の特徴

外用鎮痛消炎薬には**鎮痛消炎成分**、**局所刺激成分**などが配合されています（**表10、11**）。

表10 外用鎮痛消炎薬に配合される鎮痛消炎成分、局所刺激成分の特徴

主な成分	特徴
非ステロイド性鎮痛消炎成分	
ロキソプロフェンナトリウム水和物	皮膚の下層にある骨格筋や関節部まで浸透してプロスタグランジンの産生を抑える作用を示し、筋肉痛、関節痛、肩こりに伴う肩の痛み、腰痛、腱鞘炎、肘の痛み（テニス肘など）、打撲、捻挫に用いられる
ジクロフェナクナトリウム	【注意】 ・過度に使用しても鎮痛効果が増すことはない。また、その場合の安全性も確認されていない。したがって、下記の量を超える使用は避け、いずれも長期連用は避けること 　塗布薬：1週間あたり50g（50mL） 　貼付薬：2週間
ケトプロフェン	・水虫、たむしなど、または化膿している部位への使用は避ける ・喘息を起こした人は使用を避ける ・妊娠または妊娠していると思われる女性では使用を避ける
インドメタシン	・15歳未満の小児向けの製品はない 　（ただし、インドメタシン1%配合貼付薬以外のインドメタシンを主薬とする外皮用薬では、11歳未満の小児向けの製品はない） （副作用）ケトプロフェン：光線過敏症
フェルビナク	使用部位を直射日光に当てないように注意する ジクロフェナクナトリウム：光線過敏症の副作用報告はないが、同様の注意が促されている
局所冷感刺激成分／鎮痛消炎成分	
サリチル酸メチル	清涼感のある特異な強い香り 皮膚から速やかに吸収され、塗布15分後には尿中から検出される 鎮痛鎮痒作用、局所刺激作用、血行促進作用がある
サリチル酸グリコール	サリチル酸メチルと同様の作用を示すが、香りはほとんどない。無臭性の製品に使用されているものもある

主な成分	特徴
局所冷感刺激成分	
ハッカ成分 l-メントール dl-カンフル	メントールはハッカの主成分で清涼感のある香りがある。皮膚に触れると冷やりと感じ、軽度の知覚麻痺を起こすが、実際に温度が低下するためではなく、冷感を引き起こすTRPM8と呼ばれる受容体活性化チャネルを刺激することによる 鎮痛、鎮痒、血行の改善作用がある 【ポイント】 打撲や捻挫などの急性の腫れや熱感を伴う症状に対しては、冷感刺激成分が配合された外用鎮痛薬が適する （副作用）かゆみを伴う湿疹 長時間貼ったままにしたり、大量広範囲に使用したりしない
局所温感刺激成分	
ノニル酸 　ワニリルアミド トウガラシ カプサイシン	トウガラシの辛味成分がカプサイシン、カプサイシンから合成されたものがノニル酸ワニリルアミド。局所の血管を拡張して血行を改善する作用を期待できる。同時に皮膚の温感刺激により、個人差はあるが、皮膚温を1〜2℃上昇させる 【注意】 この成分を配合する貼付薬を貼ったまま、あるいははがしてすぐ入浴で温感刺激が強くなり過ぎることがある。同様に貼った部位をコタツやホットカーペットで温めたりしないよう注意が必要である （副作用）かゆみを伴う湿疹 長時間貼ったままにしたり、大量広範囲に使用したりしない

表11 外用鎮痛消炎薬に配合されるその他の成分の特徴

分類	主な成分	特徴
抗炎症 成分	グリチルリチン類 アズレンスルホン酸 　ナトリウム	抗炎症作用があり、肩や腰、関節の炎症を抑える 貼付薬による皮膚のかぶれや炎症を予防する
血行促進 成分	ビタミンE トコフェロール酢酸 　エステル	経皮からの吸収がよく、末梢血管の血流を改善する作用があり、配合されている
	ニコチン酸ベンジル	局所の温感刺激作用、血管拡張作用があり、血行を改善する 皮膚から吸収されるとニコチン酸となる
	ポリエチレンスルホン酸ナトリウム	ヘパリン様物質で線溶系を活性化し、うっ血をとり、血行を促進する
	ヘパリン類似物質	打撲で青あざができているときなどにも有用

分類	主な成分	特徴
抗ヒスタミン成分	ジフェンヒドラミン ジフェンヒドラミン塩酸塩 クロルフェニラミンマレイン酸塩	拡張した血管を収縮し、熱や腫れを鎮める
皮膚保護収斂成分	酸化亜鉛 乾燥水酸化アルミニウムゲルなど	亜鉛による皮膚の保護や収斂作用がある 外皮用薬による皮膚のかぶれや炎症を予防する
生薬	サンシン、黄柏、ユーカリ、桂皮、チョウジ	亜鉛による皮膚の保護や収斂作用がある 外皮用薬による皮膚のかぶれや炎症を予防する
殺菌消毒成分	チモール ベンザルコニウム塩化物	殺菌・消毒作用がある 【注意】 粘膜や損傷皮膚には刺激作用があるため使用しない

🔵 外用鎮痛消炎薬の選び方

　痛み止めとして使われる外用鎮痛消炎薬に含まれる主な成分は、インドメタシンやフェルビナクなどのNSAIDsです。症状や使用部位に合わせて種々の剤形があります。また、トウガラシエキスを含む温感タイプやメントール（ハッカ）を含む冷感タイプの製品もあり、使用者の要望にあった製品が選択できます。

1.　痛みの部位・症状による選択

　外用鎮痛消炎薬の剤形には、貼付薬（貼り薬）と塗布薬（塗り薬）があります。さらに貼付薬には、プラスター剤（テープ剤）、パップ剤、塗布薬には、クリーム剤、ゲル剤、ローション剤、スプレー剤、スティックタイプなどがあります。それぞれの剤形の特徴をよく理解して、使用者の要望にあったOTC医薬品を選択しましょう。

　痛みの部位・症状によって、適した剤形を選ぶことができます（**表12**）。

表12 痛みの部位・症状による外用鎮痛消炎薬の剤形選択

肩こり、腰痛、関節痛の症状	選択する医薬品	
	剤形	薬効成分
打撲・捻挫など腫れや熱感などの炎症を伴う急性の痛み	持続する冷却効果 ➡パップ剤 瞬間冷却、速効性 ➡アイススプレー、ゲル剤	冷感刺激成分 鎮痛消炎成分 ※温感刺激成分、血行促進成分は用いない
肩こりや腰の鈍い痛み 筋肉の疲労やはり	プラスター （冷却効果はない、効果が持続する、患部に密着する） クリーム、軟膏 （マッサージ効果による血行改善を期待）	鎮痛消炎成分 血行促進成分
痛みが比較的強い	貼付薬 ゲル （患部が広い、貼付薬がはがれやすい部位）	鎮痛消炎成分
軽い痛み 患部が広範囲	ローション剤（液剤） スプレー剤	【第1選択】 サリチル酸メチル サリチル酸グリコール
患部に傷がある	クリームやゲル剤 （傷がある部分を避けて塗ることができる）	―

2. 使用者の情報（体質や病歴、希望）に考慮した選択

体質、病歴、希望など、使用者の情報を考慮して外用鎮痛消炎薬を選択することもできます（**表13**）。

表13 使用者の情報を考慮した外用鎮痛消炎薬の選択の例

使用者の情報	選択する医薬品
喘息を起こしたことがある	・鎮痛成分：サリチル酸メチルかサリチル酸グリコールを選択 【避ける成分】ロキソプロフェンナトリウム水和物、ジクロフェナクナトリウム、インドメタシン、ケトプロフェン、フェルビナク
光線過敏症を起こしたことがある	・鎮痛成分：サリチル酸系、インドメタシン、フェルビナクを選択 【避ける成分】ケトプロフェン
皮膚が弱い	・クリームや軟膏が皮膚にやさしい ・抗炎症成分を配合したものを選ぶ 【避けること】温湿布（皮膚への刺激が強い）

使用者の情報	選択する医薬品
手を汚したくない 痛みの範囲が広い	・ゲル、ローション、スティックタイプ、スプレータイプを選択 ・ゲル、スティックタイプは作用が持続しやすい ・ローションタイプ、スプレータイプは持続性を期待できない
手が届かない部位に 使いたい	・スプレータイプを選択する ・持続性や浸透性には欠ける
清涼感のあるものがよい	・サリチル酸メチルが配合されたものを選ぶ
においの少ないものがよい	・サリチル酸グリコールは特異臭がない ・微香性を好む場合は、メントールやカンフル、ハッカ成分などが配合されたものを選ぶ 【避ける成分】サリチル酸メチル（強い香りのため）
目立たない貼り薬がよい	・うすいベージュや透明タイプのプラスターを選択する
はがれにくい貼り薬がよい	・プラスターを選択する
さらっとした塗り心地がよい	・ゲル剤、液剤

3. 外用鎮痛消炎薬の選び方のまとめ

　使用者からの相談内容と、成分の特徴や副作用などを考慮して、外用鎮痛消炎薬の選び方をまとめました。

1）配合成分の違いで選ぶ

　「ブランド名」が同じでも、配合成分が異なるものがあります。反対に、ブランド名は異なるが配合成分が同じものもあります。そのため、「ブランド名」と「配合成分」には注意が必要です。

2）主成分の違いによる選択

　外用鎮痛消炎薬の主成分の多くはNSAIDsです。NSAIDsは種類によって特徴が異なり、適応となる症状が異なることもあります。

　効果は、成分による作用の強弱だけでなく、体質などの影響も受けます。成分ごとの作用の強さや、適する症状などを把握することが大切です。

3）補助成分の違いによる選択

　補助成分の違いによっても、適する症状などが異なります。

　局所刺激成分には、メントールなどの冷感刺激成分と、トウガラシなどの温感刺激成分があります。

- 打撲など急性で熱感を伴う症状：冷感刺激成分を含む外用薬が適する。
- 熱感を伴う症状：温感刺激成分を含む外用薬を使うと、症状を悪化させる

ことがある。

- 症状が急性か慢性か判断できない：冷感刺激タイプや局所刺激成分を含まない外用薬を勧める。

においが気になる人には、サリチル酸メチルやサリチル酸グリコール、生薬などの特有の芳香をもつ成分を含む外用薬は適しません。無臭性のものを選びましょう。サリチル酸グリコールを含む外用薬には、無臭性のものもあります。

4）剤形による選択

剤形によって、適する部位や症状などが異なります。痛みの範囲に合ったサイズから選ぶ方法や、比較的伸縮性に優れた剤形から塗りやすさという観点で選択することもできます。

＜症状の範囲による選択例＞

| 痛みの範囲が広い（腰など） | ➡ 大判タイプ |
| 痛みの範囲が狭い（手首など） | ➡ ミニパットなど |

＜塗りやすさによる選択例＞

| 首や肩の痛み | ➡ ローション剤など |
| よく動かす関節部位 | ➡ クリーム剤やゲル剤など |

5）体質を考慮した選択

痛み止め成分以外の成分にアレルギー歴がある場合も注意が必要です。

ケトプロフェン含有製剤には、光線過敏症の副作用があります。オキシベンゾン、オクトクリレンが含まれる製品（日焼け止め、香水など）でアレルギー症状（発疹・発赤、かゆみ、かぶれなど）を起こしたことがある人では使用を避けます。これは、オキシベンゼンやオクトクリレン成分の化学構造とケトプロフェンが類似しているため、アレルギーのリスクが高いためです。

この他にも、フェノフィブラート（医療用医薬品の脂質異常症治療薬）などでアレルギーを起こしたことがある人にも、同様の理由で使用を控えます。

6）皮膚が弱い人への選択

インドメタシンは、使用部位の皮膚に腫れ、ヒリヒリ感、熱感、乾燥感などの症状があらわれることがあります。皮膚の弱い人に使用する場合は、あらかじめ1～2cm角の小片を腕の内側などの皮膚の薄い（弱い）部位に半日ほど貼

り、皮膚に異常がないことを確認したうえで使用するよう指導します。

7）症状に応じた選択

「痛み」に応じた外用薬の選択は非常に重要です（**表14**）。

表14 痛みに応じた選択のポイント

痛み	選択する医薬品
「こり」による肩や首、腰の痛み	・長時間の作業による筋肉の硬直や血行不良による肩や首、腰の痛みなどには、鎮痛消炎成分に加えて、トコフェロールなどの血行促進成分やメントールなどの局所刺激成分が配合された、痛みだけでなく血行を改善する医薬品がよい ・肩や首に適した剤形の例 塗布薬：ローションやチック剤などの塗りやすいもの 貼付薬：比較的コンパクトなサイズ ・腰（主な症状が腰痛）に適した剤形の例 貼付薬：広範囲をカバーできる大判サイズのテープ剤など
運動や作業後に生じた痛み	・運動や肉体労働の後に生じる筋肉痛は、運動後の数時間後から翌日ないし翌々日などにあらわれる。筋肉痛には、NSAIDsを主成分とした医薬品が適し、一般的に消炎鎮痛効果が長く続くテープ剤が適している ・運動直後の熱をもった状態には、抗炎症成分に加えて冷却効果があるメントールなどの成分が配合されたスプレー剤などが適する
捻挫や打撲などによる痛み	・捻挫や打撲などの急性で腫れを伴うような症状には、NSAIDsなどの抗炎症成分に加え、冷却効果があるメントールなどの局所刺激成分が配合された医薬品が適している ・局所刺激成分の中でもトウガラシなどの温感刺激成分が配合された医薬品は、急性症状を悪化させるおそれがある ・患部を素早く冷却できるエアゾール剤などが有用 ・激しい痛みがあるときは、強力な鎮痛効果があるジクロフェナクナトリウムなどが適している ・患部の状態によっては、医療機関の受診を勧めることも必要 ・NSAIDsを主成分とする医薬品は年齢制限があるものが多い。小児の場合は注意する
打ち身で青あざを伴う内出血がある	・青あざは、内出血でたまった血液が酵素の影響によって青く変色して生じる。青あざを伴う内出血は、血行を促進させることで、うっ血（血が滞ること）状態が解消される ・ポリエチレンスルホン酸ナトリウムは、血行促進作用があり、青あざを伴う内出血の改善のほかにも、筋肉痛・肩こり、手指の角化、しもやけなども改善する効果がある ・血行促進成分であるニコチン酸ベンジルエステルは、ポリスチレン酸ナトリウムの働きを高める効果も期待できる ・ポリエチレンスルホン酸ナトリウム、ニコチン酸ベンジルエステルを配合したOTC医薬品がある

8) 生活習慣に関連した選択

使用者のライフスタイルに合った外用薬を提案できるよう、製品の特徴を把握しておきましょう。

ケトプロフェンやピロキシカムなど、一部のNSAIDs含有医薬品には、**光線過敏症**の副作用があります。日頃、野外で活動することの多い人がこれらの成分が含まれる外用薬を使用する場合は注意するよう指導します。

仕事やスポーツなどで体を動かす機会が多い人に対して貼付薬を選ぶときは、厚みがないタイプや伸縮性に優れたタイプが適しています。また、強い芳香が敬遠される仕事に就いている人には、無臭性の製品がよいでしょう。

9) 年齢による制限

フェルビナク、ジクロフェナクナトリウムなどのNSAIDsを含有する外用薬は、基本的に15歳未満には使用を避けます。インドメタシンは、その含有濃度により15歳未満が使用できないものと11歳未満が使用できないものがあります。

サリチル酸メチルやサリチル酸グリコール、生薬を主成分とする外用薬は、保護者の指導監督下で使用するなど、いくつかの条件を満たせば15歳未満でも使用可能です。よって、小児に使用する場合は、これらが主な選択肢となります。

10) 妊婦または妊娠していると思われる人への選択

ケトプロフェンは、妊婦または妊娠していると思われる人への使用は避けるべき成分です。フェルビナクやインドメタシンなどが含まれる医薬品についても、事前に医師や薬剤師に相談する必要があり、自己判断での使用は避けるべきです。

おでこに貼る冷却シートには
鎮痛消炎成分は含まれていません。
ただし、熱をもつ患部を冷やす
目的には有効です

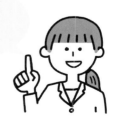

● 外用鎮痛消炎薬の商品例

1. 非ステロイド性鎮痛消炎成分（NSAIDs）を配合しない貼付薬

(POINT) 喘息発作を起こしたことがある人や小児にも使える。痛みやこりが比較的軽い人に。

商品名	特徴	配合成分（膏体100g中）	1日使用回数
サロンパスホット	・プラスター剤 ・温感、無臭性 ・白色 ・穴あきタイプ、大判	トウガラシエキス 0.28g サリチル酸グリコール 3.00g	数回
ら・サロンパス	・プラスター剤 ・冷感、微香性 ・ソフトな基剤 ・目立ちにくい色	サリチル酸グリコール 5.56g l-メントール 5.56g	数回
ハリックス55EX 温感A	・パップ剤 ・サリチル酸グリコール配合 ・温感、無臭性	サリチル酸グリコール 2.0g グリチルレチン酸 0.05g トウガラシエキス 0.02g トコフェロール酢酸エステル 　0.3g	1～2回

2. プラスター剤—NSAIDs配合

(POINT) 粘着性があり、関節部分でもはがれにくい。うすくて目立たない。短所は、かぶれやすいこと。喘息発作を起こしたことがある人、小児には使用してはいけない。

商品名	特徴	配合成分（膏体100g中）	1日使用回数
ロキソニンS テープ	・ロキソプロフェン ・伸縮性、密着性 ・微香性 ・目立ちにくい色 （Lサイズあり）	ロキソプロフェンナトリウム水和物 　5.67g （無水物として5g）	15歳以上：1回 1回4枚まで （Lサイズ1日2枚まで）
ボルタレンEX テープ	・ジクロフェナクナトリウム ・伸縮性 ・目立ちにくい色 ・無臭性 （Lサイズあり）	ジクロフェナクナトリウム1g	1回 1回2枚まで

商品名	特徴	配合成分（膏体100g中）	1日使用回数
フェイタスZα ジクサス	・温感 ・ジクロフェナクナトリウム ・伸縮性 ・目立ちにくい色 （大判サイズあり）	ジクロフェナクナトリウム 2.0g l-メントール 3.5g	15歳以上：1回 1回2枚まで
ハリックス55 IDプラス	・インドメタシン ・微香性 ・ソフトな基剤	インドメタシン 0.5g	15歳以上：2回まで
フェイタス5.0	・フェルビナク ・伸縮性 ・微香性 ・目立ちにくい色	フェルビナク 5.0g l-メントール 3.5g トコフェロール酢酸エステル 2.3g	15歳以上：2回まで

3. パップ剤―NSAIDs配合

POINT 水分を多く含有するため冷却効果、保護作用がある。プラスター剤よりかぶれにくい。OTC医薬品ではテープで止めなくても密着するタイプが主流。

商品名	特徴	配合成分（膏体100g中）	1日使用回数
ロキソニンS パップ	・ロキソプロフェン ・かぶれにくい ・ハッカの香り ・白色	ロキソプロフェンナトリウム水和物 1.134g （無水物として1g）	15歳以上：1回 1回2枚まで
フェイタスZ ジクサスシップ	・ジクロフェナクナトリウム ・微香性	ジクロフェナクナトリウム 1.0g	15歳以上：1回 1回2枚まで
オムニード ケトプロフェンパップ	・ケトプロフェン ・微香性	ケトプロフェン 0.300g l-メントール 0.500g	15歳以上：2回まで
サロンシップ インドメタシンEX	・インドメタシン ・無臭性 ・伸縮性	インドメタシン 0.5g	15歳以上：2回まで
フェイタスシップ温感	・フェルビナク ・伸縮性 ・微香性 ・温感	フェルビナク 0.7g トウガラシエキス 0.1g	15歳以上：2回まで

4. 塗布薬—サリチル酸配合

POINT 喘息発作を起こしたことがある人や小児にも使える。痛みやこりが比較的軽い人に。

商品名	特徴	配合成分（100g中・100mL中）	1日使用回数
サロンパスローション	剤形：液	サリチル酸グリコール 3.0g ノナン酸バニリルアミド 0.015g ニコチン酸ベンジルエステル 0.02g グリチルレチン酸 0.05g l-メントール 5.0g	数回
エアーサロンパスジェットα	剤形：スプレー	l-メントール 10.0g サリチル酸グリコール 2.0g グリチルレチン酸 0.2g	数回
メンソレータムのラブ	剤形：クリーム	（1g中） サリチル酸メチル 120mg l-メントール 60mg ユーカリ油 20mg テレビン油 15mg	数回

5. 軟膏剤・クリーム剤—NSAIDs配合

POINT マッサージ効果による血行改善を期待したいとき、皮膚が弱い人に。

商品名	特徴	配合成分（100g中）	1日使用回数
フェイタスクリーム	フェルビナク	フェルビナク 3.0g l-メントール 3.0g	15歳以上：2〜4回

6. ゲル剤—NSAIDs配合

POINT 急性の痛みや比較的強い痛みに。冷却効果あり。さらっとした塗り心地でべたつきが少ない。

商品名	特徴	配合成分（100g中・100mL中）	1日使用回数
ロキソニンSゲル	ロキソプロフェンナトリウム	ロキソプロフェンナトリウム水和物 1.13g （無水物として1g）	15歳以上：3〜4回
ボルタレンEXゲル	ジクロフェナクナトリウム	（1g中） ジクロフェナクナトリウム 10mg l-メントール 30mg	15歳以上：3〜4回

商品名	特徴	配合成分（100g中・100mL中）	1日使用回数
バンテリンコーワ クリーミィーゲルα	インドメタシン	（1g中） インドメタシン 10mg l-メントール 30mg トコフェロール酢酸エステル 20mg アルニカチンキ 5mg	11歳以上：4回まで
サロメチールFB ゲルα	フェルビナク	フェルビナク 3.0g l-メントール 3.0g	15歳以上：2〜4回

7. ローション剤（液剤）、スプレー剤、スティック剤—NSAIDs配合

POINT 広い範囲に塗りやすく、手を汚さずに使用できる。手が届きにくい部位にはスプレー剤を選択する。さらっとした塗り心地でべたつきが少ない。

商品名	特徴	配合成分（100g中・100mL中）	1日使用回数
アンメルツ ゴールドEX NEO	ジクロフェナクナトリウム	ジクロフェナクナトリウム 1g l-メントール 5g トコフェロール酢酸エステル 100mg ノナン酸バニリルアミド 12mg ニコチン酸ベンジルエステル 10mg	15歳以上：3〜4回
バンテリンコーワ エアロゲルEX	インドメタシン	（原液1g中） インドメタシン 10mg l-メントール 60mg	11歳以上：4回まで
アンメルシン1% ヨコヨコ	インドメタシン	インドメタシン 1,000mg l-メントール 3,000mg	11歳以上：4回まで
フェイタスチックEX	フェルビナク	フェルビナク 3.0g l-メントール 6.0g	15歳以上：2〜4回

「捻挫をしてしまった」という相談

お客様 捻挫をしてしまったのですが、どの薬がいいですか？

［女性、40代くらいと推察］

薬剤師／販売員 大丈夫ですか？ お客様が捻挫なさったのですか？

お客様 私ではなくて、娘が捻挫してしまって。

薬剤師／販売員 娘さんですね。娘さんはおいくつくらいですか？

お客様 中学2年生です。

薬剤師／販売員 ［自己紹介の後］ 娘さんの捻挫の状態について、少し詳しく教えていただけますでしょうか？

お客様 はい。部活のテニスで転んで手首を捻ってしまったようなのです。とりあえず、今は氷水で冷やしていますが、少し腫れていて、痛むようなので、湿布でも貼ったほうがいいかと思って…。

薬剤師／販売員 転んだということですが、手首を擦りむいたりしていませんか？

お客様 少し擦りむいちゃっているようです。

薬剤師／販売員 骨は大丈夫そうでしょうか？

お客様 多分、そこまで痛みはないようだし、手首を動かせているので、骨は大丈夫だと思います。まずは湿布を貼ってしばらく様子を見ようかなと思っています。

薬剤師／販売員 娘さんは今までに喘息を起こしたことはございませんか？

お客様 いいえ。ないです。

薬剤師／販売員 食べ物によるアレルギーや薬の副作用などの経験はございませんか？

お客様 ありません。

薬剤師／販売員 転んで擦り傷があるようなので、全体を覆う湿布よりも、クリームやゲルなどのほうが、擦り傷の部分を避けて塗ることができます。こちらの『バンテリンコーワクリーミィーゲルα』は、15歳未満もお使いいただける、痛みと腫れをやわらげる塗り薬です。ゲルなので手首を冷やしてくれる効果もありますが、いかがでしょうか？

お客様 塗り薬ならテニスにも支障がないですね。

薬剤師／販売員 はい。屋外の光で皮膚アレルギーを起こす成分も入っていません。

接客・説明のコツ

- 使用者は15歳未満の小児です。インドメタシン配合の外用薬は11歳より適応があります。その他の鎮痛消炎成分配合の外用薬は、小児適応がありません。
- 擦り傷を避けて使用できるよう塗り薬をお勧めしています。

- 非ステロイド性鎮痛消炎成分は、外用薬であっても、喘息発作を引き起こすおそれがあります。喘息の既往歴をしっかりと確認しましょう。

- テニスなど屋外で活動する人には、光線過敏症の副作用が報告されているケトプロフェンを配合した外用薬は避けます。

参考資料・・・

・「OTC医薬品事典2020-2021 第17版」日本OTC医薬品情報研究会著（じほう、2020）
・「成分の違いで選ぶOTC薬ガイド」中澤巧著（秀和システム、2020）
・「薬の選び方を学び実践する OTC薬入門 改訂第5版」上村直樹・鹿村恵明監修（薬ゼミファーマブック 薬ゼミ情報教育センター、2018）
・「ここが知りたかったOTC医薬品の選び方と進め方」坂口眞弓編集（南江堂、2013）
・「病気がみえる vol.6 免疫・膠原病・感染症」（メディックメディア、2018）
・「病気がみえる vol.11 運動器・整形外科」（メディックメディア、2017）
・吉岡ゆうこ「トリニティ通信添削OTC講座」（ネオフィスト研究所）

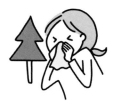

花粉症・鼻づまり

知っておきたい「花粉・鼻づまり」の基礎知識

- 花粉症の原因はスギ花粉が最も多く、次いでヒノキ花粉。
- 花粉症の症状は、アレルギー性鼻炎、目のかゆみなど。
- アレルギー性鼻炎の3主徴は、くしゃみ、鼻漏（鼻水）、鼻づまり。

「花粉・鼻づまり」に用いるOTC医薬品の勧め方

- **重要** 感染性疾患（副鼻腔炎）を除外する。
- **注意** アレルギーの既往を確認する。
- 小児の用量には上限が決まっているものがある。
- 重症の花粉症には、一時的な症状の改善としてOTC医薬品を使用できるが、早期の受診勧奨が望ましい。

「花粉・鼻づまり」に用いるOTC医薬品

- **重要** 内服薬の中心は、抗ヒスタミン成分（抗ヒスタミン薬）。
- **注意** 抗コリン薬の副作用（便秘、口喝、眼圧上昇、尿閉など）に注意する。
- **注意** 抗コリン薬は緑内障、前立腺肥大症を治療中の人への使用は避ける。
- 抗ヒスタミン薬では、第2世代が第1選択薬。
- 鼻症状や目のかゆみだけなど限局した症状には、点鼻薬や点眼薬などを選択する。

OTC医薬品では、
花粉症の症状がない
段階での予防的使用は
認められていません

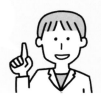

知っておきたい「花粉症・鼻づまり」の基礎知識

花粉症の原因・症状

花粉症とは、スギやヒノキなどの花粉により引き起こされる**Ⅰ型アレルギー**疾患です。日本では**スギ花粉**によるものが最も多く、次いでヒノキが多く、ほかにイネ、ブタクサ、ヨモギなどが花粉症の原因として知られています。飛散時期は植物によって異なるため、患者さんの原因となる花粉とその飛散時期を把握しておくと、より良いアドバイスにつながります。

花粉症の主な症状は、アレルギー性鼻炎（くしゃみ、鼻水、鼻づまり）、目のかゆみですが、のどのかゆみ、皮膚のかゆみ、熱っぽさなどがあらわれることもあります。

花粉症のメカニズム

花粉が鼻から体内に取り込まれると、身体は花粉を異物と判断し「抗体」が作られます。その抗体は鼻粘膜中に存在する肥満細胞の表面に付着し、感作が成立します。その後再び花粉が取り込まれることで、肥満細胞上の抗体と結合して反応が起こり、その結果、ヒスタミンやロイコトリエンなどの**アレルギー物質（ケミカルメディエーター）**が肥満細胞から体内に放出され、各種のアレルギー反応が起こります。

---

note 花粉症の飛散時期

花粉が飛ぶ時期を知っておくことは、花粉症の予防や治療に役立ちます。花粉の飛散時期は、植物の種類や地域によって異なります。たとえばスギ花粉の飛散時期は、関東地方は2～4月ごろですが、九州地方では1月下旬から飛散が始まり、東北地方では3月に入って始まります。

その年の花粉の飛散時期や飛散量の情報は、下記で調べることができます。

・NPO花粉情報協会　http://pollen-net.com/

花粉症と鑑別が必要な疾患

くしゃみ、鼻水、鼻づまりなど鼻炎症状を示す疾患は、日本耳鼻咽喉科免疫アレルギー感染症学会の『鼻アレルギー診療ガイドライン2020』では、原因によって以下の4つに分類されます。

花粉症は、過敏性非感染性に分類されます。

- 感染性：急性鼻炎、慢性鼻炎、ウイルス性、細菌性など
- 過敏性非感染性：アレルギー性鼻炎、非アレルギー性鼻炎など
- 刺激性：物理性鼻炎、化学性鼻炎
- その他：萎縮性鼻炎など

花粉症は、他の鼻炎、特に感染症である急性鼻炎・慢性鼻炎との鑑別が大切です（**表1**）。

表1 アレルギー性鼻炎、急性鼻炎（かぜ様症状）、副鼻腔炎の鑑別

	アレルギー性鼻炎		急性鼻炎	急性・慢性副鼻腔炎
	花粉症	通年性		
主な原因	花粉	ハウスダスト	ウイルス・細菌感染	ウイルス・細菌感染 アレルギー性鼻炎 鼻炎の反復、治療不良 鼻の形態不良
発症時期	開花期／発作性	通年／発作性	冬が多い	いつでも
主な症状	発作性に繰り返す くしゃみ、鼻水、鼻づまり		くしゃみ、鼻水、鼻づまり、頭痛	頭痛、頬部痛、歯痛 鼻閉、後鼻漏 嗅覚異常
鼻汁	多量、水性		多量、水性	粘膿性　時に悪臭
随伴症状	眼アレルギー のどのかゆみなどの違和感 皮膚症状	喘息 アトピー性皮膚炎 眼アレルギー	発熱、頭痛 全身倦怠感 咽頭痛	発熱、頭痛 全身倦怠感（急性期） まれに眼の症状、頭蓋内合併症
経過	開花期中	通年（1年中）	3〜7日間、 長くても2週間程度	急性は1〜2週間
主な治療薬	第2世代抗ヒスタミン薬を中心として、抗ロイコトリエン薬やステロイド点鼻薬／内服薬など		解熱鎮痛薬、鼻炎用薬、鎮咳去痰薬などの対症療法薬	マクロライド系抗菌薬 セフェム系抗菌薬 対症療法薬

● アレルギー性鼻炎（花粉症）の分類

　アレルギー性鼻炎の主な症状は、**くしゃみ、鼻漏（鼻水）、鼻づまり**で、ほとんどの人にみられることから、3主徴と呼ばれています。アレルギー性鼻炎は、その症状に応じて「病型」と「重症度」で分類することができます。

　『鼻アレルギー診療ガイドライン2020』では、3主徴の程度「くしゃみの回数」、「鼻汁（鼻をかむ回数）」、「鼻閉の程度」のほかに、「日常生活への支障度（仕事、勉学、家事、睡眠、外出など）」を加えて、総合的に評価・分類しています（**表2**）。

　くしゃみと鼻漏の程度は相関します。両者の症状が鼻閉よりも強い場合は「くしゃみ・鼻漏型」となり、「鼻閉」のほうが強い場合は「鼻閉型」となります。両者がほぼ同じ場合は「充全型」です。

表2 アレルギー性鼻炎（花粉症）の重症度と病型

鼻アレルギーの3主徴	程度		重症度
くしゃみ　鼻漏（鼻水）	1日の回数	21回以上	最重症
		11～20回	重症
		6～10回	中等症
		1～5回	軽症
鼻閉（鼻づまり）	鼻閉：1日中完全につまっている		最重症
	鼻閉：非常に強い	口呼吸：かなり多い	重症
	鼻閉：強い	口呼吸：ときどきある	中等症
	鼻閉：ある	口呼吸：全くない	軽症

症状の程度	病型
くしゃみ、鼻漏　＞　鼻閉	くしゃみ・鼻漏型
くしゃみ、鼻漏　＜　鼻閉	鼻閉型
くしゃみ、鼻閉　＝　鼻閉	充全型

・くしゃみ、鼻漏の程度は、いずれかの強いほうをとる
・3主徴の程度のほか、日常生活（仕事、勉学、家事、睡眠、外出など）の支障度も加えて重症度が決まる

相談から医薬品選択までの流れ

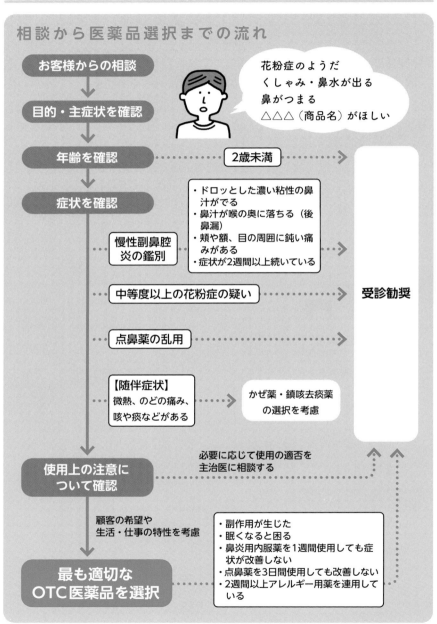

お客様からの相談

↓

目的・主症状を確認

花粉症のようだ
くしゃみ・鼻水が出る
鼻がつまる
△△△（商品名）がほしい

↓

年齢を確認 ········· 2歳未満 ·········▷

↓

症状を確認

慢性副鼻腔炎の鑑別
・ドロッとした濃い粘性の鼻汁がでる
・鼻汁が喉の奥に落ちる（後鼻漏）
・頬や額、目の周囲に鈍い痛みがある
・症状が2週間以上続いている ▷

中等度以上の花粉症の疑い ·········▷

受診勧奨

点鼻薬の乱用 ·········▷

【随伴症状】
微熱、のどの痛み、咳や痰などがある ▷ かぜ薬・鎮咳去痰薬の選択を考慮

↓

使用上の注意について確認

必要に応じて使用の適否を主治医に相談する

↓

顧客の希望や生活・仕事の特性を考慮

最も適切なOTC医薬品を選択

・副作用が生じた
・眠くなると困る
・鼻炎用内服薬を1週間使用しても症状が改善しない
・点鼻薬を3日間使用しても改善しない
・2週間以上アレルギー用薬を連用している

● OTC医薬品を選ぶ前に確認すべきポイント

1. 年齢の確認

高齢者 高齢になると肝機能や腎機能が衰えるため、通常用量でも副作用を発現する可能性があります。また高血圧、糖尿病、緑内障などを治療している人も多いため、販売にあたって入念に聴き取りを行いましょう。

高血圧を治療中の人がアドレナリン作動成分を含む薬剤を使用すると、血圧上昇や動悸、脈拍数増加などを引き起こすおそれがあります。また、緑内障や前立腺肥大を治療中の人が抗コリン作用を含有する薬剤を服用すると、症状を悪化させてしまうことがあるので、販売の際には注意が必要です。

小児 小児は成人と比べて各種臓器の発達が未熟であり、薬の代謝酵素の活性も低いという特徴があります。成人と同量の薬剤を使用すると副作用を起こす可能性が高いため、用量には十分注意してください。

小児の用量については、年齢により投与量の上限が決まっていたり、小児投与の安全性が確立されていないものも少なくないので、使用を勧める際は、添付文書の「用法用量における使用上の注意」を確認したうえで、適切なものを勧めるようにします。2歳未満の場合は、医師の受診を最優先とし、やむをえない場合のみ販売すべきです。小児に内服を勧める場合は、カフェインの含まれていないものが望ましいでしょう。なお、OTC医薬品では、7歳未満に適応のある点鼻薬がないことも覚えておきましょう。

2. 副作用歴・アレルギーの確認

今までに薬や食べ物で蕁麻疹などが起こったことがないかを問診します。

- アレルギーや副作用があり、原因が特定できている：アレルギーの原因となった成分を避けたOTC医薬品を勧める。
- アレルギーや副作用があったが、原因不明：原因成分が特定できないため、むやみにOTC医薬品を使用するのは危険。まず受診を勧める。

3. 治療中の病気や併用薬の確認

持病や治療中の病気があるかという聴き取りは重要です。OTC医薬品によっては、その病状を悪化させてしまう成分が含まれているためです（**表3**、**4**、

5)。病状に影響を及ぼさない医薬品を選ぶか、あるいは安易にOTC医薬品を勧めず、まず主治医に確認するよう指導する判断も必要です。特に注意すべき成分としては、緑内障や前立腺肥大を治療中の人に対する「抗コリン作用を有する成分」、高血圧や心臓病を治療中の人に対するアドレナリン作動成分などがあります。また、てんかんがある人がケトチフェンを服用すると、てんかん発作を誘発させてしまう恐れがあるので禁忌です。

表3 基礎疾患を悪化させる成分

基礎疾患	主な成分・医薬品	考慮すべき点
気管支喘息 アトピー性皮膚炎	鼻炎用内服薬 　ケトチフェンフマル酸塩、アゼラスチン塩酸塩、 　エメダスチンフマル酸塩、フェキソフェナジン塩酸塩、 　セチリジン塩酸塩、エバスチン、ロラタジン	【OTC医薬品の使用前に】 主治医または処方薬を調剤した薬剤師に、使用の適否について相談する必要がある
気管支喘息	鼻炎用内服薬　ペミロラストカリウム	
てんかん	鼻炎用内服薬 　ケトチフェンフマル酸塩、ロラタジン、 　セチリジン塩酸塩	【OTC医薬品を選ぶとき】 左記の成分を配合していない医薬品を勧める
緑内障	鼻炎用内服薬すべて 点鼻薬　アドレナリン作動成分配合のもの アレルギー用点眼薬すべて	
糖尿病 甲状腺機能障害	鼻炎用内服薬　アドレナリン作動成分 点鼻薬　アドレナリン作動成分、ステロイド成分	
心臓病	鼻炎用内服薬 　アドレナリン作動成分、抗コリン成分 　グリチルリチン酸1日40mg以上 点鼻薬　アドレナリン作動成分	※鼻炎用内服薬に配合されている主なアドレナリン作動成分： プソイドエフェドリン塩類 メチルエフェドリン塩類 フェニレフリン塩酸塩 メトキシフェナミン
高血圧	鼻炎用内服薬 　アドレナリン作動成分 　グリチルリチン酸1日40mg以上 点鼻薬　アドレナリン作動成分、ステロイド成分	
腎臓病	鼻炎用内服薬 　ロラタジン、メキタジン 　グリチルリチン酸1日40mg以上 　ブロメライン（抗炎症成分）、セチリジン塩酸塩	※鼻炎用内服薬に配合されている主な抗コリン成分： 　ベラドンナ総アルカロイド 　イソプロパミドヨウ化物
肝臓病	鼻炎用内服薬 　ブロメライン（抗炎症成分）、セラペプターゼ（抗炎症成分）、エピナスチン塩酸塩、エバスチン、 　セチリジン塩酸塩、ロラタジン	
血栓	鼻炎用内服薬　トラネキサム酸（抗炎症成分）	
感染性疾患	点鼻薬　ステロイド成分	

表4 症状や病態を悪化させる成分

症状・病態	主な成分・医薬品	考慮すべき点
高熱	すべての鼻炎用内服薬	OTC医薬品での対応は適切ではない 受診を勧める
排尿困難	すべての鼻炎用内服薬	抗ヒスタミン成分、抗コリン成分、アドレナリン作動成分の服用により、症状が悪化する可能性がある **【使用の適否】** 主治医に相談する必要がある **【注意】** プソイドエフェドリン塩類、メキタジン（1日量6mg）を配合する医薬品 前立腺肥大症による排尿困難がある人は使用してはいけない
むくみ	抗炎症成分 　グリチルリチン酸1日40mg 　（甘草1g）以上	
血液凝固異常	抗炎症成分 　ブロメライン、セラペプターゼ	**【OTC医薬品を選ぶとき】** 左記の成分を配合していない医薬品を勧める
肥厚性鼻炎 鼻茸	ステロイド成分	

表5 注意すべき併用薬

併用薬	考慮すべき点
病院で処方された薬	**【特に注意】** ・モノアミン酸化酵素阻害薬（セレギリン塩酸塩等）を投与中 ➡プソイドエフェドリンを含む成分を配合した鼻炎用内服薬を使用する場合は、使用前に主治医や薬剤師に必ず相談する（血圧が上昇するおそれがあるため） ・インターフェロン製剤を投与中 ➡小柴胡湯を配合した鼻炎用内服薬を使用する場合は、使用前に主治医や薬剤師に必ず相談する（間質性肺炎を生じるおそれがあるため） ・副作用で鼻閉（鼻づまり）を起こすことがある主な医薬品 ➡抗精神病薬、抗うつ薬、抗パーキンソン病薬、α遮断薬、β作動薬、チアジド系利尿薬、女性ホルモン ・制酸剤（水酸化アルミニウム・水酸化マグネシウム含有製剤）、エリスロマイシンを投与中 ➡フェキソフェナジン塩酸塩は使用しない ・テオフィリン、リトナビルまたはピルシカイニド塩酸塩水和物を含有する内服薬を投与中 ➡セチリジン塩酸塩は使用しない ・エリスロシン、シメチジンを投与中 ➡ロラタジンは使用しない ・ステロイド点鼻薬を投与中 ➡フルチカゾンプロピオン酸エステルは使用しない
他のOTC医薬品	・鼻炎用内服薬を服用中は、他のアレルギー用薬、抗ヒスタミン成分を含有する内服薬（かぜ薬、鎮咳去痰薬、鼻炎用内服薬、乗物酔い薬、催眠鎮静薬）の服用は避ける ・医薬品や飲食物の併用によりグリチルリチン酸やカンゾウ、カフェインが過剰摂取にならないように注意する **【注意】** 胃腸鎮痛鎮痙薬を服用している人

4. 重症度の確認

花粉症の重症度分類で、重症以上の症状「くしゃみや鼻をかむ頻度が10回を超える」、「ほとんど口呼吸をしている」に当てはまる場合は、一時的な症状の改善目的としてOTC医薬品を勧めることはできますが、早い段階で医療機関を受診するように指導することも必要です。

5. 妊娠・授乳の有無の確認

基本的に、妊婦や授乳婦にOTC医薬品を勧めることは避けるべきです。しかし、妊娠の時期などを考慮すれば一部使用できる成分はありますし、やむを得ず使用する場合は、全身性の副作用が少ない点鼻薬や点眼薬など、症状の部位に限定した剤形を選択するとよいでしょう。

● 症状確認のポイント

花粉症、鼻づまりのOTC医薬品を選ぶにあたっては、感染性疾患（慢性副鼻腔炎）を除外することが大切です。表1のほか、下のような質問を行うとよいでしょう。該当する症状がある場合は、慢性副鼻腔炎の可能性が考えられます。

慢性副鼻腔炎を除外する質問例

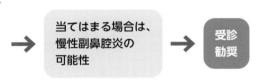

・花粉の時期に関係なく症状があらわれますか？
・鼻汁に異臭はないですか？
・頬や目の奥の方に痛みを感じることがありますか？
　→ 当てはまる場合は、慢性副鼻腔炎の可能性 → 受診勧奨

副鼻腔炎による鼻汁や鼻づまりなどの症状は、OTC医薬品を使用することで一時的な改善は見られますが、対症療法にすぎません。根治するには抗生物質の服用が必要なため、耳鼻科の受診を強く勧める必要があります（受診勧奨）。

安易なOTC医薬品の使用や継続は病状の悪化や治療期間の延長を招くので、絶対に避けてください。

「花粉症・鼻づまり」に用いるOTC医薬品

OTC医薬品の種類と成分の特徴

花粉症・鼻づまりに用いるOTC医薬品には内服薬、点鼻薬、点眼薬、漢方薬があります（**表6**）。

内服薬では、抗ヒスタミン成分（抗ヒスタミン薬）が中心になります。そのほかに、肥満細胞からのケミカルメディエーター放出抑制薬、アドレナリン作動薬、抗コリン薬、ステロイド、抗炎症成分があり、症状や程度によって使い分けます。

内服薬は、アレルギー用薬と鼻炎用内服薬に区分されています。抗ヒスタミン成分を主な薬効成分としたものをアレルギー用薬、抗ヒスタミン成分に加え抗コリン成分やアドレナリン作動成分などが配合されたものを鼻炎用内服薬と区別しています。

抗ヒスタミン成分は、ヒスタミンによって引き起こされるアレルギー症状のくしゃみ、鼻汁、目のかゆみなどに有効です。それらの症状が主である場合はアレルギー用薬を勧めるとよいでしょう。また、鼻づまりなど症状が重い場合は、抗コリン成分やアドレナリン作動薬が含まれる鼻炎用内服薬を検討します。

内服薬は全身性の効果を及ぼすため、副作用も眠気や肝機能障害など全身性の症状が生じる場合があります。したがって、鼻症状や目のかゆみだけなど限局した症状の場合は、内服薬ではなく、点鼻薬や点眼薬など局所作用を有するOTC医薬品を勧めるとよいでしょう。

薬物治療の基本は、症状に合った1種類から開始し、改善しない場合は状態に応じて追加の薬剤を検討します。『鼻アレルギー診療ガイドライン』では、アレルギー性鼻炎の治療選択は、以下の1種類から開始します。

- **軽症**：第2世代抗ヒスタミン薬、遊離抑制薬、Th_2サイトカイン阻害薬、鼻噴霧用ステロイド薬
- **中等症（くしゃみ・鼻漏型）**：第2世代抗ヒスタミン薬、遊離抑制薬、鼻噴霧用ステロイド薬。必要に応じて追加選択する

ただし、症状が重い場合は、OTC医薬品に頼らず医療機関を受診するよう指導します。

3章

症状からみたOTC医薬品の選び方

花粉症・鼻づまり

217

表6 花粉症・鼻づまりに用いる OTC 医薬品の主な成分と特徴

種類			主な成分	特徴
抗ヒスタミン薬	第1世代		クロルフェニラミン ジフェンヒドラミン クレマスチン	・第2世代より即効性が期待できる ・全身的に眠気や口渇の副作用が強い 【注意】緑内障や前立腺肥大症の人
	第2世代	1回タイプ（内服）	エバスチン エピナスチン セチリジン ロラタジン	・全体的に眠気は少ないが、車の運転や高所作業をする人には販売してはいけない ・ロラタジンだけは車の運転や高所作業者にも販売可能
		2回タイプ（内服）	アゼラスチン ケトチフェン フェキソフェナジン ペミロラスト メキタジン	・全体的に眠気は少ないが、車の運転や高所作業をする人には販売してはいけない ・フェキソフェナジンだけは車の運転や高所作業者にも販売可能 ・ケトチフェンは眠気が比較的強く、てんかん患者には禁忌 ・メキタジンは眠気が強い
ケミカルメディエーター遊離抑制薬			クロモグリク酸ナトリウム トラニラスト	・鼻水、鼻づまりに効果が期待できる
アドレナリン作動成分			プソイドエフェドリン dl-メチルエフェドリン フェニレフリン テトラヒドロゾリン ナファゾリン	・鼻づまりに効果が期待できる ・点鼻薬の長期使用により薬剤性鼻炎になるので連用しない 【注意】高血圧や心臓疾患の人（交感神経刺激作用を有するため）
抗コリン成分			ベラドンナ イソプロパミド	・抗コリン作用により、便秘、口渇、眼圧上昇、尿閉があらわれる場合がある 【注意】緑内障や前立腺肥大症の人 ・イソプロパミドは化合物にヨウ素を含むため、甲状腺疾患の人には使用しない
ステロイド			フルチカゾン フルニソリド ベクロメタゾン プレドニゾロン	・OTC医薬品では点鼻薬のみ配合 ・鼻症状全般に効果が期待できる ・即効性は期待できないが、持続することで効果が期待できる
抗炎症成分			グリチルリチン酸 甘草エキス プラノプロフェン アズレンスルホン酸 ブロメライン セラペプターゼ トラネキサム酸	・炎症をやわらげる補助的に配合 【注意】偽アルドステロン症（グリチルリチン酸、甘草エキス）
中枢神経興奮薬			カフェイン 無水カフェイン	・中枢神経を興奮させて眠気を抑える ・小児への使用は控える

種類	主な成分	特徴
ビタミン成分	ビタミンB₂、B₅、B₆ ビタミンC ニコチン酸アミド	・皮膚や粘膜の健康維持または回復に、補助的な効果が期待できる
殺菌成分	ベンザルコニウム ベンゼトニウム	・粘膜を清潔に保ち、二次感染症を予防する
角膜保護成分	コンドロイチン	・目の乾きを予防する
漢方薬	小青竜湯（しょうせいりゅうとう）	・鼻水やくしゃみの多い症状に効果が期待できる
	葛根湯加川芎辛夷（かっこんとうかせんきゅうしんい）	・慢性的な鼻づまりの症状が強いときに効果が期待できる
	荊芥連翹湯（けいがいれんぎょうとう）	・黄色く濃い鼻水や鼻づまりに効果が期待できる

● 主な成分の作用と副作用

1. 抗ヒスタミン薬（抗ヒスタミン作用）

　ヒスタミンH_1受容体に結合し、肥満細胞から放出されたヒスタミンの受容体結合を阻害しアレルギー症状を緩和します。また、ヒスタミン受容体と構造的に似ているアセチルコリン受容体にも結合し、抗コリン作用も示します。

　抗ヒスタミン薬には、第1世代と第2世代があり、近年は医療用として用いられていた第2世代の成分がOTC化され治療の選択肢が広がっています。

1）第1世代抗ヒスタミン薬

（副作用）　第1世代に共通している副作用として、強い眠気があります。そのため高所作業や車の運転など危険を伴う行為を行う人には、使用を避けるべきです。その他、抗コリン作用による口渇、尿閉、眼圧上昇などの副作用があります。緑内障や前立腺肥大症の治療している人に使用すると、それらの症状があらわれることがあるため、禁忌です。

　また、第2世代に比べて作用時間は短いものの、効果の発現は早いという特徴もあります。危険な作業に関わらない人で即効性を求める場合には、第1世代を勧めてもよいでしょう。

危険を伴う作業に関わらない、即効性を求める人　　➡ 勧めてよい
緑内障、前立腺肥大症がある人、危険な作業を伴う人　➡ 勧められない

● d-クロルフェニラミン、dl-クロルフェニラミン

d体とdl体は光学異性体であり、両者とも同じ効果、副作用があります。ただしd-クロルフェニラミンは、dl-クロルフェニラミンと比較して半分の量で同等の効果を発揮し、眠気の副作用はやや軽くてすみます。

（副作用）眠気、口渇、尿閉、眼圧上昇などがあります。

● ジフェンヒドラミン

（副作用）睡眠改善薬に用いられるほど強い眠気が起こるため、使用には注意が必要です。

● クレマスチン

作用時間が約11時間と長いのが特徴です。

（副作用）第1世代の中では比較的眠気などは弱いとされています。

2）第2世代抗ヒスタミン薬

第2世代の多くが、抗ヒスタミン作用だけでなく、肥満細胞の膜を安定化させる作用（ケミカルメディエーター遊離抑制作用）をもっています。第2世代は、作用時間は異なるものの、いずれも1日1回もしくは1日2回の服用で効果が持続するのが特徴であり、日常生活において使いやすい薬剤といえます。

（副作用）第1世代に比べて、眠気、口渇、尿閉、眼圧上昇などは軽くなります。一部の薬剤には喘息治療中の人が使用すると、まれに喘息症状を悪化させる可能性がありますが、禁忌ではありません。

● 1日1回タイプ：エバスチン、エピナスチン、セチリジン、ロラタジン

（副作用）エピナスチンは、添付文書に気管支喘息がある人への併用注意はなく、気管支喘息患者にも勧めることができます。一方、肝機能が低下している人には注意が必要です。

セチリジンは、腎機能が著しく低下している人には禁忌であり、他の成分を配合した薬剤の選択が望ましいとされています。

ロラタジンは、特に眠気が起こりにくいとされており、車の運転や危険を伴う作業に従事している人にも勧めることができます。

● 1日2回タイプ：アゼラスチン、ケトチフェン、フェキソフェナジン、ペミロラスト、メキタジン

（副作用）フェキソフェナジンは、特に眠気が起こりにくいとされており、車の運転や危険を伴う作業に従事している人にも勧めることができます。また、

フェキソフェナジンには7歳から服用可能な小児用もあります。

メキタジンとケトチフェンは、第2世代の中では眠気が強いため注意が必要です。なお、ケトチフェンは、てんかん患者が使用するとてんかん発作を誘発するおそれがあるため、てんかんの持病がある人には禁忌です。

抗ヒスタミン薬を選ぶポイント
- 基本的に、第2世代を第1選択とする。
- 眠気などを避ける必要がなく、即効性を求める人には、第1世代を勧めてよい。

---

2. ケミカルメディエーター遊離抑制薬

鼻粘膜中の肥満細胞から放出されるアレルギー物質（ケミカルメディエーター）はヒスタミンだけなく、ロイコトリエン、トロンボキサン、血症板活性化因子、セロトニン、ヘパリンなどがあります。ケミカルメディエーター遊離抑制薬の作用機序は、肥満細胞の細胞膜を安定化させることで、これらのケミカルメディエーターの放出を抑えアレルギー症状を抑えます。

●クロモグリク酸ナトリウム、トラニラスト

OTC医薬品では点鼻薬および点眼薬に配合されており、主に鼻づまりや鼻水、目のかゆみなど局所症状に対して用いられます。

3. アドレナリン作動薬

交感神経を刺激して鼻粘膜の血管を収縮させることで鼻粘膜の充血や腫れをやわらげ、鼻汁や鼻づまりを改善させます。

●プソイドエフェドリン、dl-メチルエフェドリン、フェニレフリン

(副作用) 血圧上昇や心悸亢進が起こる可能性があり、脳血管障害、高血圧、心臓病、甲状腺機能亢進症の人への使用は避けます。

また、アドレナリン作動成分を含有する点鼻薬を使用するにあたって注意すべきこととして、過剰使用による肥厚性鼻炎（鼻粘膜が肥厚して生じる鼻づまりなど）があります。この症状は、アレルギー症状の鼻づまりとの区別が難しいため、使用者から「なかなか鼻づまりが改善しないので、（アドレナリン作動薬の）点鼻薬をずっと使い続けている」という訴えがあった場合は、肥厚性鼻

炎の疑いもあるため、点鼻薬の使用を中止して耳鼻科への受診を勧めましょう。

4. 抗コリン薬

副交感神経の働きを抑制することで、鼻水、くしゃみを抑えます。

●ベラドンナアルカロイド、イソプロパミド

（副作用） 抗コリン作用による口渇、便秘、尿閉、眼圧上昇があるので、緑内障や前立腺肥大を治療中の人は、まず医師に相談するよう指導します。

イソプロパミドはヨウ素を含むため、甲状腺疾患の人やヨウ素アレルギーのある人には使用を避けます。

5. ステロイド

詳細な作用機序はまだ不明な部分もありますが、炎症性サイトカインを減少させることで、鼻づまりや鼻汁などの症状を緩和します。

●フルチカゾン、フルニソリド、ベクロメタゾン、プレドニゾロン

OTC医薬品では点鼻薬として発売されており、鼻づまりや鼻水など幅広い症状への効果が期待できます。即効性は期待できないものの、効果そのものには持続性があり、症状の改善という点では最も効果が期待できます。ただし、ステロイド剤であることから、漫然と使用することは避けるべきです。また、フルチカゾンとフルニソリド含有製剤は、要指導医薬品です。

6. その他

●グリチルリチン酸、甘草エキス

粘膜の炎症を改善する作用があります。

（副作用） 両成分とも、偽アルドステロン症（浮腫など）に注意が必要です。甘草はさまざまな漢方製剤に含まれています。甘草を重複（過量摂取）すると偽アルドステロン症のリスクが高まるため、すでに漢方製剤を服用している人への使用では、甘草が含有されていないかを確認してください。

●カフェイン

中枢覚醒作用があり、薬剤による眠気の副作用を緩和する目的で配合されています。カフェイン自体にアレルギー症状の改善作用はありません。小児の服用には注意が必要です。

● **ビタミン成分**

皮膚や粘膜の維持や回復に関与しています。

7. 漢方薬

漢方薬（漢方処方）は、いくつもの生薬を組み合わせたものであり、さまざまな症状への効果が期待できます。漢方薬は、患者さんの体型や年齢、症状によって推奨できる漢方薬が異なります。漢方を選ぶにあたっては、患者さんの背景や症状の聴き取りを十分に行い、最も適した漢方を選びましょう。

花粉症や鼻づまりには、以下の漢方薬などが用いられます。

● **小青竜湯（麻黄、甘草含有）**
しょうせいりゅうとう　　ま おう

サラサラした鼻水やくしゃみが主な症状の鼻炎に用いられます。

● **葛根湯加川芎辛夷（麻黄、甘草含有）**
かっこんとう か せんきゅうしん い

鼻づまりの症状が強い鼻炎に用いられます。

● **荊芥連翹湯（甘草含有）**
けいがいれんぎょうとう

黄色い粘り気のある鼻水があり、鼻づまりの症状が強いときに用いられます。副鼻腔炎の鼻水にも用いられますが、根本的な治療ではないことを使用者に理解してもらうことが大切です。

（ 副作用 ）漢方薬は「副作用がない」「副作用が少ない」という認識をもっている人がいますが、生薬によっては注意すべき副作用があります。例えば、麻黄にはアドレナリン作動成分のプソイドエフェドリンが含まれており、高血圧などがある人は血圧上昇などに注意が必要です。

鼻アレルギーの原因を
除去・回避する方法について、
パンフレットなどを使って
説明するとよいでしょう

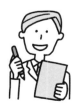

🔵 アレルギー用薬の商品例（花粉症のとき）

1. 第2世代抗ヒスタミン成分（アドレナリン作動成分なし・抗コリン成分なし）

(POINT) 高血圧、甲状腺機能障害、糖尿病、心臓病の人にもお勧めできる。緑内障（眼圧上昇）、排尿困難への悪影響、眠気や口の渇きなどが少ない。2週間以上使用するときは、効果や副作用を確認するために、医師・薬剤師に相談しながら継続すること。

商品名	特徴	配合成分（成人1日量）	用法用量（1回量）
クラリチンEX	・ロラタジン ・眠くならないタイプ ・1日1回タイプ ・OD錠あり	ロラタジン 10mg	15歳以上：1錠 1日1回食後服用
アレグラFX	・フェキソフェナジン塩酸塩 ・制酸剤（水酸化アルミニウム・水酸化マグネシウム含有製剤）、エリスロマイシンを服用中は使用しない ・眠くならないタイプ ・小児用もある	フェキソフェナジン塩酸塩 120mg	15歳以上：1錠 1日2回朝夕 （小児用） 12〜14歳：2錠 7〜11歳：1錠
ストナリニZジェル	・セチリジン塩酸塩 ・腎臓病の人は禁忌 ・テオフィリン、リトナビルまたはピルシカイニド塩酸塩水和物を服用中は使用しない ・1日1回タイプ	セチリジン塩酸塩 10mg	15歳以上：1カプセル 1日1回就寝前
アレジオン20	・エピナスチン塩酸塩 ・肝臓病の人は禁忌 ・1日1回タイプ	エピナスチン塩酸塩 20mg	15歳以上：1錠 1日1回就寝前
エバステルAL	・エバスチン ・1日1回タイプ	エバスチン 5mg	15歳以上：1錠 1日1回就寝前服用

2. 第1世代抗ヒスタミン成分（アドレナリン作動成分なし・抗コリン成分なし）

POINT 比較的軽いくしゃみ・鼻水の人に勧められる。鼻づまりへの効果は期待できない。

商品名	特徴	配合成分（成人1日量）	用法用量（1回量）
アレルギール錠	・グリチルリチン酸配合 ・心臓病、高血圧、腎臓病、緑内障、排尿困難の人は要相談 ・甲状腺機能障害、糖尿病の人は使用可	クロルフェニラミンマレイン酸塩 13.5mg グリチルリチン酸カリウム 180mg ピリドキシン塩酸塩 22.5mg グルコン酸カルシウム水和物 1,350mg	15歳以上：3錠 7〜14歳：2錠 4〜6歳：1錠 15歳以上は1日2〜3回 小児は1日2回

🌀 鼻炎用内服薬の商品例（花粉症のとき）

1. プソイドエフェドリン（アドレナリン作動成分）＋抗コリン成分

POINT 混合型の人（くしゃみ・鼻水、鼻づまりが混合した症状）に勧められる。
排尿困難（前立腺肥大症）、心臓病、高血圧、甲状腺機能障害、糖尿病、緑内障の人には勧められない。

商品名	特徴	配合成分（成人1日量）	用法用量（1回量）
プレコール 持続性 鼻炎カプセルL	・1日2回タイプ	クロルフェニラミンマレイン酸塩 8mg ベラドンナ総アルカロイド 0.4mg プソイドエフェドリン塩酸塩 120mg グリチルリチン酸 45mg 無水カフェイン 100mg	15歳以上：2カプセル 7〜14歳：1カプセル 1日2回朝夕
ベンザ鼻炎薬α 〈1日2回タイプ〉	・1日2回タイプ ・抗炎症成分（トラネキサム酸）配合	トラネキサム酸 420mg d-クロルフェニラミンマレイン酸塩 4mg プソイドエフェドリン塩酸塩 120mg ベラドンナ総アルカロイド 0.4mg 無水カフェイン 100mg	15歳以上：1錠 1日2回朝食後、夕食後 （または就寝前）
パブロン 鼻炎カプセルSα	・1日2回タイプ	カルビノキサミンマレイン酸塩 12mg プソイドエフェドリン塩酸塩 120mg ベラドンナ総アルカロイド 0.4mg 無水カフェイン 100mg	15歳以上：2カプセル 1日2回 12時間ごと

2. 抗コリン成分とアドレナリン作動成分をどちらも配合しているもの

(POINT) 混合型の人（くしゃみ・鼻水、鼻づまりが混合した症状）に勧められる。
排尿困難（前立腺肥大症）、心臓病、高血圧、甲状腺機能障害、糖尿病、
緑内障の人には勧められない。

商品名	特徴	配合成分（成人1日量）	用法用量（1回量）
コルゲンコーワ鼻炎ジェルカプセル	・抗炎症成分、グリチルリチン酸配合 ・ジェルタイプ	d-クロルフェニラミンマレイン酸塩 6mg フェニレフリン塩酸塩 18mg ベラドンナ総アルカロイド 0.6mg グリチルリチン酸二カリウム 30mg 無水カフェイン 120mg	15歳以上：1カプセル 1日3回 ＊4時間以上あけること
アルガードクイックチュアブル	・抗炎症成分の配合なし ・水なしで服用	メキタジン 4mg フェニレフリン塩酸塩 15mg ベラドンナ総アルカロイド 0.4mg 無水カフェイン 90mg	15歳以上：1錠 1日3回 ＊4時間以上あけること
エスタック鼻炎ソフトニスキャップ	・抗炎症成分の配合なしノンカフェイン ・ソフトカプセル	d-クロルフェニラミンマレイン酸塩 6mg フェニレフリン塩酸塩 15mg ベラドンナ総アルカロイド 0.6mg	15歳以上：1カプセル 1日3回食後
ストナリニS	・抗炎症成分の配合なしノンカフェイン ・二重構造で、1日1回1錠でも作用が長時間続く	クロルフェニラミンマレイン酸塩 6mg フェニレフリン塩酸塩 6mg ダツラエキス 12mg	15歳以上：1錠 1日1〜2回

● 点鼻薬の商品例（花粉症のとき）

商品名	特徴	配合成分（100g中・100mL中）	用法用量（1回量）
ロートアルガードクリアノーズ〈季節性アレルギー専用〉	・ステロイド配合 ・フルニソリド	フルニソリド 0.025g （無水物として）	18歳以上：1噴霧ずつ 1日2回朝夕
コンタック鼻炎スプレー〈季節性アレルギー専用〉	・ステロイド配合 ・ベクロメタゾンプロピオン酸エステル ・アンテドラッグ型ステロイド	ベクロメタゾンプロピオン酸エステル 0.05g	18歳以上：1噴霧ずつ 1日2回朝夕 1日最大4回（8噴霧）まで ＊3時間以上あけること

商品名	特徴	配合成分（100g中・100mL中）	用法用量（1回量）
ナザールα AR0.1％〈季節性アレルギー専用〉	・ステロイド配合 ベクロメタゾンプロピオン酸エステル ・アンテドラッグ型ステロイド	ベクロメタゾンプロピオン酸エステル 0.1g	18歳以上：1噴霧ずつ 1日2回朝夕
エージーノーズ アレルカットC	クロモグリク酸ナトリウム ＋ クロルフェニラミンマレイン酸塩 ・アドレナリン作動成分配合に注意 ・服用中の車の運転はNG	クロモグリク酸ナトリウム 1g クロルフェニラミンマレイン酸塩 0.25g ナファゾリン塩酸塩 0.025g グリチルリチン酸二カリウム 0.3g	7歳以上：1噴霧ずつ 1日3〜5回 ＊3時間以上あけること
パブロン点鼻	クロルフェニラミンマレイン酸塩 ＋ 殺菌成分 ・アドレナリン作動成分配合に注意	ナファゾリン塩酸塩 0.05g クロルフェニラミンマレイン酸塩 0.5g ベンゼトニウム塩化物 0.02g	7歳以上：1噴霧ずつ 1日6回まで ＊3時間以上あけること

● アレルギー用点眼薬の商品例（花粉症のとき）

商品名	特徴	配合成分	用法用量（1回量）
ノアールPガード点眼液	・ペミロラストカリウム配合	（8mL中） ペミロラストカリウム 8mg	7歳以上：1滴 1日2回朝夕
マイティア アイテクト アルピタット	・プラノプロフェン配合 ・清涼感あり	（1mL中） クロモグリク酸ナトリウム 10mg プラノプロフェン 0.5mg クロルフェニラミンマレイン酸塩 0.15mg	1〜2滴 1日4回
エーゼット アルファ	・アズレンスルホン酸ナトリウム配合 ・角膜保護成分配合	クロモグリク酸ナトリウム 1％ クロルフェニラミンマレイン酸塩 0.015％ アズレンスルホン酸水和物ナトリウム 0.02％ コンドロイチン硫酸エステルナトリウム 0.2％	1〜2滴 1日4〜6回
エージーアイズ アレルカットC	・グリチルリチン酸二カリウム配合	（100mL中） クロモグリク酸ナトリウム 1g クロルフェニラミンマレイン酸塩 0.015g グリチルリチン酸二カリウム 0.125g コンドロイチン硫酸エステルナトリウム 0.2g	1〜2滴 1日4〜6回

227

お客様 点鼻薬ちょうだい。

［男性、60代くらいと推察］

薬剤師／販売員 点鼻薬ですね。［自己紹介の後］お使いになるのはお客様ご自身でしょうか？

お客様 はい。

薬剤師／販売員 鼻の症状について詳しく教えていただけますでしょうか？

お客様 鼻づまりがひどくて。点鼻薬を買って使っていたんだけど、あんまり効かなくなって、1日に何回も使ってしまうんだよね。もっと効くのがないかなあ。

薬剤師／販売員 鼻づまりがひどいので、点鼻薬を使っていたけれど、あまり効かなかったのですね。どの点鼻薬をお使いになっていましたか？

お客様 これだよ（血管収縮薬が配合された点鼻薬を指す）。

薬剤師／販売員 どのくらい前からお使いになっていましたか？

お客様 1週間くらい前だね。しょっちゅう使うから、すぐになくなってしまって。始めはよく効いていたんだけど、だんだん鼻づまりが少しもとれなくなってきたんだよ。

薬剤師／販売員 今はその点鼻薬を使っても、鼻づまりが少しも解消しないのですね。

お客様 そうなんだよ。薬に慣れてしまったのかね。

薬剤師／販売員 鼻づまりの他に症状はございませんか？ 頭が重い感じだったり、頬の辺りが痛かったり…。

お客様 そうだね。（眉間の辺りを指して）この辺りがちょっと痛いね。

薬剤師／販売員 お客様、こちらの点鼻薬があまり効かなくなっているということですので、鼻炎が重くなってきている可能性があります。一度、耳鼻科を受診していただくことをお勧めいたします。かかりつけの耳鼻科などはございますか？（受診勧奨）

接客・説明のコツ

- 血管収縮薬が配合された点鼻薬を使用すると、通常は5〜15分くらいで鼻づまりが解消します。そのため、このお客様のように使い過ぎてしまうことがあります。今まで使っている薬があるときは、その使用状況を確認しましょう。

- 血管収縮薬が配合された点鼻薬はよく効く薬です。使用しても鼻閉があまり解消しない場合は、細菌性の副鼻腔炎などを起こしている可能性があります。耳鼻科への受診勧奨が必要です。

- お客様にかかりつけの病院がない場合は、近隣のクリニックを紹介しましょう。その際に、今まで使っていたOTC医薬品に添付されている使用説明書を持参するよう伝えます。

note　点鼻薬のリバウンド

　アドレナリン作動薬が配合された点鼻薬を頻繁に使用していくと、鼻粘膜が腫れて、かえってひどい鼻づまりになってしまいます。これを「点鼻薬のリバウンド（二次性充血）」といいます。

参考資料‥‥

・日本耳鼻咽喉科免疫アレルギー感染症学会編集「鼻アレルギー診療ガイドラインー通年性鼻炎と花粉症ー 2016年版」（ライフ・サイエンス、2015）
・日本耳鼻咽喉科免疫アレルギー感染症学会編集「鼻アレルギー診療ガイドラインー通年性鼻炎と花粉症ー 2020年版」（ライフ・サイエンス、2019）
・吉岡ゆうこ「トリニティ通信添削OTC講座」（ネオフィスト研究所）

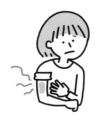

皮膚のトラブル
（湿疹・かぶれ・虫刺され）

ここがポイント！

知っておきたい「皮膚のトラブル」の基礎知識

- 急性湿疹は、紅斑、丘疹、小さな水疱などができ、慢性化すると皮膚がザラザラし、色素沈着が起こる（湿疹の三角形）。
- 虫刺されのかゆみや炎症などには、即時型反応と遅延型反応がある。
- アトピー性皮膚炎は、年齢によって原因、発症部位などが異なる。

「皮膚のトラブル」に用いるOTC医薬品の勧め方

- **重要** 皮膚炎の外用薬は、症状を一時的に鎮める目的で使用する。
- **注意** ステロイド外用薬は長期連用による副作用に注意。
- 湿疹が広範囲、慢性化したり、粘膜へのかゆみやびらん、水泡などがある場合は受診勧奨する。
- アトピー性皮膚炎は受診勧奨する。

「皮膚のトラブル」に用いるOTC医薬品

- **重要** ステロイド外用薬は作用の強さで3ランクに分かれ、炎症の強さや部位によって使い分ける。
- 炎症やかゆみには、ステロイド外用薬や抗ヒスタミン薬の内服など。
- ドライスキンには保湿成分を用いる。
- 外用薬の剤形には、軟膏、クリーム、ゲル、液剤、ローション、スプレーなどがある。

ステロイド外用薬の塗り方は、
皮膚に擦り込むのではなく、
均一に薄くのばして塗ります

知っておきたい「皮膚のトラブル」の基礎知識

湿疹・かぶれ・虫刺されとは

　湿疹は、皮膚炎とも呼ばれ、皮膚表面のさまざまな炎症の総称です。その中でも原因となるものが直接皮膚に触れて炎症が起きている状態をかぶれ（接触性皮膚炎）といいます。また、虫に刺されたことによって生じる湿疹（皮膚炎）を、一般的に虫刺されといいます。なお、症状が似ているものに蕁麻疹がありますが、症状の発現時期や治療法が異なります。

　湿疹や皮膚炎、かぶれなどの皮疹は、最初の発現から治癒するまでに**図1**のような経過をたどります（**湿疹の三角形**といいます）。皮膚外用薬を選ぶとき

図1　湿疹の三角形

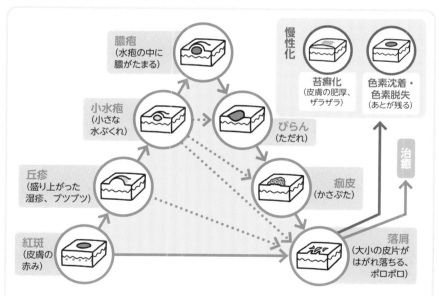

皮膚表面の赤み（紅斑）に始まり、盛り上がった発疹（丘疹）、小さな水ぶくれ（小水疱）ができて、さらに悪化すると水疱の中が黄色い膿（膿疱）を持つ。その後、患部が破れ、ただれた状態（びらん）となり、かさぶた（痂皮）、落屑をへて経過がよければ治癒するが、症状が慢性化すると、皮膚が厚く硬くザラザラした状態（苔癬化）や、褐色の色素沈着と、その逆の色素脱失が加わった状態になることがある

は、図1の皮疹の状態に合わせて剤形（軟膏、クリーム、液剤、スプレーなど）を選択するとよいでしょう（**表1**）。

◎：適している　△：使用してもよい
×：使用を避けたほうがよい

表1 湿疹の性状と剤形の選び方

	湿疹の性状		軟膏	クリーム	ローション	ゲル	スプレー
乾燥	紅斑 （こうはん）	皮膚面は盛り上がらず、表面が赤くなっている	◎	◎	◎	◎	◎
	丘疹 （きゅうしん）	皮膚面から1cm以下の大きさ（粟粒～えんどう豆大）で、丸く盛り上がっている発疹	◎	◎	◎	◎	◎
湿潤	小水疱 （しょうすいほう）	表皮の下に漿液がたまり、水ぶくれになっている	◎	△	△	△	△
	膿疱 （のうほう）	水疱でなかに膿がたまった状態	◎	△	△	△	△
	びらん	表皮が赤くただれ、表面が膿漿や血漿により湿った状態	◎	×	×	×	×
乾燥	痂皮 （かひ）	かさぶた	◎	△	△	△	△
	落屑 （らくせつ）	皮膚の表層が大小の角質片となって、白っぽく浮き、ポロポロとはがれ落ちる	◎	◎	△	△	△
	苔癬化 （たいせん）	皮膚が厚くなり、硬くなってザラザラしている	◎	◎	△	◎	△

🔵 特徴的な症状と治療法

1. 虫刺され

1）蚊

　蚊に刺されると、すぐに起こるかゆみや炎症（**即時型反応**）と1〜2日で起こるかゆみや炎症（**遅延型反応**）が生じます。かゆみでポリポリとかいてしまうと傷になり、そこから細菌が入って化膿してしまうことがあります。かゆみが起きたら、搔破（かきむしる行為）をしないよう、早めに非ステロイド性の抗炎症成分や抗ヒスタミン成分、鎮痒成分などが配合された医薬品を選択します。

　刺された部分が赤く腫れあがった場合や、かゆみが強くしつこい場合は、ステロイド性抗炎症成分が配合された薬を選択します。患部を冷却するのも効果的ですが、メントールやカンフル成分が配合された強い清涼感がある医薬品は、

掻破した皮膚には刺激が強すぎます。

　かき壊してしまった皮膚は、まず感染を防ぐことが大切であり、殺菌成分が配合されたものを選択するとよいでしょう。

2）蛾・毛虫

　蛾やその幼虫の毛虫には、毒針毛で人を刺すものがいます。身近なものでは、山茶花や椿の木につくチャドクガの幼虫（毛虫）が知られており、毒針毛に触った瞬間にしびれるような強いかゆみを感じます。そのまま放っておくと、毒針毛が全身に散って、体中に赤い小さな湿疹が拡がってしまうため、応急処置として、すぐに流水で洗い流すかテープなどを当てて毒針毛を除くことが大切です。その後、早めに抗ヒスタミン成分が配合された薬を塗布します。

　かゆみや湿疹が強いときにはステロイド性抗炎症成分が効果的ですが、湿疹が広範囲にわたるときは、ステロイド性抗炎症成分は避け、非ステロイド性抗炎症成分を選択します。

3）蜂

　蜂に刺されたときに、息苦しさや冷や汗、血の気がひくなどのショック状態があれば、すぐに病院を受診する必要があります。ショック症状がなければ、毒液は水に溶けやすいため、まず傷口を流水や石鹸でよく洗い流し、傷口から毒を絞り出します。毒を口で吸う行為は効果がありません。毒針がまだ刺さっていたら、毒のうを破らないようにしながら、そっと毛抜きで抜きます。

　患部にはステロイド性抗炎症成分が配合された薬を塗ってから冷やすと、炎症やかゆみは落ち着いてきます。

2.　アトピー性皮膚炎

　アトピー性皮膚炎は、症状がよくなったり悪くなったりを繰り返す、かゆみのある湿疹がある疾患で、多くはアトピー素因（体質）を持っています。また、年齢や体質で原因や悪化因子が

図2　年齢ごとの原因・悪化因子

2歳未満
- 食物　（卵・牛乳・小麦など）
- 発汗
- 乾燥
- 物理的な刺激
　　（よだれ、洗剤、衣服のこすれなど）
- 環境因子（ダニ、ハウスダストなど）
- 細菌や真菌　ほか

2〜12歳
- 発汗
- 乾燥
- 細菌や真菌
- ストレス
- 物理的な刺激
　　（よだれ、洗剤、衣服のこすれなど）
- 環境因子（ダニ、ハウスダストなど）
- 食物（卵・牛乳・小麦など）　ほか

13歳〜成人

表2 **ライフステージによるアレルギー症状の特徴**

	アレルギー症状の特徴
乳児期	口の周りや頬、額など顔面を中心に赤いポツポツやジュクジュクした発疹が出る。また汗がたまりやすい首、肘、膝の裏、手首、足首なども赤くなる
幼小児期	顔面の発疹は減り、全身の皮膚の乾燥が目立ってくる。体や関節部の発疹が多くなる
思春期・成人	環境への過剰適応などでストレスが強くなり、幼児から持続してきたアトピー性皮膚炎が悪化しやすい時期で、また幼小児期にいったん治癒した患者さんが再発する例も多くある。発疹は顔面や上半身に強くあらわれる傾向があり、特に顔面は「アトピー性皮膚炎の赤ら顔」と呼ばれる

異なり、それに応じて若干異なる状況を示します（**図2**、**表2**）。

　なお、乳幼児期は食べ物（特に卵）がアレルギーを引き起こす原因物質（アレルゲン）となることがあり、学童期に入るとダニ、ハウスダスト、カビなどがアレルゲンとなることが多くあります。

　アトピー性皮膚炎の診断は、①かゆみがあるかどうか、②特徴的な皮膚症状と分布を示すか、③症状の経過は慢性もしくは反復性か、の3つの項目を満たした場合にアトピー性皮膚炎と診断されます（**図3**）。図3のような症状がみられたときは、医療機関を受診するよう伝えましょう（受診勧奨）。また、スキンケアのみの治療でコントロールできる病態であれば、皮膚の保湿や清潔、皮膚への刺激性に配慮した薬品を勧めます。

3.　脂漏性皮膚炎

　乳児から高齢者まで、あらゆる世代にみられる皮膚症状で、頭部や顔面、髪の生え際など皮脂の分泌量が多いところにみられます。脂漏性皮膚炎は、アトピー性皮膚炎とよく似た、かゆみや皮膚の発赤を伴う湿疹があり、頭部にできたときはフケが多くなります。

1）脂漏性皮膚炎とアトピー性皮膚炎との見分け方

　「皮膚がポロポロとむけてしまう」場合は、脂漏性皮膚炎の可能性が高くなります。乳児の場合、患部をよく洗って清潔を保てば、多くは自然に治癒します。成人の場合、病院では、炎症にはステロイド性抗炎症薬と抗真菌薬の外用を、炎症が治まれば抗真菌薬のみで治療するのが一般的です。かゆみには抗ヒスタ

図3 アトピー性皮膚炎の診断（①〜③項目を満たすこと）

① **かゆみがあるかどうか**
多くの場合、強く我慢できないかゆみ

> アトピー性皮膚炎
> の症状がある
> ↓
> 医療機関を受診
> （受診勧奨）

② **特徴的な皮膚症状と分布を示すか**
【皮膚症状】
・赤い斑点の皮疹
・ジクジクして、かくと液体が出る
・浸出液が固まりかさぶたができている
・繰り返しの炎症で皮膚が肥厚している　　など
【分布】
・左右対側性
・好発部位は、前額、眼・口・耳介の周囲、頚部、四肢関節部、体幹
・乳児期：頭、顔から始まり、体幹、四肢へと広がることが多い
・幼小児期：頚部、四肢屈曲部にみられる
・思春期、成人期：顔をはじめとする上半身に皮疹が強くなる傾向

③ **症状の経過は慢性もしくは反復性か**
乳児は2ヵ月以上、小児期、成人期は6ヵ月以上を慢性とする。症状が軽くなっても何らかの要因で再び悪化することが多い

ミン薬の内服や外用を使用します。

　市販の製品では、ミコナゾール硝酸塩（抗真菌成分）が配合されたシャンプーや石鹸なども勧めることができます。

4. 接触性皮膚炎

　植物・金属などが皮膚に接触し、その刺激によってかゆみを伴う紅斑や丘疹などが生じ、炎症が強いときは水疱が生じる皮膚炎です。原因となるものは、金属、ゴム、食品、医薬品など特定できることが多く、その原因を取り除くことが先決です。かゆみに対しては抗ヒスタミン成分、炎症にはステロイド性抗炎症成分やその他抗炎症成分が配合された医薬品が適しています。

5. 蕁麻疹

　蕁麻疹は、突然生じる強いかゆみを伴う一過性の紅斑や膨疹が生じる状態をいい、数時間で消失する場合もあれば、1ヵ月以上出たり消えたりしながら継続する場合もあります。1ヵ月以内に消える症状を急性蕁麻疹、1ヵ月以上繰り

返しながら継続するものを慢性蕁麻疹といいます。

6. あせも（汗疹）

　汗を大量にかいたり、汗管の出口が汚れなどで塞がり皮膚内に汗が溜まってしまうことが、あせもの原因となります。あせもを予防するには、汗をかいたらそのままにせず、濡れたタオルでふき取るか、シャワーを浴びたりして清潔にすることが一番です。

　日本人によくみられるあせもには、**白いあせも**と**赤いあせも**があり、対処法が異なります（**表3**）。

　あせもをかき壊して化膿してしまうと、**とびひ**（伝染性膿痂疹^{のうかしん}）になってしまうことがあります。かき壊してしまった場合は、抗生物質が配合されたステロイド外用薬が適しています。

表3　**あせもの分類と対処法**

分類	性状	対処法
白いあせも （水晶様汗疹）	・赤みやかゆみを伴わないあせも ・皮膚の表面に、1〜3mmほどの透明あるいは白っぽい水ぶくれがある、比較的軽いもの	・清潔を保ち、涼しくすることを心がければ自然に治癒する ・かゆみもないため、特に治療の必要はない
赤いあせも （紅色汗疹）	・小さな赤いブツブツができてかゆみを伴う ・汗管がつまり、汗が表皮内に出てできたもの	・かゆみを伴うため、それ以上悪化しないように対処することが大切 ・炎症を抑えるステロイド外用薬を使うとよい

7. ドライスキン（皮膚の乾燥・乾燥肌）

1）ドライスキンによる症状

　冬場は空気が乾いているので、皮膚が乾燥し、かゆみを生じやすくなります。特に高齢者では皮膚の保湿力が低下し乾燥しやすくなるため注意が必要です。温まるとかゆみが増すため、夜布団で寝るときのかゆみに悩むケースが多くみられます。皮膚を強く引っかいてしまい、二次的に皮膚が赤くなったりブツブツができることもあります。

　乾燥には尿素やヘパリン類似物質などの保湿成分、かゆみには抗ヒスタミン成分が適応します。

2）ドライスキンと間違えやすいかゆみ

皮膚症状を伴わないかゆみは、中枢性のかゆみの可能性もあります。つまり、肝臓病や腎臓病、糖尿病などの代謝・内分泌疾患、悪性腫瘍などの随伴症状としてかゆみが起きることもあります。聴き取りで、治療中の基礎疾患がないか、かゆみ以外の症状はないかなどを確認しましょう。なお、中枢性のかゆみには抗ヒスタミン成分の効果は期待できません。状況に応じて受診勧奨が必要です。

8. デリケート部分のかゆみ

1）乳児のおむつかぶれとカンジダ皮膚炎

おむつかぶれは、炎症が軽いときはスキンケアだけでも十分よくなります。炎症が強い場合は、病院では弱いステロイド性抗炎症成分などが処方され、OTC医薬品では、抗ヒスタミン成分や刺激の少ない殺菌成分、皮膚を乾燥させる収れん成分などが配合された医薬品が使われます。

なお、おしりはステロイド性抗炎症成分が吸収されやすい部位のため、自己判断でおむつかぶれに使わないよう指導しましょう。おむつが当たらない部位（太ももの付け根など）に皮膚炎がある場合や、スキンケアを心がけてもかぶれがよくならないときは、カンジダ皮膚炎の可能性を考え、受診勧奨します。

2）女性

外陰部や膣のかゆみでは、粥状（カッテージチーズ状）や白く濁った酒粕状のおりものが認められる場合は、膣カンジダが考えられます。そうした異常はないものの、おりものに嫌なにおいがあるときは、クラミジア、淋菌、トリコモナスなどの感染症の可能性があります（**表4**）。いずれも治療法を決める前に検査する必要があるので、婦人科を受診するよう勧めます。最近は、匿名で検

ｎｏｔｅ　中枢性のかゆみ

アレルギーや乾燥肌によるかゆみは、皮膚そのものがかゆい「末梢性のかゆみ」です。

一方、脊髄や延髄の神経組織にあるオピオイド受容体に作用して起こるかゆみを「中枢性のかゆみ」といいます。たとえば、肝疾患が原因で起こるかゆみは全身性であり、中枢性のかゆみによるものです。

査を申し込める「検査キット」が薬局でも購入できるため、そうした情報を提供するのもよいでしょう。

表4　女性器にみられる感染症の特徴

	膣カンジダ	トリコモナス膣炎	細菌性膣炎	淋菌性膣炎	陰部疱疹
病因	カンジダ	膣トリコモナス	*G.vafinails* と嫌気性膣炎	淋菌	単純疱疹ウイルス（Ⅱ型）
膣・外陰部の主な症状	・おりもの ・強いかゆみ	・おりもの（多量） ・ときににおい ・排尿困難	・おりもの（軽度） ・におい	・おりもの（軽度） ・におい ・まれに排尿困難、下腹部痛	・水疱、潰瘍 ・強い痛み ・排尿痛や頭痛を伴うこともある
おりものの性状	粥状（カッテージチーズ状）、白く濁った酒粕状	・膿状 ・泡沫状	灰色	・膿状 ・黄緑色	変わらない
おりものの量（普段に比べて）	多い	変わらない	変わらない	変わらない	変わらない
炎症所見	・膣壁発赤 ・外陰炎所見	膣壁発赤	特になし	膣壁充血	特になし
主な誘因	・抗生物質、ステロイドなど ・妊娠、疲労、ストレスなどによる免疫力低下 ・性交渉	多くが性交渉	多くが性交渉	性交渉	性交渉

3）男性

男性の陰部のかゆみの多くは陰部掻痒症とよばれるもので、陰嚢や肛門周辺に発生します。**いんきんたむし**（正式名は股部白癬）は、内股やお尻に発症しやすい病気ですが、陰嚢にも極めてまれに発症します（**表5**）。

表5　男性器にみられる感染症の特徴

	陰部掻痒症	いんきんたむし
好発部位	陰嚢や肛門周辺	下腹部・内股・臀部（皮疹が丸く広がる）
原因	主として汗やむれ・下着の擦れ・乾燥など	白癬菌
治療	抗ヒスタミン成分を中心に、殺菌成分などが配合された医薬品	抗真菌薬

「皮膚のトラブル」に用いる OTC 医薬品の勧め方

相談から医薬品選択までの流れ

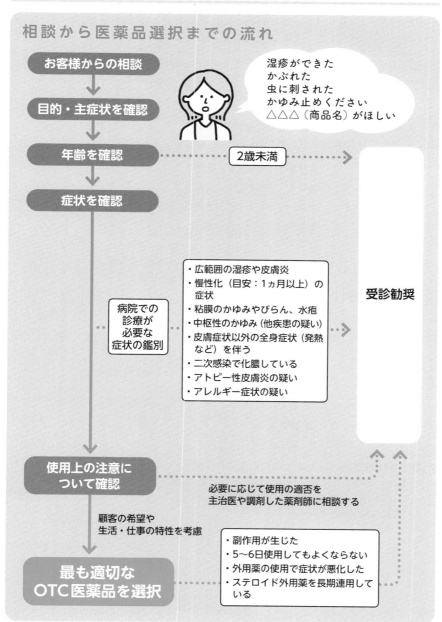

お客様からの相談

湿疹ができた
かぶれた
虫に刺された
かゆみ止めください
△△△（商品名）がほしい

↓

目的・主症状を確認

↓

年齢を確認 ┄┄┄ 2歳未満 ┄┄┄→

↓

症状を確認

病院での
診療が
必要な
症状の鑑別

・広範囲の湿疹や皮膚炎
・慢性化（目安：1ヵ月以上）の
　症状
・粘膜のかゆみやびらん、水疱
・中枢性のかゆみ（他疾患の疑い）
・皮膚症状以外の全身症状（発熱
　など）を伴う
・二次感染で化膿している
・アトピー性皮膚炎の疑い
・アレルギー症状の疑い

受診勧奨

↓

使用上の注意に
ついて確認 ┄┄┄

必要に応じて使用の適否を
主治医や調剤した薬剤師に相談する

顧客の希望や
生活・仕事の特性を考慮

↓

最も適切な
OTC医薬品を選択 ┄┄┄

・副作用が生じた
・5～6日使用してもよくならない
・外用薬の使用で症状が悪化した
・ステロイド外用薬を長期連用して
　いる

● OTC医薬品を選ぶ前に確認すべきポイント

小児への使用について、2歳未満の乳児には原則、医療機関での受診を勧めます（受診勧奨）。

ステロイド外用薬を長期・大量使用すると、副作用が生じる可能性があり、年齢によって発現しやすい副作用が異なります（**表6**）。

表6 年齢別のステロイド外用薬の副作用

	主な副作用
小児	皮膚萎縮、毛細血管拡張
思春期	萎縮性皮膚線状、ステロイドざ瘡
中年期	ステロイド潮紅、酒さ様皮膚炎、口囲皮膚炎
高齢者	皮膚萎縮、ステロイド紫斑

● 症状確認のポイント

1. 皮膚炎に用いる外用薬が適応する症状

皮膚炎に用いる外用薬は、一時的にあらわれる湿疹や皮膚炎、ただれ、かぶれ、かゆみ、しもやけ、虫さされ、蕁麻疹などの症状を鎮める目的で使われます。

2. 受診勧奨が必要なケース

表7の場合はOTC医薬品では対応できないため、皮膚科などの医療機関を受診するよう勧めます（受診勧奨）。

表7 OTC医薬品では対応できない湿疹の性状

湿疹の症状	受診勧奨の理由
・広範囲に湿疹や皮膚炎がある ・湿疹の慢性化（1ヵ月以上が目安） ・粘膜にかゆみやびらん、水疱がある ・皮膚症状のほかに発熱や倦怠感など全身症状を伴う ・化膿している（二次感染の疑い） ・アトピー性皮膚炎の疑い　　・アレルギー症状の疑い ・皮膚炎用薬を5〜6日使用しても改善しない	医療機関での診断・適切な治療が必要
・中枢性のかゆみの疑い	他の疾患が原因の可能性があり、その疾患の治療を優先すべき

「皮膚のトラブル」に用いるOTC医薬品

● 皮膚炎用薬（外用薬）に配合されている成分の特徴

　皮膚炎用薬に配合されている成分には、ステロイド性抗炎症成分、抗炎症成分、局所麻酔成分、抗ヒスタミン成分などがあります（**表8**）。ステロイド性抗炎症成分は、作用の強さによってStrong（ストロング）、Medium（ミディアム）、Weak（ウィーク）にランク分けされており、炎症の強さや部位により使い分けます。

表8　皮膚炎用薬（外用薬）の主な成分とその特徴

種類	主な成分	特徴
ステロイド性抗炎症成分		
ストロング （Strong）	フルオシノロンアセトニド ベタメタゾン吉草酸エステル	・患部局所におけるプロスタグランジンなどの炎症を誘発する物質の産生を抑える ・皮膚の炎症を抑える効果が極めて高い ・副作用防止のため、使用期間や使用範囲を限定する ・長期大量の使用、広範囲（目安：手のひら5つ分以上の範囲）に使用すると、局所や全身に副作用を生じやすい
ミディアム （Medium）	プレドニゾロン吉草酸エステル酢酸エステル（PVA） デキサメタゾン ヒドロコルチゾン酪酸エステル	
ウィーク （Weak）	プレドニゾロン プレドニゾロン酢酸エステル ヒドロコルチゾン酢酸エステル デキサメタゾン酢酸エステル	
非ステロイド性 抗炎症成分	ウフェナマート	皮膚の炎症によるほてりやかゆみなどを緩和する
抗炎症成分	グリチルレチン酸 グリチルリチン酸ジカリウム グリチルリチン酸モノアンモニウム	比較的穏やかな抗炎症作用を示す
局所麻酔成分	ジブカイン塩酸塩 リドカイン アミノ安息香酸エチル	皮膚や粘膜の知覚神経に作用し麻痺させ、かき傷などの創傷面の痛みや、湿疹、皮膚炎、かぶれ、あせも、虫さされなどによる皮膚のかゆみをやわらげる
抗ヒスタミン 成分	ジフェンヒドラミン ジフェンヒドラミン塩酸塩 クロルフェニラミンマレイン酸塩	患部局所におけるヒスタミンの働きを抑え、皮膚のかゆみを抑える

種類	主な成分	特徴
鎮痒成分	クロタミトン	皮膚に軽い灼熱感を与え、かゆみを感じにくくさせる
殺菌成分	イソプロピルメチルフェノール	・強い殺菌作用がある ・創傷した粘膜や皮膚に刺激がある

● 皮膚炎用薬（外用薬）の選び方

使用者から症状や要望を聴取した後、皮膚の状態に応じた成分や剤形などから医薬品を選択します。

1. 皮膚の状態による選択

皮膚の状態にあった成分が組み合わさった医薬品を選択します（**表9**）。

表9 皮膚の状態による医薬品や薬効成分の選択

症状	選択する医薬品・薬効成分
「かゆみ」が主な症状 炎症は軽い	・抗ヒスタミン成分 ・鎮痒成分（クロタミトン） ・局所麻酔成分
「かゆみ」が 広範囲にわたる	・抗ヒスタミン成分の内服 ・炎症があるときは、ステロイド性抗炎症成分の使用は避け、その他の抗炎症成分を用いる
炎症を伴う 湿疹やかぶれ	【症状の重症度による選択】 　・比較的軽い➡抗炎症成分 　・軽い➡非ステロイド性抗炎症成分 　・やや強い炎症やかゆみ 　　➡ステロイド性抗炎症成分（Weakタイプ、Mediumタイプ） 　・強い炎症やかゆみ 　　➡ステロイド性抗炎症成分（Strongタイプ） 【部位に応じた選択】 　・顔や首、おしりなどのデリケートな部分 　　➡非ステロイド性抗炎症成分（吸収率が高い部位のため） 　・手や足など 　　➡ステロイド性抗炎症成分（吸収率が低い部位のため） 【ステロイド性抗炎症成分を選ぶときの注意】 ・水痘、水虫、たむし、にきび、化膿している箇所への使用は避ける ・顔や皮膚の薄い部位（吸収率が高い部位）への使用は慎重に検討。 　使用する場合は1日1回にするなど、少量にする

症状	選択する医薬品・薬効成分
かき壊しなどの皮膚損傷があり、細菌感染のおそれがある	殺菌成分
化膿している	抗菌成分
乾燥肌（ドライスキン）に伴うかゆみ	・保湿成分（尿素） 【注意】ひびわれ、傷、ただれがないときのみ使用 ・ヘパリン類似成分 ・ビタミンA、ビタミンE成分
かき傷がある	・組織修復成分（アラントイン、ビタミンA油） ・収斂、皮膚保護成分（酸化亜鉛）
しもやけ	・ビタミンE成分 ・紫雲膏
かき傷に痛みやかゆみを伴う	局所麻酔成分

2. 剤形からの選択

外用薬の剤形には、軟膏、クリーム、ゲル、液剤、ローション、スプレーなどがあります。それぞれの長所・短所を考慮して剤形を選択します（**表10**、表1参照）。

表10 剤形の特徴による選択

剤形	長所	短所
軟膏	・低刺激で、いかなる患部にも使用できる ・特に湿潤面やびらん面、肌が弱い人に適している ・かさぶたを軟らかくして取り除く作用もある	・ややベタベタした使用感 ・夏場は特にベタつきを感じやすく、やや不向き
クリーム	・ベタつかず、さらっとした使用感 ・のびがよく、手軽に広範囲に塗ることができる	・添加されている乳化剤や防腐剤に刺激性がある ・湿潤面やびらん面にはやや適さない
ゲル	・使用感がよく、薄い皮膜で患部を保護する ・薬効成分が素早く吸収される	・刺激性がある ・湿潤面やびらん面にはやや適さない

剤形	長所	短所
液 **ローション**	・軟膏やクリームが使用しにくい毛髪部位などに適している ・スティックタイプは手を汚さずに、手軽に広範囲に塗ることができる	・添加されている乳化剤や防腐剤に刺激性がある ・湿潤面やびらん面には適さない ・皮膚が乾燥する （保湿成分を配合した医薬品もある）
スプレー	・軟膏やクリームが使用しにくい毛髪部位などに適している ・手を汚さずに広範囲に使用できる	・使用量がわかりにくい ・刺激性がある ・正常な皮膚にも散布するおそれがある

資格試験からみる

Column **プロドラッグ**

　医薬品には、そのまま服用しても吸収されにくいものがあります。使用者が健康管理のために服用しているビタミン剤の吸収について知っておくことも大切です。

　疲労回復を助けてくれるビタミンB_1（チアミン）は、そのままでは水溶性で消化管から吸収されにくい性質があります。そこで、脂溶性になれるアイテムを結合させたのがフルスルチアミンというビタミンB_1誘導体（プロドラッグ）です。フルスルチアミンとして服用すれば、消化管で吸収された後、ビタミンB_1に変身して、体内で作用してくれるのです。

　また、プロドラッグ化は、吸収改善だけでなく、副作用の軽減、薬効の持続化など、さまざまな目的で行われています。プロドラッグ化された医薬品を上手に選ぶことで、より良い効果が期待できます。薬剤師国家試験でも「ロキソプロフェン※は、プロドラッグであり、アスピリン※と比較して消化管障害を起こしにくい。（103回薬剤師国家試験）」という「正」の記述が出題されています。

※解熱鎮痛薬

🔵 皮膚炎用薬（外用薬）の商品例

1. ステロイド性抗炎症成分配合―Strong（ストロング）ランク

POINT 強い炎症やかゆみを伴う皮膚炎・湿疹・かぶれに。水痘、水虫、たむしなど、または湿潤やただれのひどい部位には使用を避ける。

商品名	特徴	配合成分（1g中・1mL中）	用量用法
ベトネベート クリームS	・ステロイド性抗炎症成分のみ	ベタメタゾン吉草酸エステル 1.2mg	1日1～数回 適量
フルコートf	ステロイド性抗炎症成分 ＋ 抗生物質	フルオシノロンアセトニド 0.25mg フラジオマイシン硫酸塩 3.5mg （抗生物質）	1日1～数回 適量

2. ステロイド性抗炎症成分配合―Medium（ミディアム）ランク

POINT やや強い炎症やかゆみを伴う皮膚炎・湿疹・かぶれに。水痘、水虫、たむしなど、または湿潤やただれのひどい部位には使用を避ける。

商品名	特徴	配合成分（1g中・1mL中）	用量用法
ムヒアルファEX 液体ムヒアルファ EX	・抗ヒスタミン成分、鎮痒成分、殺菌成分配合 ・虫さされなど、かゆみがひどい場合に適する ・アンテドラッグ 剤形：クリーム、ローション	プレドニゾロン吉草酸エステル酢酸エステル 1.5mg ジフェンヒドラミン塩酸塩 10mg l-メントール 35mg dl-カンフル 10mg クロタミトン 50mg（クリームのみ配合） イソプロピルメチルフェノール 1mg	1日数回 適量
メンソレータム メディクイック クリームS メンソレータム メディクイック 軟膏R	・鎮痒成分、殺菌成分、皮膚修復成分配合 ・ひどい手荒れなど、皮膚の荒れに適する ・アンテドラッグ 剤形：クリーム、軟膏	プレドニゾロン吉草酸エステル酢酸エステル 1.5mg クロタミトン 50mg イソプロピルメチルフェノール 1mg アラントイン 2mg リドカイン 10mg	1日数回 適量

3. ステロイド性抗炎症成分配合—Waek（ウィーク）ランク、抗菌薬の配合なし

POINT やや強い炎症やかゆみを伴う皮膚炎・湿疹・かぶれに。水痘、水虫、たむしなど、または湿潤やただれのひどい部位には使用を避ける。

商品名	特徴	配合成分（1g中・1mL中）	用量用法
オイラックス DX軟膏	・局所刺激成分の配合なし 剤形：軟膏	デキサメタゾン酢酸エステル 　0.25mg グリチルレチン酸 5mg クロタミトン 50mg 酢酸トコフェロール 5mg イソプロピルメチルフェノール 1mg アラントイン 2mg	1日数回 適量
タクトプラス クリーム	・局所刺激成分の配合あり 剤形：クリーム	デキサメタゾン酢酸エステル 　0.25mg クロタミトン 50mg ジフェンヒドラミン塩酸塩 10mg ジブカイン塩酸塩 3mg イソプロピルメチルフェノール 1mg l-メントール 35mg dl-カンフル 30mg"	1日数回 適量
液体ムヒS2a	・局所刺激成分の配合あり 剤形：液	デキサメタゾン酢酸エステル 　0.25mg ジフェンヒドラミン塩酸塩 20mg l-メントール 35mg dl-カンフル 10mg イソプロピルメチルフェノール 1mg グリチルレチン酸 2mg	1日数回 適量
ウナコーワα	・局所刺激成分の配合あり 剤形：液	デキサメタゾン酢酸エステル 　0.25mg リドカイン 5mg ジフェンヒドラミン塩酸塩 20mg dl-カンフル 20mg l-メントール 30mg	1日数回 適量
マキロン パッチエース	・局所刺激成分の配合あり ・かき壊しを防ぐ 剤形：パッチ	（膏体100g（1.25m^2）中） デキサメタゾン酢酸エステル 　0.025g ジフェンヒドラミン 1.00g イソプロピルメチルフェノール 1.00g 酢酸トコフェロール 0.50g	1日1〜3回

4. ステロイド性抗炎症成分を配合しないもの

POINT　炎症やかゆみを伴う皮膚炎・湿疹・かぶれに。ステロイド性抗炎症成分が使用できないときに。

商品名	特徴	配合成分（1g中・1mL中）	用量用法
エンクロンUF クリームEX	・主成分：NSAIDs 剤形：クリーム	ウフェナマート 50mg ジフェンヒドラミン 10mg グリチルレチン酸 3mg トコフェノール酢酸エステル 5mg ベンゼトニウム塩化物 1mg	1日数回 適量
新レスタミン コーワ軟膏	・主成分：抗ヒスタミン成分 剤形：軟膏	ジフェンヒドラミン塩酸塩 20mg	1日数回 適量
ラナケインS	・主成分：抗ヒスタミン成分 剤形：クリーム	アミノ安息香酸エチル 50mg ジフェンヒドラミン塩酸塩 20mg イソプロピルメチルフェノール 1mg	1日数回 適量
新ウナコーワ クール	・主成分：抗ヒスタミン成分 剤形：液	ジフェンヒドラミン塩酸塩 20mg リドカイン 5mg l-メントール 30mg dl-カンフル 20mg	1日数回 適量
ムヒパッチA	・主成分：抗ヒスタミン成分 剤形：パッチ	ジフェンヒドラミン 10mg イソプロピルメチルフェノール 10mg l-メントール 30mg	1日数回 適量
液体ムヒベビー	・主成分：抗ヒスタミン成分 剤形：液	ジフェンヒドラミン塩酸塩 20mg パンテノール（プロビタミンB₅） 10mg	1日数回 適量

その他に抗菌成分が配合されている外用薬もあります

お客様 さっき、毛虫に刺されちゃって、かゆいんだよ。（右手の甲が赤く腫れているのを見せながら）どうすればいい？

［男性、70代くらいと推察］

薬剤師／販売員 ［自己紹介の後］毛虫に刺されたのですか？ 詳しく教えていただけますか？

お客様 庭木を切っていたら、毛虫がいて、ピリッと痛みがきてね。すぐに刺されたところを水で流したんだけど、手とか足とか、胸までにも湿疹がひろがってしまって、あちこちかゆいんだよ。

薬剤師／販売員 刺された後すぐに洗い流したが、全身がかゆいのですね。他の症状はありませんか？

お客様 特にないよ。かゆいだけ。

薬剤師／販売員 お客様、治療している病気や飲んでいる薬、健康食品などはございませんか？

お客様 朝に、血圧の薬とコレステロールの薬を飲んでいるよ。

薬剤師／販売員 血圧の薬とコレステロールの薬ですね。食物アレルギーや薬による副作用の経験はないでしょうか？

お客様 ないよ。

薬剤師／販売員 毛虫に刺された後、家にある塗り薬などは使いましたか？

お客様 いいや、家に塗り薬が何にもなくてね。まだ使ってない。

薬剤師／販売員 毛虫の毛が全身に飛び散っている可能性があります。まずは、ご自宅に帰られたら、すぐにシャワーなどで全身をよく洗い流してください。その後、毛虫に刺されて今赤くなっているところには、『ムヒアルファEXクリーム』を塗ることをお勧めします。

こちらの薬はステロイドが入っていますので、特にかゆいところや皮膚が赤くなっている部分にのみに塗るようにして、全身には使わないようにしてください。また、顔や首など、皮膚の薄い部分には塗らないでください。

全身がかゆい場合は、ステロイド薬が入っていない、こちらの『新レスタミンコーワ軟膏』が安心してお使いいただけます。全身のかゆみに対しては、かゆみ止めの飲み薬を飲むこともお勧めします。

接客・説明のコツ

- 毛虫に刺された後の適切なセルフケアをお伝えすることも大切です。

- 使用する部位に応じた外用薬を選択します。お客様にも、部位ごとの外用薬の使い分けについてよく説明しましょう。
- ステロイド外用薬の広範囲への使用は避けます。

note　アンテドラッグステロイド

　アンテドラッグ（antedrug）とは、薬を使用した部分（局所）で優れた効果を発揮した後、体内に吸収され、すみやかに分解・低活性になるよう設計された薬剤のことです。代表的なものがアンテドラッグステロイドで、ステロイドによる全身性副作用を起こしにくいというメリットがあります。

　プレドニゾロン吉草酸エステル酢酸エステル（医療用医薬品・OTC医薬品）は、代表的なアンテドラッグステロイドです。塗布した患部ではMedium（ミディアム）クラスの効果を示し、体内に吸収されるとWeak（ウィーク）ランクのプレドニゾロンに変わります。

参考資料‥‥‥
・吉岡ゆうこ「トリニティ通信添削OTC講座」（ネオフィスト研究所）

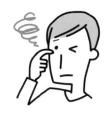

目のトラブル

ここがポイント！

知っておきたい「目のトラブル」の基礎知識

- 目の疲れ、目の乾き、目の充血、目のかすみ、目のかゆみなどがある。
- 休息をとっても目の疲れが回復しない眼精疲労には、原因となる病気が隠れていることがある。
- ドライアイの可能性があるときは受診勧奨する。

「目のトラブル」に用いる OTC 医薬品の勧め方

- **重要** 点眼薬の使用方法、開封後の期限などを守るよう指導する。
- **注意** 目症状（目のかすみ、痛みなど）以外の随伴症状がある場合は受診勧奨する。
- 緑内障はOTC医薬品では改善しない。
- 添付文書の使用期間を超えても改善しない場合は受診勧奨する。
- コンタクトレンズの種類に合った点眼薬を選ぶ。

「目のトラブル」に用いる OTC 医薬品

- **重要** 点眼薬の副作用は目の充血、かゆみ、腫れなど。まれに、全身性の副作用が起こることもある。
- アドレナリン作動成分は血管収縮作用で目の充血を抑える。頻回使用で充血を招くことがある。
- 抗炎症成分のプラノプロフェンは、喘息発作を誘発するおそれがある。

点眼薬の1回量は
"1滴で十分"であることを
よく説明しましょう

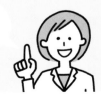

● 目の構造と働き

　まずは目の構造と働きを理解しましょう（**図1**）。構造や働きがわかれば、トラブルが起きている部位や点眼薬の作用を把握しやすくなります。

図1　**目の構造と働き**

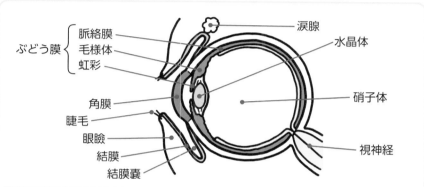

名称		働き
ぶどう膜	脈絡膜	血管と色素が多く、目に栄養を与えたり、眼球内を暗くしたりする
	毛様体	水晶体の厚さを変えてピント調節をする
	虹彩	目に入る光の量を調節する
角膜		黒目の部分を覆う膜。水晶体とともにカメラのレンズの役割をする
水晶体		カメラのレンズの役割をする 毛様体の筋肉の働きによって厚みを変えてピント調節をする
睫毛（まつ毛）		異物の侵入を防ぐ
眼瞼（まぶた）		眼球を保護する。カメラのシャッターの役割をする
結膜		眼球と眼瞼をつないでいる。眼球の動きを助ける
結膜嚢		結膜で覆われた眼瞼の内側と眼球の間の空間
涙腺		涙液を分泌する
硝子体		ゼリー状の透明な物質 光を透過させたり、眼球の形を保持したりしている

● 目のトラブルにみられる主な症状

1. 目の疲れ

　目が疲れると目が重い、痛い、しょぼしょぼする、かすむなど不快な症状があらわれます。軽い症状であれば目をいたわることで回復しますが、睡眠を十分とったのに目の疲れが続く、目以外にも頭痛、肩こり、吐き気などの症状があるときは、ただの目の疲れではなく**眼精疲労**といいます。

　眼精疲労は、休息をとっても十分に回復しないため、原因を特定して取り除くことが大切です。眼精疲労の原因として、度の合わない眼鏡の使用、本やパソコン画面を長時間見続けること、近視や乱視などの屈折異常、**ドライアイ**や緑内障・白内障などの目の病気などがあげられます。また、全身の病気や精神的ストレスが原因になることもあります。

2. 目の乾き

　涙の分泌量が減ると、目の表面を潤す力が弱くなり、目の乾きを感じるようになります。その原因として、長時間のパソコン作業や運転などによるまばたきの回数の減少、室内や車内の空気の乾燥、コンタクトレンズの使用、ストレス、涙の分泌量を減らす作用のある抗ヒスタミン薬や抗うつ薬の服用などがあげられます。その他、目の乾きが強い場合や、口や鼻腔の乾燥などの他の症状を伴う場合は、ドライアイ（**図2**）や自己免疫疾患のシェーグレン症候群などの可能性も考えられます。そうした病気を疑う場合は、医療機関への受診が必

図2 ドライアイのチェックリスト

☐ 目が疲れる　　　　　☐ 目が痛い
☐ 目やにが出る　　　　☐ 涙が出る
☐ 目がショボショボする　☐ 物がかすんで見える
☐ 目がゴロゴロする　　　☐ 目がかゆい
☐ 目が重たい感じがする　☐ 光を見るとまぶしい
☐ 目の不快感　　　　　☐ 目が赤い

チェックが
5つ以上
↓
ドライアイの
可能性

加えて、10秒以上目を開けていられない、まばたきの回数が1分間に40回以上の場合は、さらにドライアイの可能性が高くなる

要です（受診勧奨）。

3. 目の充血

充血には、**結膜充血**と**毛様充血**があります。結膜充血はOTC医薬品で対応できますが、毛様充血は、角膜炎やぶどう膜炎、急性緑内障発作などが疑われるため、早急に受診する必要があります（**表1**）。

表1 結膜充血と毛様充血の特徴

	結膜充血	毛様充血
充血の仕方	白目の部分やまぶたの裏側が充血し、黒目に近づくにつれて赤みが軽くなる	黒目の周りが充血し、黒目から離れると赤みが軽くなる。まぶたの裏側は充血しない
その他の症状	涙、目やに	涙、まぶしさ、頭痛、吐き気など。目やにはでない
原因	アレルギー、感染症など	角膜炎、ぶどう膜炎、急性緑内障発作など
OTC医薬品による対応	可能。ただし、症状がひどいときは早めに医療機関を受診	不可 早急に医療機関を受診（受診勧奨）

4. 目のかすみ

物がかすんで見える、ぼやけて見えるなどの目のかすみの原因には、目の酷使、加齢、病気などがあります。

テレビやパソコン画面など近くを見るときは、目の毛様体が緊張することで水晶体に厚みをもたせてピントを合わせています。しかし、長時間にわたって画面を見続けると毛様体が疲れてしまい、**ピント調節機能**が低下して、一時的に目がかすむことがあります。また、年齢を重ねることにより、水晶体の弾力が低下して、ピントを合わせる機能が低下したり、白内障（レンズの役割をしている水晶体が濁る病気）や緑内障、ドライアイ、ぶどう膜炎などの病気が原因で、目がかすむことがあります。

5. 目のかゆみ

かゆみの主な原因は、**アレルギー性結膜炎**です。スギ、カモガヤ、ヨモギ、

ブタクサ、ヒノキなどの花粉やハウスダスト、ダニ、カビ、ペットの毛などがアレルギーの原因物質として知られています。アレルギー体質の人の体内にこれらの物質が入ると免疫反応が起こり、肥満細胞からヒスタミンが放出されます。ヒスタミンは目の炎症を引き起こし、かゆみや充血を生じさせます。その他に、ものもらいやドライアイなどで目のかゆみが生じることもあります。

6. 目やに

目の細胞は皮膚などと同じように、古い細胞から新しい細胞に入れ替わっていきます。その古い細胞が分泌液などと一緒に目の外に排出されたものが目やにです。朝起きた時に目頭や目尻に少量の目やにが出ることがありますが、これは生理的なもののため心配はいりません。

一方、細菌やウイルス、花粉などが目に侵入したときに、それらを排除するために免疫反応が起こり、目やにが増えることがあります。目やにの性状によって以下の可能性が考えられます。

> ● **黄緑色のドロっとした目やに**：細菌感染
> ● **白くネバネバと糸を引いたような目やに**：ウイルス感染
> ● **涙のようにサラサラした水状の目やに**：花粉などで起こるアレルギー反応

7. ものもらい

正式な病名は**麦粒腫**（ばくりゅうしゅ）といい、黄色ブドウ球菌などの細菌がまつ毛の根元にある汗腺（かんせん）やまぶたにある皮脂腺に感染することで起こります。まぶたの局所的な赤みや軽い痛み、かゆみが生じ、症状が強くなるとまぶた全体が腫れたり、目やにや膿が出たりします。

目がゴロゴロするなど症状が軽い場合はOTC医薬品で対応できますが、症状が強い場合は、医療機関の受診を勧めます。膿がたまってものもらいが大きくなった場合は、まぶたを切開して膿を出すこともあります。

「目のトラブル」に用いる OTC 医薬品の勧め方

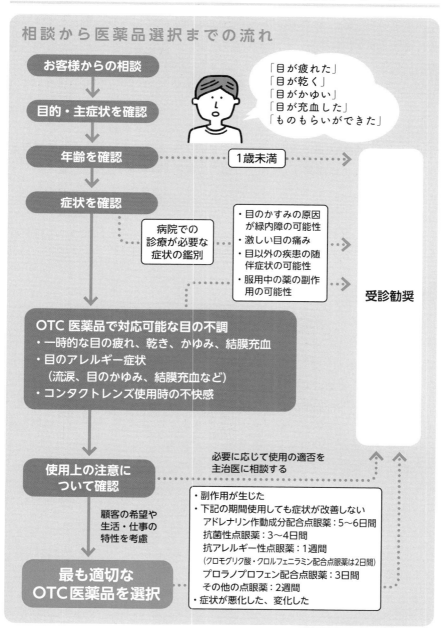

相談から医薬品選択までの流れ

お客様からの相談

「目が疲れた」
「目が乾く」
「目がかゆい」
「目が充血した」
「ものもらいができた」

目的・主症状を確認

年齢を確認 ……… 1歳未満 ……………→

症状を確認

病院での
診療が必要な
症状の鑑別

・目のかすみの原因
　が緑内障の可能性
・激しい目の痛み ……………→
・目以外の疾患の随
　伴症状の可能性
・服用中の薬の副作
　用の可能性 ……………→

受診勧奨

OTC 医薬品で対応可能な目の不調
・一時的な目の疲れ、乾き、かゆみ、結膜充血
・目のアレルギー症状
　（流涙、目のかゆみ、結膜充血など）
・コンタクトレンズ使用時の不快感

使用上の注意に
ついて確認

必要に応じて使用の適否を
主治医に相談する ……………→

顧客の希望や
生活・仕事の
特性を考慮

最も適切な
OTC医薬品を選択

・副作用が生じた
・下記の期間使用しても症状が改善しない
　アドレナリン作動成分配合点眼薬：5〜6日間
　抗菌性点眼薬：3〜4日間
　抗アレルギー性点眼薬：1週間
　（クロモグリク酸・クロルフェニラミン配合点眼薬は2日間）
　プロラノプロフェン配合点眼薬：3日間
　その他の点眼薬：2週間
・症状が悪化した、変化した

3章

症状からみたOTC医薬品の選び方

目のトラブル

255

● OTC医薬品を選ぶ前に確認すべきポイント

使用者の中には、「点眼薬は飲み薬ではないから安心して使える」と思っている人がいますが、点眼薬にも注意すべき点があります。適切なOTC点眼薬を選ぶために確認すべきポイントをあげます。

1. 使用者の年齢確認

年齢によっては使用できない点眼薬があります。たとえば、ケトチフェンフマル酸塩含有の点眼薬は1歳未満の乳児に、アシタザノラスト水和物やプラノプロフェン含有の点眼薬は7歳未満の幼児に使用できません。

2. 副作用やアレルギーの確認

含まれている成分に対してアレルギーがないか、副作用の経験がある成分が含まれていないかを確認します。

3. 妊娠・授乳の確認

プラノプロフェン含有の点眼薬は、妊婦・授乳婦は使用できません。医療用医薬品のプラノプロフェン点眼薬では、妊婦または妊娠している可能性のある婦人及び授乳婦には治療上の有益性が危険性を上回ると判断される場合のみ投与するとされており、動物実験（ラット）で分娩遅延が認められています。

また、次の成分は妊婦または妊娠していると思われる人は、使用前に医師、薬剤師または登録販売者に相談することとされています。一般的に点眼薬が胎児に及ぼす影響は少ないとされていますが、医療用医薬品の添付文書には以下の記載があります。

- **ケトチフェンフマル酸塩、ペミロラストカリウム、アシタザノラスト水和物**：妊娠中の投与に関する安全性は確立されていない。
- **クロモグリク酸ナトリウム**：動物実験（ウサギ、マウス）で母体に毒性があらわれる大量の注射により胎仔毒性（胎仔吸収、体重減少など）の報告がある。
- **トラニラスト**：妊婦（特に約3ヵ月以内）または妊娠している可能性のある婦人には投与しないことが望ましい。動物実験（マウス）で経口大

量投与により、骨格異常例の増加が認められている。

アシタザノラスト水和物は、授乳中の人も相談することとされています。なお、医療用医薬品の添付文書には、授乳中の婦人への投与に関する安全性は確立していないと記載されています。

4. 併用薬の確認

抗ヒスタミン作用のあるクロルフェニラミンマレイン酸塩やケトチフェンフマル酸塩を含有する点眼薬を販売する場合は、同じく抗ヒスタミン作用のある点鼻薬を使用していないか確認が必要です。これらを併用すると眠気が強くあらわれるおそれがあるため、併用する場合は、乗物または機械類の運転操作はしないよう指導します。アレルギー症状は目だけでなく鼻にも同時にあらわれることがあるため、併用の可能性を考慮すべきです。

5. 治療中の病気の確認

1) ドライアイ、シェーグレン症候群、スティーブンス・ジョンソン症候群、角膜感染症

精製ヒアルロン酸ナトリウム含有の点眼薬の添付文書には、これらの病気に使用してはいけないと記載されています。医療用医薬品の精製ヒアルロン酸ナトリウム含有の点眼薬は、ドライアイやシェーグレン症候群、スティーブンス・ジョンソン症候群の治療薬として使用されますが、OTC点眼薬はこれらの病気に適応はありません。そもそもこれらの病気は医師の診療が必要なため、医療用医薬品の代わりとしてOTC医薬品を使用することはできません。

また、精製ヒアルロン酸ナトリウム点眼薬を使用すると、角膜感染症の症状に気づきにくくなるおそれがあります。気づかないうちに病状が悪化してしまうおそれがあるため、疑う症状がある場合は受診勧奨すべきです。

2) 緑内障

充血を改善するテトラヒドロゾリン塩酸塩やナファゾリン塩酸塩、かゆみを抑えるジフェンヒドラミン塩酸塩、クロルフェニラミンマレイン酸塩には散瞳作用があるため、目に栄養を与える房水（ぼうすい）の流れが悪くなる可能性があります。房水の出口である隅角（ぐうかく）が広い場合は基本的に心配ありませんが、隅角が狭い場合は隅角が閉塞して眼圧が上昇する可能性があります。医療用医薬品のナファ

ゾリン硝酸塩点眼液は、隅角が閉塞している閉塞隅角緑内障では使用禁忌とされています。緑内障患者からOTC医薬品の相談を受けた場合は、眼科医の診断内容を確認し、隅角が狭いなどの説明を受けている場合は、これらの成分は避けるべきです。また、急性緑内障発作では、目のかすみを訴えることがありますが、OTC医薬品の点眼薬では緑内障の症状を改善することはできません。目のかすみの訴えがあった場合は、慎重に聴き取りを行い、緑内障が疑われるときは受診勧奨します。

3) 減感作療法などアレルギーの治療を受けている人

ケトチフェンフマル酸塩などの抗アレルギー点眼薬の使用が、減感作療法などのアレルギー治療の効果判定に影響を及ぼすことがあります。したがって、使用前に医師への確認が必要です。

6. 長期連用の有無の確認

抗菌性点眼薬には、長期連用しないことと記載されています。使用を続けても症状が改善しない場合は、配合されている抗菌成分が効かない可能性があります。

● 症状確認のポイント

1. 適応する症状

OTC点眼薬は、一般点眼薬、抗菌性点眼薬、アレルギー用点眼薬、人工涙液に分類されます（**表2**）。目の症状にあった点眼薬を選択します。

表2 OTC点眼薬の種類と適応症状

種類	適応症状
一般点眼薬	目の疲れ、結膜充血、目のかゆみ、眼病予防（水泳のあと、ほこりや汗が目に入ったときなど）、紫外線その他の光線による眼炎（雪目など）、目のかすみ（目やにの多いときなど）、眼瞼炎（まぶたのただれ）、ハードコンタクトレンズを装着しているときの不快感
抗菌性点眼薬	ものもらい、結膜炎（はやり目）、眼瞼炎（まぶたのただれ）、目のかゆみ
アレルギー用点眼薬	花粉、ハウスダスト（室内塵）などによる次のような目のアレルギー症状の緩和：目の充血、目のかゆみ、目のかすみ（目やにの多いときなど）、なみだ目、異物感（コロコロする感じ）
人工涙液	ソフトコンタクトレンズまたはハードコンタクトレンズを装着しているときの不快感、涙液の補助（目の乾き）、目の疲れ、目のかすみ（目やにの多いときなど）

2. 受診勧奨が必要なケース

　激しい目の痛みがある人は、急性緑内障発作や角膜潰瘍、眼球への外傷、角膜感染症などの可能性があります。急性緑内障発作の場合は、目のかすみや痛みのほかに、激しい頭痛や吐き気といった目以外の症状もあらわれることがあります。こうした症状がある場合、失明や視力障害などの後遺症が生じるおそれがあるため、早急に眼科を受診するよう勧めます。

　また、アレルギーによる症状なのか、あるいは他の原因による症状かはっきりしない場合は、アレルギー用点眼薬を使用する前に医師への相談が必要です。特に片目だけに症状がある、目の症状のみで鼻の症状がない、視力に影響がある、目やにが多いときなどは、アレルギー以外の病気の可能性を考慮すべきです。

● 販売時に必要な情報の提供（服薬指導）

1. 使用期間の説明

　添付文書に記載されている期間どおり使用しても症状が改善しない場合は、早期に受診するよう勧めます（**表3**）。症状が改善しない場合、OTC医薬品では対応できない病気や、使用したOTC点眼薬が病状にあっていない可能性が考えられます。

表3　点眼薬の使用期間の例

点眼薬の種類・成分	使用期間
充血を改善する薬（テトラヒドロゾリン塩酸塩、ナファゾリン塩酸塩）	5〜6日（連用または頻回に使用するとかえって充血が悪化することがある）
精製ヒアルロン酸ナトリウム	1週間（症状が改善しても2週間を超えて使用する場合は、医師または薬剤師に相談）
抗菌性点眼薬	3〜4日
プラノプロフェン	3日（症状が改善しても2週間を超えて使用する場合は、医師、薬剤師または登録販売者に相談）
一般点眼薬、人工涙液	2週間

2. 使用時の注意事項

1）点眼時の感染防止

　点眼時に雑菌が目に入らないようにするため、点眼前にしっかり手を洗います。また、点眼容器の先端がまつ毛やまぶたに触れると、雑菌が点眼薬に混入し、薬液が汚染されてしまいます。点眼時は下まぶたを軽く下に引き、容器の先端が触れないように点眼します。他の人が使っている点眼薬は、薬液が汚染されている可能性があるため、共用を避けるよう指導します。

2）1回の点眼量と副作用防止

　点眼薬は、結膜嚢に滴下します。その結膜嚢の容積は30μL程度といわれていますが、点眼薬1滴は約50μLです。多くの点眼薬の用法用量には、「1回1～2滴」「1回1～3滴」と記載されていますが、1回1滴で十分量を満たしているわけです。

　ところが、しっかり効いてほしいからと滴数を多くする人がいます。滴数を増やしても効果が増すことはなく、むしろ目の外にあふれた薬液で目の周りがかぶれるおそれがあります。また、薬液が涙点（目頭にある小さな穴）から鼻涙管（目と鼻の奥をつないでいる管）を通って鼻やのどに流れ込むと、苦みや甘みを感じる原因になったり、鼻粘膜やのどから薬が吸収されて全身性の副作用の原因になることもあります。1回の滴数について、使用者に説明しておくとよいでしょう。

　点眼後にまばたきをすると、涙点から鼻やのどへの薬液排出が促されてしまいます。効果減弱や副作用発現を避けるために、点眼後はしばらく目を閉じて目頭を押さえるよう指導します。

3）開封後の期限

　点眼薬の外箱に記載されている使用期限は、未開封の期限です。開封後の品質を保つために防腐剤が配合されていますが、開封後の期限が定められている製品（**表4**）を除き、開封後の期間は2～3ヵ月を目安にし、残液は捨てるよう説明します。開封後は薬液に雑菌が入る可能性があるため、薬液が汚染されないように注意します。また、にごりや浮遊物など薬液に変化が見られるときは使用を中止します。

表4 開封後の期限が記載されているOTC点眼薬の例

商品名	開封後の期限
抗菌アイリス使いきり アイリス CL-I ネオ	1回使い切り
ソフトサンティア ロートソフトワン点眼液	開封後7〜10日
スマイルシリーズ（大部分）	開封後1〜2ヵ月 （緩衝剤などとして使われている成分の組み合わせで防腐効果をもたせている）

※上表の点眼薬には防腐剤は添加されていません

4）コンタクトレンズ使用時の注意

　コンタクトレンズの種類によって、使用できる点眼薬が異なります。点眼薬の添付文書の確認が必要です。

　コンタクトレンズ装着時の点眼薬使用の問題点は、防腐剤として使用されている塩化ベンザルコニウムが原因で生じる角膜障害です。防腐剤は無菌状態で作られた点眼薬に雑菌が繁殖しないよう添加されているものですが、菌だけでなく角膜にもダメージを与えてしまうことがあるのです。もちろん、通常の使用であれば涙によって洗い流されるため、角膜にダメージを与えることはありません。しかし、ソフトコンタクトレンズ装着時に点眼すると、コンタクトレンズに塩化ベンザルコニウムが吸着し、長時間にわたって角膜に接触することで、角膜障害を引き起こすのです。

　コンタクトレンズを使用している人には、コンタクトレンズを装着していても問題のない点眼薬を勧めるか、コンタクトレンズを外してから点眼し、5〜10分程度たってからコンタクトレンズを再装着するよう説明します。

点眼薬の防腐剤には、
塩化ベンザルコニウムのほかに
パラベン（パラオキシ安息香酸
エステル）も使われています

「目のトラブル」に用いるOTC外用医薬品

● 点眼薬に含まれる主な成分

点眼薬に含まれる主な成分と作用は**表5**のとおりです。

表5 点眼薬の主な成分と特徴

種類	主な成分	特徴
アドレナリン作動成分	ナファゾリン塩酸塩 テトラヒドロゾリン塩酸塩	血管を収縮させて結膜の充血をとる
調節機能改善成分	ネオスチグミンメチル硫酸塩	目のピント調節機能を改善する
抗炎症成分	プラノプロフェン グリチルリチン酸二カリウム ベルベリン塩化物水和物 ベルベリン硫酸塩水和物 イプシロン - アミノカプロン酸 アズレンスルホン酸ナトリウム水和物 アラントイン	・プラノプロフェンはプロスタグランジン、イプシロン - アミノカプロン酸はプラスミンの生成を抑えることで炎症を抑える ・グリチルリチン酸二カリウムやベルベリンは、比較的穏やかな消炎作用を示す ・アズレンスルホン酸ナトリウム水和物やアラントインは、炎症を抑えて眼粘膜の組織修復を促す
抗ヒスタミン成分	ジフェンヒドラミン塩酸塩 クロルフェニラミンマレイン酸塩	かゆみなどを引き起こすヒスタミンの作用をブロックしてアレルギー症状を抑える
抗アレルギー成分	アシタザノラスト水和物 トラニラスト ペミロラストカリウム ケトチフェンフマル酸塩 クロモグリク酸ナトリウム	肥満細胞からのヒスタミンの遊離を阻害してアレルギー症状を抑える
抗菌成分	スルファメトキサゾール スルファメトキサゾールナトリウム	細菌による結膜炎やものもらいなどを改善する
ビタミン	レチノールパルミチン酸エステル（ビタミンA）	・角膜細胞の再生を促したり、涙をとどめたりする ・光を感受する反応に関わっており視力調整を改善する
	フラビンアデニンジヌクレオチドナトリウム（ビタミンB_2）	角膜などの組織代謝を促す
	パンテノール	新陳代謝を促して目の疲れをやわらげる
	ピリドキシン塩酸塩（ビタミンB_6）	新陳代謝を促して目の疲れをやわらげる

種類	主な成分	特徴
ビタミン	シアノコバラミン（ビタミンB$_{12}$）	毛様体筋に作用して目の調節を助け、目の疲れをやわらげる
	酢酸d-α-トコフェロール トコフェロール酢酸エステル（ビタミンE）	血流をよくして目の疲れを改善する
アミノ酸成分	L-アスパラギン酸カリウム L-アスパラギン酸カリウム・マグネシウム	目の組織の呼吸を促して目の疲れを改善する
	アミノエチルスルホン酸（タウリン）	新陳代謝を促して目の疲れを改善する
涙液成分	塩化カリウム、塩化ナトリウム等の無機塩類	涙の構成成分。目に潤いを与える
角膜表層保護・保湿成分	精製ヒアルロン酸ナトリウム コンドロイチン硫酸エステルナトリウム ヒプロメロース（ヒドロキシプロピルメチルセルロース）	・角膜の乾燥を防ぐ ・ヒプロメロースは、薬液の貯留時間を長くする目的で粘稠化剤（添加物）として配合されることもある

● 主な成分の作用と副作用

　点眼薬に共通する副作用には、目の充血やかゆみ、腫れがあります。目の副作用は、一般的な目の症状と見分けが難しいため、点眼薬を一定期間使用しても改善がみられない場合や症状が悪化した場合には、点眼薬が効いていない可能性だけでなく、点眼薬によって新たに副作用が生じている可能性も考慮する必要があります。

　また、全身性の副作用として体の発疹や発赤、かゆみなどがあります。全身性の副作用は点眼薬が原因と思われず見落とされがちです。そうした副作用が疑われる場合は、医療機関への受診を勧めましょう。

1. ナファゾリン塩酸塩、テトラヒドロゾリン塩酸塩（アドレナリン作動成分）

　交感神経を刺激して血管を収縮させることで、目の充血を抑えます。これらの成分によって充血は改善されますが、感染による結膜炎やコンタクトレンズ装用による酸素不足、ドライアイによる栄養不足などといった充血の原因その

ものを治す薬ではありません。5〜6日使用しても改善しないときは受診を勧めましょう。

（ 副作用 ）過度に使用するとかえって充血を招いたり、瞳孔散大によりまぶしさを感じたりすることがあります。また、緑内障患者では眼圧上昇のおそれがあります。

2. ネオスチグミンメチル硫酸塩（調節機能改善成分）

目のピント調節は、神経伝達物質であるアセチルコリンが、水晶体の周りを囲んでいる毛様体筋に作用することで行われます。目を酷使すると、アセチルコリンを分解するコリンエステラーゼの働きが活発になり、毛様体筋の働きが低下して、目のピントが合わなくなってきます。ネオスチグミンメチル硫酸塩は、コリンエステラーゼの働きを阻害してアセチルコリンの作用を助けることで、目の調節機能を改善します。

3. プラノプロフェン（抗炎症成分）

非ステロイド性抗炎症成分です。炎症の原因となるプロスタグランジンの生成を抑えて炎症を鎮めます。

（ 副作用 ）医療用医薬品のプラノプロフェン点眼液には、のどの局所的な刺激によると思われる気道狭窄の副作用報告があり、OTC医薬品の添付文書にも息苦しさについて注意喚起がなされています。

また、解熱鎮痛薬や風邪薬を服用して喘息発作を起こしたことがある人は、喘息発作を誘発するおそれがあるため、使用を避けたほうがよいでしょう。内服薬や貼付薬などと異なり点眼薬は、添付文書上でアスピリン喘息の注意喚起はされていませんが、点眼薬でもアスピリン喘息が起こることが知られています。

4. クロルフェニラミンマレイン酸塩（抗ヒスタミン成分）

アレルギーを引き起こす物質が体内に入ると、肥満細胞からヒスタミンが遊離し、目のかゆみや充血などを引き起こします。クロルフェニラミンマレイン酸塩は、ヒスタミンの作用をブロックして（抗ヒスタミン作用）、かゆみや充血などの症状を抑えます。

5. アシタザノラスト水和物、ケトチフェンフマル酸塩（抗アレルギー成分）

アシタザノラスト水和物は、クロルフェニラミンマレイン酸塩のような抗ヒスタミン作用ではなく、肥満細胞からヒスタミンなどが遊離するのを抑えること（ケミカルメディエーター遊離抑制作用）で、アレルギー症状を改善します。花粉症などの季節性アレルギーの症状に使用する場合は、症状が出始めた早期の段階に使用すると効果的です。

ケトチフェンフマル酸塩は、ケミカルメディエーター遊離抑制作用と抗ヒスタミン作用を併せもっています。

両剤とも、症状の改善がみられても、2週間を超えて使用する場合は、医師、薬剤師または登録販売者に相談することとされています。

副作用 ケトチフェンフマル酸塩では、目のかすみ、目の乾燥、目がまぶしい、眠気、頭痛、口の渇きなどに注意が必要です。

6. スルファメトキサゾール、スルファメトキサゾールナトリウム（抗菌成分）

ブドウ球菌や連鎖球菌に抗菌活性を示し、結膜炎やものもらいに使用します。ウイルスや真菌、細菌の種類によっては効果がないため、3〜4日使用しても改善しない場合は医療機関を受診します。

副作用 サルファ剤に対してアレルギー症状のある人は、アレルギーを起こす可能性があるため、使用を避けます。

7. 精製ヒアルロン酸ナトリウム（角膜表層保護・保湿成分）

保水作用があり、目に潤いを与えます。医療用医薬品にはドライアイなどの角膜上皮障害に適応がありますが、OTC医薬品では医師の診療が必要なドライアイには使用できず、目の乾きや異物感などに使用されます。

また、ヒアルロン酸ナトリウムは添加物（粘稠化剤）として配合されることがあり、コンドロイチン硫酸ナトリウムと結合すると粘稠性が高まります。

● 一般点眼薬・人工涙液の商品例

1. 長時間のOA作業などによる目の酷使による目の疲れと炎症

POINT ピント調節機能成分は、ネオスチグミンメチル硫酸塩、シアノコバラミン
ハードコンタクトレンズ装着時の不快感に使用できる。ソフトコンタク
トレンズ装着時は使用してはいけない。

商品名	特徴	成分・分量	用量用法
サンテFX Vプラス	・ネオスチグミンメチル硫酸塩配合 （医療用と同濃度） ・清涼感レベル5以上	ピリドキシン塩酸塩 0.1% アミノエチルスルホン酸（タウリン）1% L-アスパラギン酸カリウム 1% ネオスチグミンメチル硫酸塩 0.005% テトラヒドロゾリン塩酸塩 0.05% クロルフェラミンマレイン酸塩 0.03% イプシロン-アミノカプロン酸 1%	1回2〜3滴 1日5〜6回
アイリスネオ 〈クール〉	・ネオスチグミンメチル硫酸塩配合 ・充血除去成分の配合はなし ・スキッとした爽快感	ネオスチグミンメチル硫酸塩 0.005% 酢酸d-α-トコフェロール 0.05% ピリドキシン塩酸塩 0.1% アミノエチルスルホン酸（タウリン）1% L-アスパラギン酸カリウム 1%	1回2〜3滴 1日3〜6回

2. 加齢に伴う目の疲れとかすみ（中高年以降の方を対象とした目薬）

POINT 主にピント機能調節成分、新陳代謝を促進するビタミンやアミノ酸成分、
血行を促進するビタミンE成分などをバランスよく配合した目薬。ハー
ドコンタクトレンズ装着時の不快感に使用できる。ソフトコンタクトレンズ装
着時は使用してはいけない。

商品名	特徴	成分・分量	用量用法
ロートV アクティブ	ネオスチグミンメチル硫酸塩 （医療用と同濃度） ＋ ビタミンB_5、B_6、アミノ酸成分など ・充血除去成分の配合なし	パンテノール 0.1% ネオスチグミンメチル硫酸塩 0.005% コンドロイチン硫酸エステルナトリウム 　0.5% ピリドキシン塩酸塩 0.1% アミノエチルスルホン酸（タウリン）1% クロルフェニラミンマレイン酸塩 0.01% グリチルリチン酸二カリウム 0.1%	1回1〜3滴 1日5〜6回

商品名	特徴	成分・分量	用量用法
サンテ40 ゴールド	ネオスチグミンメチル硫酸塩 （医療用と同濃度） ＋ ビタミンE、アミノ酸成分、角膜 保護成分など ・充血除去成分の配合なし	ネオスチグミンメチル硫酸塩 0.005% 酢酸d-α-トコフェロール 0.05% アミノエチルスルホン酸（タウリン）0.5% パンテノール 0.05% コンドロイチン硫酸エステルナトリウム 　0.5% クロルフェニラミンマレイン酸塩 0.03%	1回1〜3滴 1日5〜6回
マイティア フレッシュ40	ネオスチグミンメチル硫酸塩 （医療用と同濃度） ＋ ビタミンB₅、E、アミノ酸成分、 組織修復成分など ・充血除去成分の配合なし	ネオスチグミンメチル硫酸塩 0.005% 酢酸d-α-トコフェロール 0.05% パンテノール 0.1% L-アスパラギン酸カリウム 1% アラントイン 0.1% クロルフェニラミンマレイン酸塩 0.03%	1回2〜3滴 1日5〜6回

3. コンタクトレンズ（すべてのタイプ）装着時の不快感に装着したままで使用できる点眼薬

(POINT) 防腐剤無添加の点眼薬。

商品名	特徴	成分・分量	用量用法
ロートジー コンタクトb	・清涼感レベル8+	塩化カリウム 0.08% 塩化ナトリウム 0.44% ヒプロメロース 0.21%	1回1〜3滴 1日5〜6回
ロートCキューブ クール	・清涼感レベル5	塩化カリウム 0.08% 塩化ナトリウム 0.44% 塩化カルシウム水和物 0.005% ヒプロメロース 0.08%	1回1〜2滴 1日5〜6回
New マイティア CL	・清涼感レベル0	塩化ナトリウム 0.55% 塩化カリウム 0.15% ブドウ糖 0.005% アミノエチルスルホン酸（タウリン）0.1%	1回2〜3滴 1日5〜6回
ロートCキューブ プレミアムクリア	・ネオスチグミンメチル硫酸塩配合 （医療用と同濃度） ・清涼感レベル2	ネオスチグミンメチル硫酸塩 0.005% レチノールパルミチン酸エステル（ビタ 　ミンA）30,000単位／100mL 酢酸d-α-トコフェロール 0.05% アミノエチルスルホン酸（タウリン）1% コンドロイチン硫酸エステルナトリウム 　0.1%	1回1〜3滴 1日5〜6回

商品名	特徴	成分・分量	用量用法
ソフトサンティア ひとみストレッチ	ネオスチグミンメチル硫酸塩配合 （医療用と同濃度） ＋ シアノコバラミン（医療用と同濃度） ・清涼感レベル0	シアノコバラミン 0.02% ネオスチグミンメチル硫酸塩 0.005% ピリドキシン塩酸塩 0.1%	1回1〜3滴 1日5〜6回

4. その他の一般点眼薬

商品名	特徴	成分・分量	用量用法
ロート養潤水α	・休眠時間中の細胞の修復を目 的とした製品 ・コンタクトレンズを外した後や寝 る前の点眼に適する ・清涼感レベル2	コンドロイチン硫酸エステルナトリウム 　0.5% L-アスパラギン酸カリウム 0.5% 酢酸d-α-トコフェロール 0.03% アミノエチルスルホン酸（タウリン）0.5%	1回1〜3滴 1日5〜6回
新ロート ドライエイドEX	・特に「目の乾き」がつらいとき、 ドライアイに ・コンドロイチン硫酸ナトリウム配合 ・清涼感レベル2	コンドロイチン硫酸エステルナトリウム 　0.5% 塩化カリウム 0.02% 塩化ナトリウム 0.44% ヒドロキシエチルセルロース（HEC） 　0.6%	1回1〜2滴 1日3〜4回
マイティア アイテクト	・異物感（コロコロ、チクチクし た感じ）を伴う目の炎症に ・プラノプロフェン配合 ・清涼感レベル2	プラノプロフェン 0.05%	1回1〜2滴 1日4回
大学目薬	・紫外線による目の炎症に ・硫酸亜鉛配合 ・清涼感レベル4	硫酸亜鉛水和物 0.1% ナファゾリン塩酸塩 0.002% クロルフェニラミンマレイン酸塩 0.01% イプシロン-アミノカプロン酸 1%	1回2〜3滴 1日5〜6回

● 抗菌性点眼薬の商品例

サルファ剤を配合する点眼薬

(POINT) サルファ剤にアレルギー既往歴がある人は使用してはいけない。

商品名	特徴	成分・分量	用量用法
抗菌アイリス 使いきり	・1回使い切りタイプ ・ソフトコンタクトレンズ装着のまま使用できない	スルファメトキサゾール 4% グリチルリチン酸ニカリウム 0.25% イプシロン-アミノカプロン酸 1% ピリドキシン塩酸塩（ビタミンB₆）0.1%	1回2〜3滴 1日3〜6回
ロート 抗菌目薬 i	・1回使い切りタイプ ・ものもらい・結膜炎の治療に ・清涼感レベル0	スルファメトキサゾールナトリウム 4% グリチルリチン酸ニカリウム 0.15% イプシロン-アミノカプロン酸 1%	1回2〜3滴 1日5〜6回
ロート 抗菌目薬EX	・粘稠化剤のヒドロキシプロピルメチルセルロース配合 ・目の表面にサルファ剤を長くとどめることにより高い抗菌効果を示す ・清涼感レベル0	スルファメトキサゾールナトリウム 4% グリチルリチン酸ニカリウム 0.15% クロルフェニラミンマレイン酸塩 0.02% 酢酸d-α-トコフェロール 0.01%	1回2〜3滴 1日5〜6回
新サルファ グリチルアイリス	―	スルファメトキサゾールナトリウム 4% グリチルリチン酸ニカリウム 0.25% クロルフェニラミンマレイン酸塩 0.03% アミノエチルスルホン酸（タウリン）0.1%	1回2〜3滴 1日3〜6回

● アレルギー用点眼薬の商品例

「花粉症・鼻づまり」に用いるOTC医薬品の227ページを参照のこと。

「どの点眼薬がいいか」という相談

お客様 どの目薬がいいか教えてください。

［女性、40代と推察］

薬剤師／販売員 はい、目薬ですね。お客様がお使いになりますか？

お客様 はい。

薬剤師／販売員 ［自己紹介の後］どのような目薬をお探しですか？

お客様 最近、パソコンの画面を見る時間が長くなり、目が疲れやすいんです。

薬剤師／販売員 目が疲れるのですね。目の疲れの他に気になる症状はございますか？ 目が乾いたり、コロコロしたり、充血したりなど…。

お客様 コンタクトをしているので乾いた感じがして、コロコロした感じもあります。

薬剤師／販売員 コンタクトレンズをお使いなのですね。乾いた感じやコロコロした感じがあるということですが、最近急に視力が落ちたりとか、目が痛くなったり、充血したことはありませんか？

お客様 視力は最近、健診で測って大丈夫でした。目の痛みなどもありません。

薬剤師／販売員 他に治療中のご病気はありませんか。

お客様 ありません。

薬剤師／販売員 他にお使いの目薬や、飲んでいるお薬やサプリメントはありませんか？

お客様 ないです。

薬剤師／販売員 お使いのコンタクトレンズは、どのようなタイプでしょうか？

お客様 2week使い捨てのソフトコンタクトです。

薬剤師／販売員 では、コンタクトをしたままでも点眼できるタイプのほうがいいですね。目薬はスーッとした刺激があるものがよいでしょうか？ それともあまり刺激がないほうがよいでしょうか？

お客様 少しスーッとした刺激があるほうがいいです。

薬剤師／販売員 こちらの『ロートCキューブプレミアムクリア』はいかがでしょうか？ 目の奥の疲れをほぐしてピント調節してくれる成分と、目の乾きをやわらげる成分が配合されています。コンタクトをしたままで点眼できます。

お客様 そうなんですね。他にはどんなものがありますか？

薬剤師／販売員 スーッとした刺激はありませんが、目の疲れがつらいようでしたら、こちらの『ソフトサンティアひとみストレッチ』をお勧めします。少しお値段は高くなりますが、目の奥の筋肉をほぐす成分と、目の疲れをやわらげるビタミン成分が、病院の目薬と同じ量入っていて、効果が期待できます。

またこちらの『ヒアレイン点眼』も、病院で処方される目薬と同じで、目の乾きから目を守ってくれます。『ソフトサンティアひとみストレッチ』と一緒に使うとより効果的です。

どちらもコンタクトレンズをつけたまま、点眼できます。

お客様 両方一緒に使えるの？

薬剤師／販売員 はい。（点眼薬を見せて）先に差した目薬が洗い流されないよう5分以上間隔をあけて使えば、眼精疲労に効く『ソフトサンティアひとみストレッチ』と乾きから目を守る『ヒアレインS』を一緒に使うことができます。

お客様 目の疲れを何とかしたいので、その2種類の目薬を両方ください。

薬剤師／販売員 かしこまりました。1日5〜6回、目薬の先端が目やまつ毛に触れないように点眼してください。2週間以上使っても、目の疲れがよくならないときは、一度眼科を受診することをお勧めします。また、開封して1ヵ月以上たっても目薬が残っている場合は、破棄するようにしてください。

接客・説明のコツ

- 急な視力低下や目の激しい痛みなどを伴う場合は、眼科への受診を勧めます。
- ソフトコンタクトレンズ使用者には、ベンザルコニウム非含有の点眼薬を勧めます。
- 目のかゆみや疲れなどの症状が、ドライアイが原因であることも少なくありません。その場合は保湿成分が配合された目薬が有効です。

- 2種類以上の目薬を併用する場合は、投与間隔を5分以上あけるよう説明します。
- 市販の目薬は、清涼感や容器のデザインなどお客様の嗜好を満たすさまざまな工夫がなされています。お客様の嗜好をうかがいながら選択しましょう。

参考資料・・・
・吉岡ゆうこ「トリニティ通信添削OTC講座」（ネオフィスト研究所）

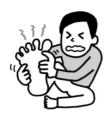

水虫・たむし

知っておきたい「水虫・たむし」の基礎知識

- 水虫（白癬症）に多いのは足白癬である。
- たむしは、体や腕などにみられる体部白癬のこと。
- 水虫と間違われやすい皮膚疾患には、汗疱、掌蹠膿疱症、皮膚カンジダ症、疥癬などがある。
- 水虫の感染予防には、体と環境の清潔を保つこと。

「水虫・たむし」に用いるOTC医薬品の勧め方

- **重要** 水虫の完治には長期治療が必要。
- **注意** 水虫にステロイド性抗炎症を使用すると症状が悪化することがある。
- 小児への使用は、保護者の指導監督のもとで行うこと。
- 外用の抗真菌薬のみで完治できない水虫には受診勧奨する。
- 糖尿病、悪性リンパ腫、がんがある人は、受診勧奨する。

「水虫・たむし」に用いるOTC医薬品

- **重要** OTC医薬品は外用薬のみ。軟膏、クリーム、ゲル、スプレー、液、パウダーなどがある。
- 水虫の分類、随伴症状などによって剤形を選択する。

家族に水虫を
うつさないためのセルフケア
を指導しましょう

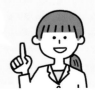

知っておきたい「水虫・たむし」の基礎知識

水虫・たむしとは

　水虫は、真菌（カビ）の一種である**白癬菌**による皮膚の感染症で、正式には白癬症といいます。水虫とその他の皮膚病を見分けるには、皮膚科で患部の皮膚を採取して、直接顕微鏡検査という方法で白癬菌の有無を確認する必要があり、外見だけで水虫かどうか見分けることは困難です。

　白癬症は手足、爪をはじめ、頭部、体部、股部などさまざまな部位に起こりますが、最も多くみられるのは足にできる足白癬（足水虫）です（**図1、2**）。

　白癬症をそのまま放置して慢性化すると、爪にも白癬菌が入り込み増殖して爪白癬となります。

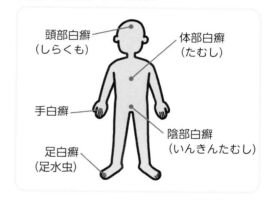

図1 白癬症ができる部位

- 頭部白癬（しらくも）
- 体部白癬（たむし）
- 手白癬
- 陰部白癬（いんきんたむし）
- 足白癬（足水虫）

図2 足白癬（足水虫）のタイプ

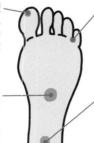

爪白癬型
爪の先端から白癬菌が爪の中に侵入して、爪の根もとまで進む。爪が白く濁り、もろくなるなどして厚く変形していく

趾間型
指（特に足の指）の間にできる水虫。皮がむけ、かゆみを伴うことが多い。カサカサした乾燥型と皮膚が白くふやけたり、亀裂やびらんがみられる湿潤型がある。夏に悪化しやすく、冬は軽快する傾向にある

小水疱型
土踏まずや足の側面などに小さな水疱が発disease。強いかゆみを伴い、趾間型と併発することもある。湿度や温度が高い梅雨や夏に発症・増悪し、秋になると軽快する傾向にある

角質増殖型
足の裏、特にかかとや付近の角質が厚く、硬くなって白い粉をふいたり、皮膚表面がガサガサになる。ひび割れて歩けないほど痛むこともある。冬に悪化しやすく、水虫と気づきにくい

足白癬のほかにも、患部を手でかくなどして白癬菌が手で増殖し手白癬（手<ruby>手白癬<rt>て はくせん</rt></ruby>（手水虫）になることがあります。

たむしとは、体や腕、足などにみられる体部白癬のことです。足白癬と同じ白癬菌による感染ですが、体の産毛がある場所に感染して、円形あるいは環状の発疹、かゆみを伴います。体部白癬（たむし）のほかに、股部白癬（いんきんたむし）、頭部白癬（しらくも）などがあります。

● 水虫と間違えやすい病気

Japan Foot Week研究会の調査によると、水虫と思って皮膚科を受診した人の3人に1人は、水虫ではなく、他の皮膚疾患であったと報告されています。水虫とよく間違われやすい疾患とその特徴（**表1**）を知っておきましょう。

表1 水虫に似た皮膚疾患

疾患	病態・症状
汗疱 （かんぽう）	・手のひら、足の裏、指の間などに小さい水疱ができる ・一般的にはあせも（異汗性湿疹）と呼ばれ、足の裏にできる足白癬と間違われることが多い
皮膚カンジダ症	・カンジダ菌（真菌）による湿疹 ・爪に発症すると、爪白癬と間違われやすい
貨幣状湿疹 （かへい）	・足、手、背中などに貨幣に似た環状の丸い湿疹ができる ・かゆみを伴うことも多く、手や足では水虫と間違われやすい
掌蹠膿疱症 （しょうせきのうほうしょう）	・手のひらや足の裏に小さな水疱、膿疱ができる。皮膚が赤く、皮が厚くなるなどして、やがて角質層が剥がれたりする ・小水疱型水虫に酷似している
疥癬 （かいせん）	・ヒゼンダニ（疥癬虫）が皮膚の角質層に寄生して発症する ・激しいかゆみを伴うことが多い
多形滲出性紅斑 （しんしゅつせいこうはん）	手のひら、背中、肘、膝、足の甲、足の裏などに環状の盛り上がった水っぽい紅斑ができる
接触性皮膚炎	・接触した部分が赤くなったり、かゆみを帯びる ・いわゆる「かぶれ」のこと
アトピー性皮膚炎	・顔・首・手・足などにあらわれる湿疹性のアレルギー疾患 ・幼児期～小児期だけでなく、20代以降で発症する人も増えている
脂漏性湿疹 （しろうせい）	・頭や首、顔、胸、背中、わきの下、陰部などの皮脂分泌が盛んな部位にみられる湿疹 ・赤くカサカサした湿疹や、脂っぽいフケ、境界のはっきりした黄紅色の斑、鼻の周囲などが脂っぽく粉を吹いた状態などがある ・かゆみを伴う

◉ 水虫・たむしの治療

　水虫の治療には外用薬と内服薬（医療用医薬品）があります。まず部位や患部の状態から病型分類を行った後に、適切な治療薬、剤型を選択します。

1.　OTC医薬品による治療

　OTCの水虫治療薬（水虫用薬）は、外用薬のみです。

　水虫には、白癬菌に効く抗真菌成分が有効です。ただし完治までには根気が必要で、「最低1ヵ月」「できれば3ヵ月」外用薬の使用を続けてもらうよう指導する必要があります。これは白癬菌は角質層の深いところに寄生していることが多く、角質層が新陳代謝によって完全に生まれ変わるまでに約1ヵ月かかるためです。

　患部にかゆみなどがあるからと、自己判断でステロイド性抗炎症薬を使ってしまう人がいます。しかし、ステロイド性抗炎症薬は、かえって水虫の症状を悪化させてしまうことがあるため、OTC医薬品においては「水虫・たむしには使用しないこと」とされています。先述したように外見だけで水虫かどうか見分けることは難しいため、水虫用薬の使用の判断が難しい場合は、まず皮膚科で診断してもらうことを勧めます。

2.　外用の抗真菌薬だけで治療が困難な水虫

　水虫の病態によっては、外用の抗真菌薬のみで完治させることが難しい場合があります（表2）。皮膚科医のもとで専門的な治療を受けることを勧めます。

表2　皮膚科での治療が必要な病態

水虫の病態	主な治療法
爪白癬（爪水虫）	抗真菌薬の外用薬のみで効果が不十分なことも多く、内服薬に切り替える場合がある
足の指の間にひどい炎症やびらんを起こしている（趾間型水虫）	患部に抗真菌薬を外用すると、刺激でかえって炎症がひどくなることがあるため、病院では、患部が乾燥するまで抗真菌薬を内服したり、抗生剤配合の軟膏や亜鉛化軟膏、場合によっては短期間だけステロイド配合の外用薬が使用される
難治性の角質増殖型水虫	角質増殖型の水虫は難治性であることが多く、抗真菌薬の内服薬を併用することが多い

3. 水虫のセルフケア（養生法）

1）水虫治療の「かきくけこ」

　水虫をきちんと治すには、単に薬をつけるだけではなく、日常生活にも気を配ることが大切です。水虫治療の「かきくけこ」（図3）を伝えるのもよいでしょう。

図3 水虫をきちんと治す「かきくけこ」

か	乾燥	白癬菌をはじめ、真菌（カビ）類は高温多湿の場所を好む。患部を乾燥させてサラサラに保つことが大切
き	きれいに	患部をいつも清潔にし、部屋や身につけるものを清潔にする
く	薬は毎日	薬は毎日使用する
け	ケースに応じた薬を使う	症状や部位に応じた薬を使う
こ	根気よく	症状が治まっても治療は根気よく続ける。目安として、症状が消失しても1〜3ヵ月間は使用する

2）家族間の感染予防

　水虫を放っておくと、一緒に生活している家族に感染させるリスクが高まります。家族に水虫をうつさないためには、まず水虫をきちんと治すことが第一です。その上で、以下の予防を行うことが大切です。

- 足ふきマットやスリッパ、サンダルなどを共有しない
- 床などに白癬菌を残さないようこまめに掃除する
- 爪切りは家族と別のものを使う

　なお、白癬菌は水で洗い流されるため、入浴や洗濯物を別にする必要はありません。

「水虫」に用いる OTC 医薬品の勧め方

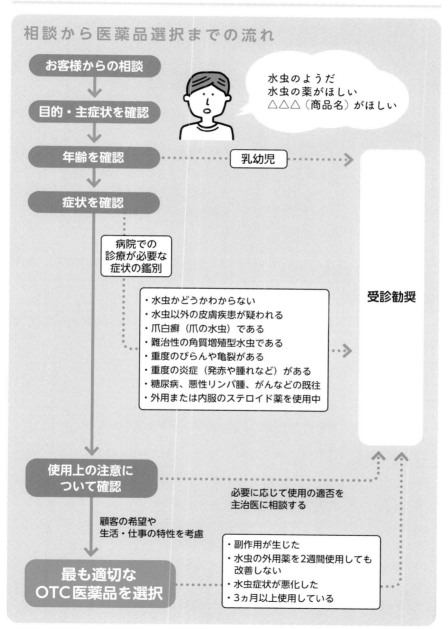

相談から医薬品選択までの流れ

お客様からの相談

目的・主症状を確認

年齢を確認 ┄┄┄ 乳幼児 ┄┄┄▸

症状を確認

病院での
診療が必要な
症状の鑑別

・水虫かどうかわからない
・水虫以外の皮膚疾患が疑われる
・爪白癬（爪の水虫）である
・難治性の角質増殖型水虫である
・重度のびらんや亀裂がある
・重度の炎症（発赤や腫れなど）がある
・糖尿病、悪性リンパ腫、がんなどの既往
・外用または内服のステロイド薬を使用中

受診勧奨

使用上の注意に
ついて確認

必要に応じて使用の適否を
主治医に相談する

顧客の希望や
生活・仕事の特性を考慮

・副作用が生じた
・水虫の外用薬を2週間使用しても
　改善しない
・水虫症状が悪化した
・3ヵ月以上使用している

最も適切な
OTC医薬品を選択

水虫のようだ
水虫の薬がほしい
△△△（商品名）がほしい

277

● OTC医薬品を選ぶ前に確認すべきポイント

1. 使用者（年齢）の確認

　乳幼児は皮膚が弱く、薬剤の吸収率も高いため、全身性の副作用が発現する可能性があります。2歳未満の乳児は受診勧奨する必要があります。小児が使用する場合は、保護者の指導監督のもとで使用するよう指導します。

2. 治療中の病気や併用薬の確認

　糖尿病を患っていたり、悪性リンパ腫やがんなどで免疫低下の状態にあると、水虫が生じやすくなります。しかし、そうした場合、水虫用薬の効果が十分に期待できず重症化しやすいため、専門医への受診を勧めます。また、外用または内服のステロイド薬、抗がん剤、免疫抑制薬などを使用している場合も、同様の理由から受診勧奨します。

● 症状確認のポイント

1. 適応する症状

　現在のOTC医薬品の水虫用薬はすべて外用薬で、適応（効能効果）は「水虫、いんきんたむし、ぜにたむし」です。爪白癬など、難治性の水虫への効果は期待できません。

2. 受診勧奨が必要なケース

　以下の場合は医療機関を受診するよう勧め、医師のもとで薬物治療を行うことが望ましいと考えます。

- 水虫かどうか判断できない、水虫以外の皮膚疾患の疑い
- 爪白癬、難治性の角質増殖型水虫
- 重度のびらんや亀裂、ただれ、炎症（発赤や腫れなど）がある
- 糖尿病の既往
- ステロイド薬を使用中
- 疾患による免疫力低下の可能性　　　　など

● 販売時に必要な情報の提供（服薬指導）

1. 使い方の説明

水虫用薬は「毎日使用する」ことが大切です。また、かゆみが治まっても使用をやめずに、さらに1～3ヵ月間確実に治るまで続けるよう説明することが大切です。

- 入浴後に柔らかくなった皮膚に薬を塗ると、薬効成分が角質内に浸透しやすい
- 患部よりひと回り広く塗る
- 趾間型水虫では、水虫のない他の趾間にも薬を塗る

2. 受診の目安

水虫用薬を2週間ほど使用すると症状が改善してきます。しかし、症状がまったく改善しないときは、水虫ではない可能性が考えられます。その場合は、いったん使用を中止し、皮膚科医の診察を受けるよう説明しましょう。

---

note 女性の水虫

水虫は成人以降の男性に多い疾患ですが、最近は女性にも増加しています。医療機関の受診状況では男女差はなく、成人女性の1/3が水虫を経験しているという報告もあります。女性にとって水虫は「男性がなるもの」、「恥ずかしい」、「不潔」などマイナスイメージが強いものです。したがって、店頭での接客の際には、周囲に聞こえないよう対応する、"水虫"という言葉を使わないなどの配慮が必要です。

OTC医薬品においても、パッケージをピンク色にするなど女性でも抵抗なく購入できるようにデザインも工夫されています。

水虫用薬の主な成分と特徴

水虫用薬には、次のような成分を組み合わせて配合されています（**表3**）。

表3 水虫用薬に配合される主な成分と特徴

種類	主な成分		特徴
抗白癬菌	イミダゾール系	ラノコナゾール	白癬菌の細胞膜を構成する成分の合成阻害作用などにより増殖を抑える
		ミコナゾール硝酸塩	
	チオカルバメート系	トルナフタート	白癬菌に対する抗菌活性が強い
	アリルアミン系	テルビナフィン塩酸塩	白癬菌に対する抗菌活性と殺菌作用が強い
	ベンジルアミン系	ブテナフィン塩酸塩	白癬菌の細胞膜を構成する成分の合成阻害作用により増殖を抑える
	シクロピロクスオラミン		白癬菌の細胞膜の輸送機能を妨げ、増殖を抑える
	ウンデシレン酸ウンデシレン酸亜鉛		患部を酸性にして白癬菌の増殖を抑える
	ピロールニトリン		白癬菌の増殖を抑える 単独での抗菌力が弱く、他の抗菌成分と組み合わせる
鎮痒	鎮痒成分	クロタミトン	かゆみを抑える
	抗ヒスタミン成分	ジフェンヒドラミン塩酸塩	ヒスタミンの働きを阻害し、かゆみを抑える
		ジフェンヒドラミン	
	局所麻酔成分	リドカイン	皮膚や粘膜の知覚神経を麻痺させて、かゆみを抑える
		リドカイン塩酸塩	
	局所刺激成分	ℓ-メントール	清涼感、かゆみを鎮める
角質軟化	角質軟化成分	サリチル酸	角質を軟らかくする
		尿素	
皮膚保護	収斂成分	酸化亜鉛	皮膚を保護し、収斂作用を示す

種類	主な成分		特徴
殺菌	殺菌防腐成分	イソプロピルメチルフェノール	皮膚表面を殺菌し、二次感染を予防する
		フェノール	
炎症	―	グリチルレチン酸	皮膚の赤みや腫れなどの炎症を抑える
		グリチルリチン酸二カリウム	

● 水虫用薬の選び方

1. 足白癬（水虫）の病型分類による選択

　市販されている水虫用薬の剤形には、軟膏、クリーム、ゲル、スプレー、液、パウダーなどがあり、使用する部位や患部の状態、使用感などで適切なものを勧めるとよいでしょう（**表4**）。

表4　剤形の選び方

◎：最も適する剤形　○：適する剤形

水虫の分類	軟膏	クリーム	ゲル	液	スプレー	パウダー
趾間型（乾燥型）	○	○	○	◎	○	
趾間型（ジュクジュク型）	○					◎
小水疱型（破裂なし）	○	◎	○	○	○	
小水疱型（破裂あり）	◎	○				◎
角質増殖型	○	○				

1）軟膏

　患部への刺激が少ない軟膏は、どのような水虫にも使用できますが、ベタつきがあり使用感が悪いという欠点があります。ひび割れや乾燥した部位に特に適しています。

2）クリーム

　軟膏よりもサラッとしていて使用感がよく、患部にもよく浸透するため、最も頻繁に使用されています。やや刺激性があるため、ジュクジュクして亀裂を生じているような水虫には不向きです。また、角質増殖型のように皮膚が厚く角化して薬剤成分が浸透しづらい場合には、サリチル酸や尿素を配合した軟膏やクリームが適しています。

3) ゲル

冷感があり、成分の浸透性がよいのが特徴で、乾燥した趾間型や水疱が破裂していない小水疱型に適しています。しかし、刺激感が強いため、皮膚が破れている場合や傷がある場合には向いていません。

4) スプレー、液剤

基材にアルコールが入っており刺激が強いため、傷がある患部には適さず、小水疱型や乾燥した趾間型に用います。スプレータイプの薬は、広範囲に使用したいときや、手を汚したくないときに適しています。

5) パウダースプレー

ジュクジュクした患部を乾燥させる作用があるため、湿潤している趾間型や小水疱型の水虫に最も適しています。

2. 水虫に伴う随伴症状による選択

水虫の随伴症状から薬剤を選択することもできます（**表5**）。

表5 水虫に伴う随伴症状と選択する医薬品

随伴症状	選択する医薬品
かゆみが強い	・鎮痒成分（クロタミトン）や、抗ヒスタミン成分（ジフェンヒドラミン）、局所麻酔成分（リドカイン）を配合したもの ・メントールを配合したもの ・クール感のあるもの（アイススプレーなど）
軽い炎症 （赤みや腫れ）がある	抗炎症成分（グリチルレチン酸、グリチルリチン酸二カリウム）を配合したもの
角質増殖型の水虫 かかとを中心に足裏全体がカサカサして固い	・軟膏やクリーム ・アルコールを含まないもの（アルコールは皮膚を乾燥させ、カサカサをさらに悪化させるおそれがある） ・ひび割れがない場合は尿素やサリチル酸を配合したもの

3. 使用者の情報（体質や病歴、希望）に考慮した選択

使用者の情報を考慮して薬剤を選択することもできます（**表6**）。

表6 使用者の情報を考慮した水虫用薬の選択

使用者の情報	選択する医薬品
かぶれやすい	・刺激やかぶれなどの副作用が少ない抗真菌成分のみの単味製剤 ・局所刺激成分を配合していないもの ・何を使ってもかぶれやすい人には、作用がマイルドだが刺激の少ないウンデシレン酸を選択する
作用の強いものがほしい 爽快感があるものがよい	・ラノコナゾール、テルビナフィン塩酸塩、ブテナフィン塩酸塩など第3世代と呼ばれる抗菌力の強い抗真菌成分を配合したもの ・メントールを配合したスプレー剤、ゲル剤
塗り忘れることが多い	第3世代の抗真菌成分は貯留性がよく、1日1回で効果が得られる

資格試験からみる

Column　アンテドラッグ

　医薬品には、「よく効くが副作用も強い」という悩ましいものがあります。できれば、よく効き、副作用の少ない医薬品を選択したいところです。そこで、アンテドラッグの登場です。作用部位では、最大限の効果を発揮し、その後は作用を失う（不活性化する）ので、副作用が抑えられる医薬品です。

　例えば、花粉症で鼻水が止まらない（季節性アレルギー性鼻炎）ときに助けてくれるのが、ステロイド点鼻薬のフルチカゾンプロピオン酸エステルです。鼻で抗炎症作用を発現した後、体内では酵素的加水分解で代謝され、作用が失われるため、副作用が軽減されます。

　薬剤師国家試験にも、フルチカゾンプロピオン酸エステル点鼻液の処方せんを見て答える問題として、「フルチカゾンプロピオン酸エステルは、投与部位で活性を示した後、速やかに代謝・不活化されるアンテドラッグである。（102回薬剤師国家試験）」という「正」の記述が出題されています。

● 水虫用薬の商品例

1. 趾間型水虫（乾燥型）

商品名	特徴	配合成分（1g中・1mL中）	用量用法
ラミシールAT液	・液剤（単味製剤） ・アリルアミン系	テルビナフィン塩酸塩 10mg	1日1回 適量
ピロエースZ液	・液剤（配合剤） ・イミダゾール系	ラノコナゾール 10mg クロルフェニラミンマレイン酸塩 5mg クロタミトン 50mg グリチルレチン酸 5mg l-メントール 10mg	1日1回 適量
ダマリンL液	・液剤（配合剤） ・イミダゾール系	ミコナゾール硝酸塩 10mg クロタミトン 100mg リドカイン 20mg グリチルリチン酸二カリウム 5mg l-メントール 10mg	1日1回 適量
ブテナロック Vα液	・液剤（配合剤） ・ベンジルアミン系	ブテナフィン塩酸塩 10mg ジブカイン塩酸塩 2mg クロルフェニラミンマレイン酸塩 5mg グリチルレチン酸 2mg l-メントール 20mg クロタミトン 10mg イソプロピルメチルフェノール 3mg	1日1回 適量
ラミシールプラス液	・液剤（配合剤） ・アリルアミン系	テルビナフィン塩酸塩 10mg クロタミトン 50mg グリチルレチン酸 5mg l-メントール 20mg	1日1回 適量

2. 小水疱型（水疱が破れていないとき）

商品名	特徴	配合成分（1g中・1mL中）	用量用法
ブテナロック Lスプレー	・スプレー ・ベンジルアミン系	ブテナフィン塩酸塩 10mg	1日1回 適量
ダマリングランデ アイススプレー	・スプレー ・アリルアミン系	テルビナフィン塩酸塩 4mg リドカイン 8mg グリチルレチン酸 2mg l-メントール 4mg	1日1回 適量
ラマストン MX2ゲル	・ゼリー（冷感あり） ・ベンジルアミン系	ブテナフィン塩酸塩 10mg リドカイン塩酸塩 25mg dl-カンフル 10mg	1日1回 適量

商品名	特徴	配合成分（1g中・1mL中）	用量用法
メンソレータム エクシブ EXスプレー	・スプレー ・アリルアミン系	テルビナフィン塩酸塩 10mg イソプロピルメチルフェノール 10mg クロルフェニラミンマレイン酸塩 5mg クロタミトン 10mg リドカイン 20mg グリチルレチン酸 5mg	1日1回 適量

3. 趾間型水虫（湿潤型）、小水疱型（水疱が破れているとき）

商品名	特徴	配合成分（1g中・1mL中）	用量用法
ラミシールAT クリーム	・クリーム（単味製剤） ・アリルアミン系	テルビナフィン塩酸塩 10mg	1日1回 適量
ピロエースZ軟膏	・軟膏（配合剤） ・イミダゾール系	ラノコナゾール 10mg イソプロピルメチルフェノール 3mg グリチルレチン酸 5mg	1日1回 適量
ブテナロックVα クリーム	・クリーム（配合剤） ・ベンジルアミン系	ブテナフィン塩酸塩 10mg ジブカイン塩酸塩 2mg クロルフェニラミンマレイン酸塩 5mg グリチルレチン酸 2mg l-メントール 20mg クロタミトン 10mg イソプロピルメチルフェノール 3mg	1日1回 適量
ダマリングランデX	・クリーム（配合剤） ・アリルアミン系	テルビナフィン塩酸塩 10mg イソプロピルメチルフェノール 3mg リドカイン 20mg グリチルレチン酸 5mg l-メントール 20mg	1日1回 適量
ピロエースW パウダースプレー	・パウダー ・イミダゾール系	ピロールニトリン 20mg（力価） クロトリマゾール 40mg クロタミトン 500mg l-メントール 100mg	1日2～3回 適量
ブテナロックVα 爽快パウダー	・パウダー ・ベンジルアミン系	ブテナフィン塩酸塩 10mg ジブカイン塩酸塩 2mg クロルフェニラミンマレイン酸塩 5mg グリチルレチン酸 2mg l-メントール 20mg クロタミトン 10mg イソプロピルメチルフェノール 3mg	1日1回 適量

4. 角質増殖型

商品名	特徴	配合成分（1g中・1mL中）	用量用法
ダマリンL	・クリーム ・イミダゾール系	ミコナゾール硝酸塩 10mg クロタミトン 100mg リドカイン 20mg グリチルリチン酸二カリウム 5mg 尿素 30mg	1日1回 適量
メンソレータム エクシブ W ディープ10クリーム	・クリーム ・アリルアミン系	テルビナフィン塩酸塩10mg イソプロピルメチルフェノール10mg リドカイン20mg ジフェンヒドラミン塩酸塩10mg グリチルレチン酸1mg 尿素100mg	1日1回 適量

水虫用薬は、
医療用成分を使用した
スイッチOTC医薬品が
主流となっています

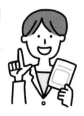

Column 新型コロナウイルス感染予防

● 正しく消毒薬・消毒液を使って、ウイルス撃退！

　新型コロナウイルス感染症の蔓延により、日本中から消毒薬やマスクなどの予防対策製品が消えてしまった時期がありましたが、「抗菌：アルコール30％含有」と書かれた製品は有効ですか、などと店頭で尋ねられたことはないでしょうか。

　COVID-19と名づけられた新型コロナウイルスは、細菌ではなく「ウイルス」です。そもそも撃退のためには「抗ウイルス作用」が必要です。さらに、適した場所に適した消毒薬を適切な濃度で使用することが大切です。

　例えば、次亜塩素酸ナトリウムは、希釈すれば手指の消毒にも使用できますが、皮膚刺激性が強いため、濃度に注意が必要です。登録販売者試験でも「次亜塩素酸ナトリウムは、皮膚刺激性が弱いため、手指の消毒に適している。（令和元年登録販売者試験）」という「誤」の記述が出題されています。

● 新型コロナウイルスに使用される消毒薬

　COVID-19に使用される消毒薬の例を下記に示しました。厚生労働省のホームページなどを利用して最新情報を入手することも大切です。

通称	医薬品名	適正な濃度	
アルコール	消毒用エタノール	76.9～81.4 vol%[※1]	
塩素系漂白剤	次亜塩素酸ナトリウム	0.01～0.05%[※2]	

※1　厚生労働省のホームページでは、濃度70％～95％が推奨されていて、70％以上のエタノールが入手困難な場合には、60％台のエタノールを使用した消毒も差し支えないとされている

※2　厚生労働省のホームページでは、濃度0.05％でモノの消毒への使用が推奨されている

新型コロナウイルスの消毒・除菌方法について
（厚生労働省・経済産業省・消費者庁特設ページ）
https://www.mhlw.go.jp/stf/seisakunitsuite/bunya/syoudoku_00001.html

お客様 水虫の薬をください

[男性、40代くらいと推察]

薬剤師／販売員 水虫の薬ですね。お客様がお使いになりますか？

お客様 はい。

薬剤師／販売員 [自己紹介の後] 水虫になったのは初めてでしょうか？

お客様 いいえ。仕事中は革靴なので、今までも何回か水虫ができたことがありますが、今回はかゆみが強くて…。

薬剤師／販売員 かゆみが強いのですね。差し支えなければ足の裏をこちらで見せていただいてもよいでしょうか。（プライベートが守れる場所に案内する）

お客様 はい。（靴下を脱ぎ、足裏を見せる。土踏まずと足の側面に小さな水疱が拡がっているが、水疱は破れていない。また、その他の部位の症状はない）

薬剤師／販売員 今までお使いになった水虫の薬はございますか？

お客様 使ったことはあるのですが、かえってその薬にかぶれてしまって…。

薬剤師／販売員 かぶれてしまった薬があるのですね。どの薬でしょうか。

お客様 ダマリンです。

薬剤師／販売員 ダマリンですね。ダマリンには、『ダマリンL』とか『ダマリングランデX』など、いくつか種類があるのですが、どれでしたでしょうか？

お客様 「ダマリンL」です。塗ったところが赤くかぶれたんです。他の薬だとどれがいいでしょうか。

薬剤師／販売員 「ダマリンL」でかぶれたのですね。今までも湿布やスプレー、アルコールやメントールなどにかぶれてしまったことはありますか？

お客様 他はないです。

薬剤師／販売員 治療中の病気や飲んでいる薬などはございますか？

お客様 いいえ。

薬剤師／販売員 では、こちらの『メンソレータムエクシブEXスプレー』はいかがでしょうか？「ダマリンL」と異なる分類の抗菌成分が配合されています。

お客様 前の薬とは違う成分なのですね。

薬剤師／販売員 はい、そうです。病院でも処方される抗菌成分に、かゆみを

しっかりと止める成分が一緒に配合されています。1日1回のみ、足裏にスプレーしてください。

お客様 スプレーなので使いやすそうですね。それにします。1日1回は、いつスプレーしたらいいですか？

薬剤師／販売員 角質の中に水虫の菌が潜んでいます。入浴後、水気をしっかりとふき取った後に薬を使うと、角質がやわらかくなっていますので、薬が奥まで浸透しやすく効果的です。症状がある部分だけでなく、足全体に広めにスプレーしてください。

お客様 どのくらいの期間続けたらいいでしょうか？

薬剤師／販売員 皮膚のターンオーバーには1ヵ月かかります。症状がよくなっても、水虫菌を完全に取り除くために、少なくとも1ヵ月、できれば2〜3ヵ月間、根気よくお使いください。ただし、またかぶれたり、2週間使ってもよくならないときは、そのまま使い続けず、こちらにご相談ください。

接客・説明のコツ

- 他の水虫用薬でかぶれたことがある事例です。他の外用薬での副作用歴がないため、「ダマリンL」の主成分であるミコナゾール硝酸塩の副作用と判断しています。ミコナゾール硝酸塩はイミダゾール系成分であるため、同じ系統の抗真菌成分（ミコナゾール硝酸塩、クロトリマゾール、ラノコナゾールなど）の使用は避けます。
- OTC医薬品には、商品名が似ていても主成分が異なるものが多くあります。商品名を詳細に確認する必要があります。

- 小水疱型の水虫で破れていないときは、水疱内液を吸い出す効果のあるアルコール基剤の剤形（スプレー剤、液剤、ゲル剤）がお勧めです。
- かゆみが強い場合は、局所麻酔成分や鎮痒成分が配合されたものや、クールタイプのものを選ぶとよいでしょう。
- 水虫用薬を用いた治療は根気がいることを説明します。

- 本来、水虫の診断は病院の検査でしか判断することはできません。市販の水虫用薬で症状が改善しない場合には、皮膚科への受診を勧めます。

参考資料
・吉岡ゆうこ「トリニティ通信添削OTC講座」（ネオフィスト研究所）

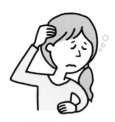

女性特有の悩み
（月経困難症、更年期障害）

知っておきたい「女性特有の悩み」の基礎知識
- 女性ホルモンには卵胞ホルモン（エストロゲン）と、黄体ホルモン（プロゲステロン）がある。
- エストロゲンは20〜30歳代がピークで、60歳代でほぼ分泌されなくなる。
- 月経困難症の症状は、下腹部痛、腰痛、頭痛、疲労、脱力感、食欲不振、イライラ、下痢、憂うつなどがある。
- 更年期障害は、閉経の前後5年の合計10年間をいう。
- 更年期症状には、血管運動神経症状、身体症状、精神症状がある。

「女性特有の悩み」に用いるOTC医薬品の勧め方
- **重要** 更年期障害の症状と類似した疾患の有無、症状が強い場合などは、受診勧奨する。
- 月経困難症の症状、月経周期の関連などを確認する。

「女性特有の悩み」に用いるOTC医薬品
- 月経困難症や更年期障害には、鎮痛薬、卵胞ホルモン薬、漢方薬などを用いる。

女性特有の疾患は、
複数の症状が重なって
あらわれることが多いため、
よく聴き取ることが
大切です

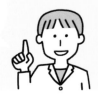

知っておきたい「女性特有の悩み」の基礎知識

女性ホルモンの働き

　女性の身体は月経や妊娠など、女性ホルモンの影響を受けています。女性ホルモンには**卵胞ホルモン（エストロゲン）**と、**黄体ホルモン（プロゲステロン）**があります。

　女性ホルモンが分泌されるしくみは、脳の視床下部から性腺刺激ホルモン放出ホルモン（**GnRH**）が分泌され、その刺激を受けた脳下垂体から卵胞刺激ホルモン（**FSH**）と黄体形成ホルモン（**LH**）という2種類の性腺刺激ホルモンが分泌されます。さらに、この性腺刺激ホルモンに刺激されて、卵巣から卵胞ホルモン（エストロゲン）と黄体ホルモン（プロゲステロン）が分泌されます。通常、女性は約1ヵ月に1回の周期で排卵をし、それに合わせて子宮内膜を厚くして受精卵の受け入れ態勢を整えます。しかし、卵子が授精をしなかった場合は、厚くした子宮内膜は不要となるため、はがれ落ちて、血液とともに体外に排出されます。これが月経です。このようにエストロゲンとプロゲステロンの影響を受けながら、一定の周期で月経と排卵が繰り返されます（**図1**）。

図1　女性ホルモンと性周期

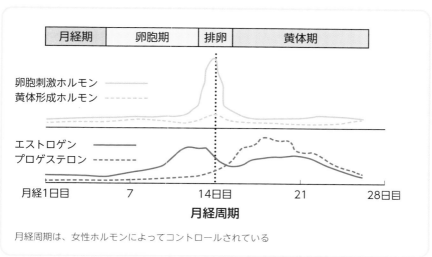

月経周期は、女性ホルモンによってコントロールされている

また、エストロゲンは年齢によって分泌量が変化します。8〜9歳頃になると卵巣でエストロゲンを分泌するようになり、成長とともに分泌が増え、14歳頃に月経が始まります。エストロゲンの分泌量は20〜30歳代にピークとなり、40歳代から低下し始めます。エストロゲンの低下によってさまざまな体調の変化が生じるようになり、更年期が始まります。そして60歳頃にはエストロゲンはほぼ分泌されなくなります（**図2**）。

図2 女性の年齢とエストロゲン分泌量の関係

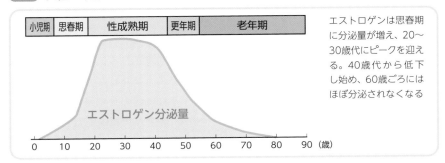

エストロゲンは思春期に分泌量が増え、20〜30歳代にピークを迎える。40歳代から低下し始め、60歳ごろにはほぼ分泌されなくなる

🌑 月経困難症とは

1. 月経困難症の原因

月経困難症は、月経期間中に月経に随伴して起こる病的な症状です。例えば、症状が強くて起きていられない、学校や仕事へ行けないなどの日常生活に支障をきたすようなケースがあります。月経困難症には、器質的な疾患が原因で発生する**器質性月経困難症**と、器質的な疾患がなく症状が生じる**機能性月経困難症**があります。

機能性月経困難症の原因は、頸管の狭小やプロスタグランジンなどの内因性生理活性物質による子宮の過収縮です。

2. 月経困難症の症状

月経困難症の症状には、下腹部痛、腰痛、腹部膨満感、嘔気、頭痛、疲労、脱力感、食欲不振、イライラ、下痢、憂うつなどがあります。機能性月経困難症は、主に月経の初日および2日目の出血が多いときに強くあらわれ、痛みの

性質は痙攣性、周期性です。一般的に月経困難症は年齢とともに、また妊娠出産によって症状が軽快するとされています。

3. 月経困難症を誘発する疾患

　器質性月経困難症の原因となる疾患には、子宮内膜症や子宮筋腫などがあります。器質性月経困難症を改善するには、まず原因の治療が必要です。

1）子宮内膜症

　子宮内膜症は、子宮内膜組織に類似する組織が子宮内腔または子宮筋層以外の部位で発生・発育したものです。好発年齢は20〜40歳代であり、主な症状は、月経困難症、慢性骨盤痛、排便痛、性交痛などの疼痛症状と妊孕性（にんようせい）の低下などです。子宮内膜症の治療には薬物療法と手術療法があります。薬物療法では、疼痛緩和をするために鎮痛薬を使用します。それでも疼痛緩和が不十分な場合は、内分泌療法（合成卵胞ホルモンと合成黄体ホルモンの配合薬など）を行います。

2）子宮筋腫

　子宮筋層にできる腫瘤を形成する良性の腫瘍です。筋腫によって子宮内膜の面積が広がり、月経血の増加（過多月経）を生じることで、貧血になることがあります。

　子宮筋腫は35歳以上の女性の20〜30％、40歳以上では40〜50％に認められ、主な症状としては、過多月経、月経時以外の出血（不正出血）、下腹部痛、月経困難症、腰痛があります。また、子宮筋腫が膀胱を圧迫することで頻尿、尿閉、尿失禁を生じることもあります。一般的に閉経すると症状は軽快して筋腫のサイズは徐々に縮小します。

　子宮筋腫の治療は、手術療法や貧血などに対する対症療法などがあります。

● 更年期障害とは

1. 更年期障害の原因

　更年期は、女性の加齢に伴う生殖期から非生殖期への移行期であり、閉経の前後5年の合計10年間とされています。

　更年期にあらわれる多種多様な症状の中で、器質的変化に起因しない症状を**更年期症状**といいます。そして、これらの症状の中で日常生活に支障をきたす

病態を更年期障害といいます。

　更年期障害の原因は卵巣機能の低下であり、エストロゲンの分泌が少なくなったことで作用していた心血管系、自律神経系、骨代謝などが影響を受けます。さらに、更年期にあたる年齢は、女性自身にとってもまた周囲の人にとってもさまざまな節目を迎える年頃であるため、精神的に負荷がかかることがあります。そのため、卵巣機能の低下に加えて、加齢に伴う身体的変化、精神・心理的な要因、社会文化的な環境因子などが複合的に影響することによって症状が発現すると考えられています。

　なお、甲状腺機能異常症のように更年期障害の症状と類似した症状を発現する疾患があるため、症状が強い場合や更年期障害に対する治療が奏功しない場合には受診勧奨が必要です。

2.　更年期障害の症状

　更年期障害の主な症状としては、ほてり、のぼせ、発汗などの血管運動神経症状、易疲労感、めまい、動悸、頭痛、肩こり、腰痛、関節痛、冷えなどの身体症状、イライラ、不安感、抑うつ気分、不眠などの精神症状があります。

1）ほてり、のぼせ、発汗

　更年期障害の症状の中でも訴えが多いものであり、女性ホルモンの低下が深く関与しています。症状については、上半身や顔面に「血が上るような感じ」、「カーッと熱くなるような感じ」といった表現で訴えがあります。この症状は昼夜を問わず起こります。

2）冷え

　「手足の先が冷える」、「いつも身体の芯から冷たい」といった訴えで、多くの場合、身体の特定の部位が冷たく感じます。

3）イライラ、不安感、不眠

　「怒りやすい」、「すぐにイライラする」、「不安になる」などの訴えのほか、不眠については眠れないだけではなく、「寝つきが悪い」や「眠りが浅い」といった訴えも更年期障害の症状の可能性があります。

相談から医薬品選択までの流れ

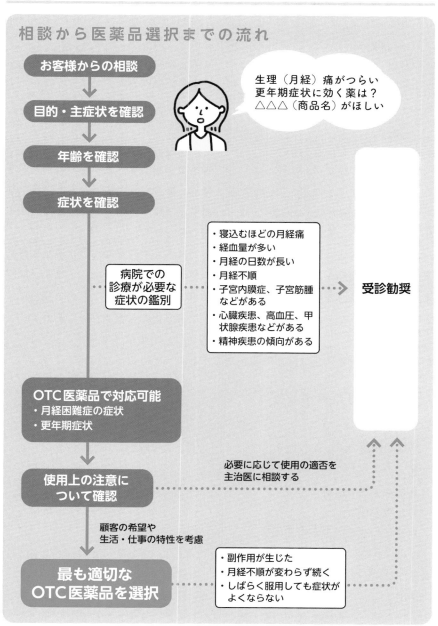

お客様からの相談

↓

目的・主症状を確認

↓

年齢を確認

↓

症状を確認

生理（月経）痛がつらい
更年期症状に効く薬は？
△△△（商品名）がほしい

病院での
診療が必要な
症状の鑑別

・寝込むほどの月経痛
・経血量が多い
・月経の日数が長い
・月経不順
・子宮内膜症、子宮筋腫
　などがある
・心臓疾患、高血圧、甲
　状腺疾患などがある
・精神疾患の傾向がある

受診勧奨

OTC医薬品で対応可能
・月経困難症の症状
・更年期症状

↓

使用上の注意に
ついて確認

必要に応じて使用の適否を
主治医に相談する

顧客の希望や
生活・仕事の特性を考慮

↓

最も適切な
OTC医薬品を選択

・副作用が生じた
・月経不順が変わらず続く
・しばらく服用しても症状が
　よくならない

● OTC医薬品を選ぶ前に確認すべきポイント

1. 月経困難症

　月経困難症の症状が発現するような原因疾患があるか、月経困難症が発現する原因となる薬剤を使用していないかを確認します。原因疾患がある場合や薬剤の副作用が疑われる場合は、これらに対する治療や対応の必要性を検討する必要があるため、主治医へ相談するよう説明します。

2. 更年期障害

　更年期障害の症状が発現するような原因疾患があるか、更年期障害が発現する原因となる薬剤を使用していないかを確認します。原因疾患がある場合や薬剤の副作用が疑われる場合は、これらに対する治療や対応の必要性を検討する必要があるため、主治医へ相談するよう説明をします。

　更年期障害は生活習慣の影響もあるため、食生活や運動などの状況を確認します。食事や運動を改善することは、更年期障害の緩和につながるほか、閉経を境に上昇する心血管疾患や骨粗鬆症などの生活習慣病リスクへの早期対応にもなります。また、精神・心理的な要因や社会文化的な環境因子も影響するため確認しましょう。そうした要因が強い場合は、心理療法も治療の選択肢の1つになることを説明し、医療機関を受診するよう勧めるとよいでしょう。

● 症状確認のポイント

1. 月経困難症

月経困難症の具体的な症状について、以下の点を確認します。

- ● どのような症状なのか
- ● 症状が強くなるタイミングと月経周期の関連はあるか
- ● 症状の程度
- ● 症状の増強因子と緩和因子

　さらに、月経の周期や症状発現による日常生活への影響はどのようなことがあるかについても確認します。

　使用する候補薬が定まったら、添付文書の使用上の注意を確認します。該当する項目があった場合は、必要に応じて使用の適否を主治医に相談するように

します。

2. 更年期障害

　更年期障害の症状にはさまざまな症状があるため、具体的な症状を確認します。さらに、症状の程度、症状の増強因子と緩和因子などを確認します。また、日常生活にどのような影響があるかという点も確認しましょう。

　使用する候補薬が定まったら、添付文書の使用上の注意を確認します。該当する項目があった場合は、必要に応じて使用の適否を主治医に相談するようにします。

女性特有の悩みは、他の人に聞かれたくないことも多いため、安心して相談できる環境づくりが大切です。薬局や店舗でできる工夫を試みてください

相談しやすい環境の工夫例
・間仕切りのある相談カウンター
・相談ブースの設置
・心地よいBGM
・落ち着いた雰囲気を演出する観葉植物

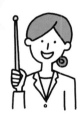

---

note　機能性月経困難症の対処法

　機能性月経困難症は、薬物療法以外に次のような対処法があります。
・足腰を温める
・血行をよくするために軽く運動をする
・アロマテラピーやマッサージなどで精神をリラックスさせる

「女性特有の悩み」に用いるOTC医薬品

● OTC医薬品の種類と特徴

月経困難症や更年期障害に用いるOTC医薬品は以下のとおりです（**表1**）。

表1 月経困難症や更年期障害に用いる薬剤の成分と特徴

種類	主な成分	特徴
鎮痛薬	ジクロフェナクナトリウム イブプロフェン	炎症や疼痛等に関与するプロスタグランジンの合成を阻害して痛みを抑える
鎮痙薬	ブチルスコポラミン臭化物	子宮や腸管の過収縮を抑制することで、下腹部の痛みをやわらげる
卵胞ホルモン薬	エチニルエストラジオール エストラジオール	エストロゲンを補充することで、エストロゲン欠乏によって生じる更年期障害の症状を緩和する
漢方薬	当帰芍薬散（とうきしゃくやくさん）	体力のない人で、冷え症で貧血の傾向があり、疲労しやすく、下腹部痛、頭重、めまい、肩こり、耳鳴り、動悸などがある。月経不順、月経異常、月経痛、更年期障害などを改善する
	加味逍遙散（かみしょうようさん）	体力があまりない人で、肩がこる、疲れやすい、精神不安などの精神神経症状を伴う月経不順、月経困難、更年期障害などを改善する
	桂枝茯苓丸（けいしぶくりょうがん）	比較的体力があり、赤ら顔、のぼせやすいのに足が冷え、下腹部痛がある人で、更年期障害などに用いられる

● 月経困難症に用いられるOTC医薬品

1. 鎮痛薬

月経困難症の痛みに対する鎮痛薬としては、非ステロイド性抗炎症薬（NSAIDs）があります。NSAIDsは疼痛の原因物質であるプロスタグランジンの合成を阻害して痛みをやわらげます。例えば、イブプロフェンやロキソプロフェンがあります。主な副作用としては、アレルギー、胃腸障害などがあります。

2. 鎮痙薬

　下腹部の痛みに対する薬剤として鎮痙薬があります。鎮痙薬は、子宮や腸管の過度な収縮を抑えて、下腹部の緊張による痛みをやわらげます。例えば、ブチルスコポラミン臭化物があります。主な副作用としては、散瞳、眼圧上昇、口渇、便秘、排尿困難などがあります。

3. 卵胞ホルモン・黄体ホルモン配合薬

　卵胞ホルモン・黄体ホルモン配合薬は、現時点ではOTC医薬品にはありませんが、医療用医薬品として発売されていますので、ご紹介します。

　投与された卵胞ホルモンや黄体ホルモンが脳下垂体に働きかけると、卵胞を成熟させるホルモン（FSHやLH）の分泌が抑制されて、排卵が抑制されたり、子宮内膜が厚くなるのを抑えて痛みの原因物質であるプロスタグランジンなどの産生を減少させたりして、疼痛などの症状を緩和します。

　主な副作用としては、頭痛や悪心、不正出血、血栓症、乳癌などがあります。血栓症については、致死的な経過をたどることがあるため、特に注意が必要です。緊急対応を要する血栓症の主な症状としては、下肢の急激な疼痛・腫脹、突然の息切れ、胸痛、激しい頭痛、四肢の脱力・麻痺、構語障害、急性視力障害などがありますので、これらの症状があらわれた場合は直ちに服用を中止して救急医療機関を受診することとされています。血栓症のリスク因子としては、年齢、喫煙、肥満、脱水などがあり、血栓症リスクを低減するためにも禁煙への心がけ、脱水にならないようにこまめな水分補給を推奨します。

　また、長時間同じ姿勢でいることも血栓症のリスクを高めることになってしまうため、適度に体を動かすことも血栓症のリスクを減らす方法のひとつとなります。

　乳癌については、エストロゲン投与と乳癌発生との因果関係についてその関連性を示唆する報告もあるため、自己検診を行い、乳癌の早期発見に努めることが重要です。

4. 漢方薬

　主には当帰芍薬散、加味逍遥散、桂枝茯苓丸などの漢方薬が用いられます。甘草を含む漢方薬では低カリウム血症、血圧上昇、ナトリウム・体液の貯留、

浮腫、体重増加などの偽アルドステロン症があらわれることがあるので注意が必要です。

● 更年期障害に用いられるOTC医薬品

1. ホルモン補充療法（HRT）

HRTはエストロゲン製剤を投与する治療の総称であり、エストロゲン欠乏に伴う更年期障害の症状改善だけではなく、エストロゲン欠乏に伴う骨塩量低下なども改善します。

子宮を有する女性では子宮内膜癌の発生リスクを低減するため、エストロゲン・黄体ホルモン併用療法を行い、子宮がすでに存在しない女性ではエストロゲン単独療法を行います。

2. 漢方薬

当帰芍薬散、加味逍遙散、桂枝茯苓丸などの漢方薬が用いられます。

● 主な成分の作用と副作用

1. イブプロフェン

アラキドン酸からプロスタグランジンへ変換する酵素であるシクロオキシゲナーゼを阻害することによってプロスタグランジンの生成を阻害します。そのため、プロスタグランジンによる炎症や疼痛などを抑制します。

（副作用）発疹や食欲不振、嘔気、嘔吐、下痢などの胃腸障害があります。重篤な副作用として、ショック、皮膚粘膜眼症候群、腎機能障害などがあります。

2. ブチルスコポラミン臭化物

副交感神経興奮による反応を抑制することによって、平滑筋を弛緩して鎮痙作用を示します。

（副作用）散瞳、眼圧上昇、口渇、便秘、排尿困難などがあります。投与中は自動車の運転など危険を伴う機械の操作は避けるよう指導します。閉塞隅角緑内障の人では眼圧が上昇することがあり、また、前立腺肥大による排尿障害のある人ではさらに尿が出にくくなるため、投与を避ける必要があります。

3. エチニルエストラジオール、エストラジオール

　卵胞ホルモン製剤によるエストロゲンの補充で更年期障害の症状を改善します。卵胞ホルモン製剤を使用する前には、乳房検診や婦人科検診などを受け、また使用開始後も定期的な検診が必要です。

（**副作用**）乳房の張りや痛み、下腹部痛、不正出血などがあります。その他、特に注意しなければならない副作用に血栓症や乳癌があります。

　HRTでは血栓症を生じることがあるため、下肢の疼痛や浮腫、突然の呼吸困難、息切れ、胸痛、めまい、意識障害、四肢の麻痺、急性視力障害などがあらわれた場合や、身体を動かせない状態や顕著な血圧上昇がみられた場合は、投与を中止し受診するよう説明します。

　乳癌については、外国において、卵胞ホルモン薬と黄体ホルモン薬を長期併用した女性は、乳癌になる危険性が対照群の女性と比較して高くなり、その危険性は併用期間が長期になるに従って高くなるという報告があります。そのため、使用は必要最小限にとどめ、漫然と長期投与を行わないこととされています。

　また、投与開始後は定期的に乳房検診および婦人科検診を行うこととされています。

4. 漢方薬

（**副作用**）当帰芍薬散、加味逍遙散、桂枝茯苓丸では、胃腸障害（胃部不快感、下痢など）が起こることがあります。

ｎｏｔｅ　婦人科の三大漢方薬

　不定愁訴の治療にはさまざまな漢方薬が用いられますが、なかでも当帰芍薬散、加味逍遙散、桂枝茯苓丸は、女性ホルモンの乱れによる身体的・精神的不調によく使われることから、「婦人科の三大漢方薬」といわれています。

● 女性用薬の商品例

1. 月経に関わるトラブル、更年期の諸症状の緩和

商品名	特徴	配合成分（成人1日量）	1回量・用法
ユベラックス	・ビタミンE製剤（d-α-トコフェロール） ・血行改善	d-α-トコフェロール　300mg	15歳以上：1カプセル 1日3回食後
女性保健薬 命の母A	・当帰芍薬散を中心に、桂枝茯苓丸と加味逍遙散をプラスして考えられた処方 ・更年期症状に	13種類の生薬（ダイオウ、カノコソウ、ケイヒ、センキュウ、ソウジュツ、シャクヤク、ブクリョウ、トウキ、コウブシ、ゴシュユ、ハンゲ、ニンジン、コウカ） チアミン塩化物塩酸塩 5mg リボフラビン 1mg ピリドキシン塩酸塩 0.5mg シアノコバラミン 1μg パントテン酸カルシウム 5mg 葉酸 0.5mg アミノエチルスルホン酸（タウリン）90mg dl-α-トコフェロールコハク酸エステル 5mg リン酸水素カルシウム水和物 10mg ビオチン 1μg 精製大豆レシチン 10mg	15歳以上：4錠 1日3回食後
ルビーナ	・連珠飲 （四物湯＋苓桂朮甘湯） ・更年期障害による冷え症、のぼせ、めまいなどの症状に	連珠飲処方 （トウキ、シャクヤク、センキュウ、ジオウ、ブクリョウ、ケイヒ、ソウジュツ、カンゾウ）	15歳以上：3錠 1日3回食後すぐ
ツムラの婦人薬 中将湯	・中将湯 ・更年期障害（のぼせ、不眠、イライラ）に	中将湯処方 （シャクヤク、トウキ、ケイヒ、センキュウ、ソウジュツ、ブクリョウ、ボタンピ、トウヒ、コウブシ、ジオウ、カンゾウ、トウニン、オウレン、ショウキョウ、チョウジ、ニンジン）	15歳以上：1日1袋使用。熱湯にて振り出して朝夕食前に服用後、残りの袋を煮詰めて就寝前に服用

2. 漢方処方製剤

商品名	特徴	配合成分	1回量・用法
ツムラ漢方 桃核承気湯エキス 顆粒	・体力が比較的ある人で、のぼせて便秘がちな人、精神症状が強い人に ・ダイオウ含有	桃核承気湯	15歳以上：1包 7〜14歳：2/3包 4〜6歳：1/2包 2〜3歳：1/3包 1日2回食前
「クラシエ」漢方 桂枝茯苓丸料 エキス錠／顆粒	・ふつう以上の体力の人で、冷えやのぼせなどがある人 ・ダイオウは含まない ・顆粒タイプもあり	桂枝茯苓丸	15歳以上：2錠（1包） 7〜14歳：1錠（2/3包） 4〜6歳：1/2錠 1日3回食前または食間
温清飲エキス 顆粒「クラシエ」	・四物湯と黄連解毒湯の合剤 ・体力はふつうの人で、皮膚の色つやが悪い人の月経不順、月経困難、更年期障害の人に	四物湯、 黄連解毒湯	15歳以上：1包 7〜14歳：2/3包 4〜6歳：1/2包 2〜3歳：1/3包 2歳未満：1/4包 1日3回食前または食間
ツムラ漢方 当帰芍薬散料エキス 顆粒	・体力が低下している人で、貧血気味、冷えやむくみなどがある人	当帰芍薬散	15歳以上：1包 7〜14歳：2/3包 4〜6歳：1/2包 2〜3歳：1/3包 1日2回食前
「クラシエ」漢方 加味逍遙散料 エキス錠／顆粒	・体力が低下している人で、精神不安やイライラが強く、冷えやむくみなどがある人 ・顆粒タイプもあり	加味逍遙散	15歳以上：4錠（1包） 7〜14歳：3錠 5〜6歳：2錠 1日3回食前または食間
ルナフェミン	・体力が低下している人で、手足がほてり、唇がかわく人に	温経湯	15歳以上：4錠 7〜14歳：3錠 1日3回食前または食間
「クラシエ」漢方 柴胡桂枝乾姜湯 エキス顆粒	・体力が低下している人で、冷え、貧血、神経過敏の人に	柴胡桂枝乾姜湯	15歳以上：1包 7〜14歳：2/3包 4〜6歳：1/2包 2〜3歳：1/3包 2歳未満：1/4包 1日3回食前または食間

「調子が悪い」という相談

お客様 最近調子が悪くて、何かいいお薬がないでしょうか？

［女性、40代と推察］

薬剤師／販売員 ［自己紹介の後］調子が悪いといいますと、どのような感じですか？　少し詳しく教えてください。

お客様 体力がないというか、やる気がでないというか…。手は冷たいのに、急に顔がほてったり、汗が噴きだしたり。ちょっと動くだけでドキドキと動悸がしたり、ふらふらしたりと、何か調子が悪いんです。

薬剤師／販売員 やる気がなくて、急に汗をかいたり、動悸やふらつきがあるのですね。

お客様 そうなんです。

薬剤師／販売員 他に気になる症状はございますか？

お客様 他には特にないと…。

薬剤師／販売員 精神的な面はいかがでしょう？　ひどくイライラしたり、逆に不安な気持ちになったり、眠れないといったことはありますか？

お客様 気持ちの面はやる気がでないと感じるくらいで、そんなに気になるほどではありません。

薬剤師／販売員 体調が悪いと感じ始めたのは、いつぐらいからでしょうか？

お客様 ちょっと前からです。

薬剤師／販売員 ちょっと前といいますと？

お客様 2〜3ヵ月くらい前から。

薬剤師／販売員 2〜3ヵ月前からですね。何か思い当たることはありますか？

お客様 ええ特には。年齢的に更年期なのではと思います。

薬剤師／販売員 これまで何かお薬や健康食品などはお飲みになっていましたか？

お客様 いいえ、飲んでいません。何かいいものがありますか？

薬剤師／販売員 薬の副作用や食べ物アレルギーの経験がございますか？

お客様 いいえ。

薬剤師／販売員 他に飲んでいる薬や治療中の病気はございますか？

お客様 いいえ、ないです。

薬剤師／販売員 胃が弱い、下痢しやすいなど体質で気になることはございますか？

お客様 どちらかといえば便秘しやすいです。

薬剤師／販売員 便秘しやすいのですね。更年期の症状かもということでしたら、漢方薬をお勧めしようと思いますが、いかがでしょうか？

お客様 ちょっと粉薬が苦手で。錠剤はないですか？

薬剤師／販売員 こちらの『命の母A』や『ルビーナ』は錠剤です。体力があまりなく、動悸やふらつきがあるようでしたら『ルビーナ』を試してみませんか？

お客様 どんな効果があるの？

薬剤師／販売員 血の巡りをよくして体を温めたり、水分代謝や乱れた自律神経の働きを整えたりすることで、体全体のバランスをよくしていきながら、更年期障害やめまいなどを改善します。ほてり、のぼせ、冷え症、疲労倦怠感、めまい、動悸、むくみ、便秘など、女性特有の症状によく効きます。2週間ほど試しても効果を感じないときは、がまんなさらず、また相談に来てください。

接客・説明のコツ

- 更年期の症状は多様で、人によって異なるので、ていねいに聴き取りましょう。
- 胃腸が弱い、下痢しやすいなどの体質の人は、漢方薬による副作用があらわれやすいため注意が必要です。

- 一般に漢方薬は、飲んですぐに効く薬ではありませんので、2週間から1ヵ月ほど服薬を継続するよう伝えましょう。ただし、漫然と飲み続けることがないよう、2週間ほど飲んでも効果がない場合は、がまんせずに婦人科などへの受診を勧めましょう。

参考資料・・

・日本産科婦人科学会・日本産婦人科医会編「産婦人科診療ガイドライン−婦人科外来編2020」
・厚生労働省「試験問題の作成に関する手引き 平成30年3月」
・「今日の治療指針2020」福井次矢ほか編（医学書院、2020）
・吉岡ゆうこ「トリニティ通信添削OTC講座」（ネオフィスト研究所）

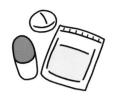

その他
（睡眠改善薬・発毛薬・禁煙補助薬）

ここがポイント！

睡眠改善薬の基礎知識とOTC医薬品
- 不眠には、入眠障害、中途覚醒、早朝覚醒、熟眠障害がある。
- 原因疾患がある場合は受診勧奨する。
- 代表的なOTC医薬品の睡眠改善薬は抗ヒスタミン成分のジフェンヒドラミンである。

発毛薬の基礎知識とOTC医薬品
- 壮年性脱毛症には男性型と女性型があり、薬剤が異なる。
- 壮年性脱毛症の原因は、ストレス、環境や遺伝による成長期の短縮など。
- OTC医薬品の発毛薬は、ミノキシジル、カルプロニウムのみ。

禁煙補助薬の基礎知識とOTC医薬品
- ニコチン依存症は、血中のニコチン濃度がある一定以下になると喫煙を繰り返す状態。
- ニコチン依存の状態、禁煙の意志などを確認した後に禁煙補助薬を選定する。
- ニコチン製剤には、ガムタイプとパッチタイプがある。
- 使用方法、期間を守るよう指導する。

いずれの薬も、
間違った使い方をすると
効果がないだけでなく、
健康を害するおそれがある
ことを伝えましょう

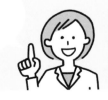

知っておきたい睡眠改善薬の基礎知識

🔵 不眠と不眠症の違い

　不眠とは、何かしらの原因で入眠障害、中途覚醒、早朝覚醒、熟眠障害などの睡眠問題が生じている**状態**をいいます。不眠症とは、慢性的な不眠状態が1ヵ月以上続き、日中に倦怠感、意欲低下、集中力低下、食欲低下などの不調が出現する**疾患**です。不眠の原因はストレス、心身の病気、薬の副作用などさまざまで、原因に応じた対処が必要です。不眠が続くと不眠恐怖が生じ、緊張や睡眠状態へのこだわりのために不眠が悪化する悪循環に陥ります。

🔵 睡眠改善薬の目的

　睡眠改善薬の役割は、寝つきが悪い、眠りが浅いなどの症状を「一時的に」改善することです。不眠症への効果は期待できないため、慢性的に不眠状態が続く人には心療内科などへの受診を勧めます。

 ## 睡眠改善に用いるOTC医薬品の勧め方

🔵 OTC医薬品を選ぶ前に確認すべきポイント

　不眠の状況を聴き取ることが大切です。基本的には、一時的な不眠症状を訴える人には適したOTC医薬品を勧め、慢性的な不眠症状を訴える人には受診勧奨します。

🔵 症状確認のポイント

1.　うつ病、不安神経症、統合失調症などの精神疾患の有無

　精神疾患がある場合は、その疾患の治療を優先しなければなりません。睡眠改善薬で一時的に不眠状態が改善することもありますが、根本的な解決にはなりません。原因疾患の治療を受けるよう説明しましょう。

2. 痛みやかゆみなどの身体疾患の有無

痛みやかゆみが原因で眠れない場合は、それらの原因を解消することが大切であることを説明し、受診勧奨しましょう。

3. 慢性的な不眠状態の疑い

慢性的な不眠状態が続く場合は、何かしらの疾患を抱えている可能性があります。病院を受診し原因を究明するように勧めましょう。

4. 睡眠改善薬を中止すると不眠が再発するという訴え

睡眠改善薬を服用すると一時的に改善するものの、服用を中止すると不眠が再発するという訴えでは、連用しなければならない背景に何らかの疾患が隠れている場合があります。医療機関を受診するよう勧めましょう。

睡眠改善に用いるOTC医薬品

● 睡眠改善薬の主な成分の特徴

OTC医薬品の睡眠改善薬の代表的な成分は、抗ヒスタミン成分のジフェンヒドラミンです。その他には、鎮静催眠作用のあるブロモバレリル尿素、アリルイソプロピルアセチル尿素が1製品に配合されています。漢方薬もありますが、薬理学的には作用が解明されていません。

1. ジフェンヒドラミン

中枢で作用するヒスタミンの働きを抑制することで、催眠や鎮静作用を発揮しています。

(副作用) 第1世代抗ヒスタミン薬の代表的な副作用である眠気を逆に利用して、睡眠改善薬として用いています。また、抗コリン作用があるため、閉塞隅角緑内障や前立腺肥大の治療中の人には禁忌です。過剰に服用するとかえって不眠を招くことがあるので、必ず用法用量を守るよう指導しましょう。

2. ブロモバレリル尿素、アリルイソプロピルアセチル尿素

大脳の興奮を抑制することで、催眠・鎮静作用を発揮します。1つの製剤に

ねてしまい、自ら分泌する能力が低下します。禁煙したり、タバコが吸えない状況下でさまざまな禁断症状（ニコチン離脱症状）が出現するのは、こうした神経伝達物質の分泌が低下しているためです。タバコが吸えない状態が続いたときに喫煙すると、離脱症状の不快な症状が消失し、再び喫煙を続けてしまう現象が起こります。そうして喫煙を繰り返してしまうのが、ニコチン依存症の特徴です。

 ## 禁煙補助に用いるOTC医薬品の勧め方

● 確認すべきポイント

1. 使用者（年齢）の確認

20歳以上であることを確認します。

2. 治療中の病気の確認

心臓血管、脳血管疾患がある人は、ニコチンによる血管収縮作用により疾患が悪化する可能性があるため、避ける必要があります。

3. ニコチン依存の確認

ニコチン依存が強く、ニコチン依存スクリーニングテストで5点以上などの条件に当てはまる人は、保険医療による禁煙治療対象に含まれます。ニコチン依存が強い人は、必要に応じて受診勧奨しましょう。

4. 禁煙する意志の確認

禁煙する意志があるかどうかを確認することが大切です。薬剤によって使用する期間が定められているため、その期間をしっかり守れること、漫然と継続してはいけないということをよく確認したうえで販売します。

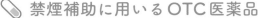
● ニコチン製剤

禁煙補助薬として市販で使用できる成分はニコチンのみです。禁煙することで不足するニコチンを補い、徐々に量を減らすことで、ニコチン依存状態から離脱することを目的として使用します。

ニコチン製剤には、ガムタイプとパッチタイプの2種類があります。

1. ニコチンガム

タバコを吸いたいと感じた時に1粒使用します。使用方法は普段のガムと異なり、かみ始めて味を感じたら、ガムを歯と歯茎の間に入れて1分程度放置し、歯茎からニコチンが吸収される状態にします。その後、味を感じるまで再度かんで放置することを30〜60分間繰り返します。使用期間や1日に使用できる目安などは、普段から1日にどのくらいの本数を吸っていたかにより異なります。使用者にガムを勧める前に、喫煙習慣を確認しておくとよいでしょう（**表1**）。

2. ニコチンパッチ

1日1回皮膚に貼付して使用します。8週間使用する薬剤で、最初の6週間は高用量を貼付し、残り2週間は低用量を貼付します。毎日同じ部位に貼るとかぶれるので、少しずつ場所を変えて貼付するよう指導しましょう。

> ### note ニコチン依存スクリーニングテスト
>
> 精神面からみた薬物依存の程度を調べるテスト。「禁煙や本数を減らそうとしてもできなかったことがあったか」「自分はタバコに依存していると感じることがあったか」など、計10の質問に「はい＝1点」、「いいえ／該当しない＝0点」で答え、合計得点が5点以上をニコチン依存症と診断します。

表1 ニコチンガムの使用量例

禁煙前の1日あたり喫煙本数	1日の使用の目安				
	4週目まで	6週目まで	8週目まで	10週目まで	12週目まで
20本以下	4〜6個	1〜3個	0〜1個		
21〜30本	6〜9個	3〜6個	1〜3個	0〜1個	
31本以上	9〜12個	6〜9個	3〜6個	1〜3個	0〜1個

禁煙開始→

1日最大使用個数　24個

● ニコチンの副作用

　ニコチンの副作用症状として、ノルアドレナリンの分泌が亢進し、頻脈や動悸、血圧上昇などが起こることがあります。心臓病の治療中の人は注意が必要です。

資格試験からみる
ゆびさきセルフ測定室

Column

　ゆびさきセルフ測定室（検体測定室）は、指先から採ったほんの少しの血液で自身の健康状況をチェックすることができるというもので、薬局を中心に設置場所が増えています。気になる検査の数値を手軽に測ることができるため、セルフメディケーションにつながります。

　登録販売者試験では、「軽度の肝機能障害の場合、自覚症状がなく、健康診断等の血液検査（肝機能検査値の悪化）で初めて判明することが多い。（令和元年登録販売者試験）」という「正」の記述が出題されており、定期的な検査の重要性がわかります。

ゆびさきセルフ測定室で測定できる検査（**測定室によって取り扱う検査は異なる**）

血糖関連	血糖値、HbA1c
血中脂質関連	中性脂肪（TG：トリグリセリド）、LDLコレステロール（悪玉コレステロール）、HDLコレステロール（善玉コレステロール）、Non-HDLコレステロール
肝機能関連	AST（GOT）、ALT（GPT）、γ-GT（γ-GTP）

● 睡眠改善薬の商品例

商品名	特徴	配合成分（成人1日量）	1回用量・用法
ドリエルEX	・ジフェンヒドラミン配合 ・1日1回タイプ ・早く溶けるソフトカプセル	ジフェンヒドラミン塩酸塩 50mg	15歳以上：1カプセル 1日1回就寝前
漢方ナイトミン	・酸棗仁湯 ・心身のストレスによる不眠に	酸棗仁湯エキス 1,500mg	15歳以上：4錠 1日3回食間

● 発毛薬の商品例

商品名	特徴	配合成分（100mL中）	1回用量・用法
リアップX5 プラスネオ	・ミノキシジル5% ・成人男性20歳以上	ミノキシジル 5.0g ピリドキシン塩酸塩 0.05g トコフェロール酢酸エステル 0.08g l-メントール 0.3g ジフェンヒドラミン塩酸塩 0.1g グリチルレチン酸 0.1g ヒノキチオール 0.05g	20歳以上：1mL 1日2回 脱毛している頭皮に塗布
リアップリジェンヌ	・成人女性20歳以上	ミノキシジル 1g パントテニールエチルエーテル 1g トコフェロール酢酸エステル 0.08g l-メントール 0.3g	20歳以上：1mL 1日2回 脱毛している頭皮に塗布
カロヤン プログレ EX O	・カルプロニウム2% ・脂性肌用	カルプロニウム塩化物水和物　2.18g チクセツニンジンチンキ 3mL（原生薬として1g） カシュウチンキ 3mL（原生薬として1g） ピリドキシン塩酸塩 0.03g ヒノキチオール 0.05g パントテニールエチルエーテル 1g l-メントール 0.3g	15歳以上：1mL 1日2回 脱毛している頭皮に塗布

🔵 禁煙補助薬の商品例

商品名	特徴	成分・分量	用量用法
ニコチネル パッチ20	・2ステップの禁煙プログラムの ステップ1に使用 （ステップ2はニコチネルパッチ 10）	ニコチン 35mg/ 枚	1日1回1枚 起床時～就寝時まで貼付
ニコレット	・4つのフレーバーがある	ニコチン 2mg/ 個	タバコを吸いたいと思ったときに 1回1個　30～60分間かむ 1日4～12個、最大24個まで

> ## ｎｏｔｅ ｜ ニコチン、タールが含まれる鎮咳去痰薬「ネオシーダー」
>
> 　鎮咳去痰薬の「ネオシーダー」は、喫煙者ののどの違和感や咳などに
> 対して使用されることがあります。ニコチンやタールなどが含まれてい
> ますが、禁煙補助薬としての効果は期待できません。

お客様 このリアップをください。

［男性、40代くらいと推定］

薬剤師／販売員 こちらの『リアップX5プラスネオ』ですね。お使いになったことはございますか？

お客様 はい。

薬剤師／販売員 ［自己紹介の後］ご使用は、こちらで何本目になりますか？

お客様 2本目です。

薬剤師／販売員 2本目ですね。最初の1本を使って、使い方や効果、副作用などで、何か気になることはございませんか？

お客様 そうですね、まだ効果は感じないけど、かえって短い毛が抜けているようで気になっています。

薬剤師／販売員 短い抜け毛が気になってらっしゃるのですね。それは使い初めによくみられることですので、ご安心ください。（髪のサイクルの図を示しながら）髪には「成長期」「退行期」「休止期」があるのですが、毛髪が少なくなる原因は、髪の毛が短く細い状態で成長が止まってしまい「休止期」が長引くためといわれています。リアップは「休止期」から「成長期」へ移るのを促す効果がありますが、今まで「休止期」の状態でとどまっていた毛髪が、いったん抜け落ちてから、新しい毛髪が生えてきます。

お客様 なるほど。どのくらい使えば、効果がわかりますか？

薬剤師／販売員 有効成分のミノキシジルが1％のリアップをお使いの人は、6ヵ月で効果を実感されています。お客様と同じ5％のリアップをお使いの人は、4ヵ月で効果を実感されています。

お客様 わかりました。続けてみます。

薬剤師／販売員 お客様は1本使い切るのに、どのくらいかかりましたか？

お客様 2週間くらいです。頭皮全体に行きわたらせたくて、1回に2回分をつけています。

薬剤師／販売員 そうだったのですね。実は、容器で計量できる1回1mLは、1〜2cm間隔で塗り拡げれば頭皮全体に十分に行きわたる量です。1回で2回分を使っても効果はあがりません。

お客様 そうなんですか。1回に2回分使うともったいないのですね。

薬剤師／販売員 はい、使用量を守ってお使いください。（チェックシートを見せながら）では、再度こちらのチェックシートをご確認ください。当てはまる項目はございませんか？

お客様 はい、大丈夫です。

薬剤師／販売員 使用した後、皮膚の刺激や炎症、頭痛、手足のむくみ、血圧や心拍数への影響など、気になる体調の変化はなかったでしょうか？

お客様 はい、ありません。

接客・説明のコツ

- ミノキシジルは発毛の効果が認められた医薬品ですが、効果があらわれるまでに治療を中断してしまうケースや、用法用量を間違えて使用するケースがよくみられます。使用初期は、使用状況を特に注意して聴き取ります。
- 使用初期にみられる「休止期脱毛」は、使用を中断してしまう要因の1つです。

- まれにミノキシジルの外用薬の使用によって、血圧上昇や動悸、頭痛、心不全など循環器系の副作用が起こることが報告されています。使用継続中に、定期的に副作用の有無を確認しましょう。

note 女性型脱毛症

　男性型の壮年性脱毛症（男性型脱毛症）に対し、女性型脱毛症では、男性型のように額がM字に薄くなることはなく、頭頂部の薄毛の範囲は男性よりも比較的広くなります。また、発現時期は更年期に多いなど、男性と病態に違いがあります。

参考資料・・
・吉岡ゆうこ「トリニティ通信添削OTC講座」（ネオフィスト研究所）

注意が必要なOTC医薬品の成分

基礎疾患、治療中の病気

×「してはいけないこと」に記載　△「相談すること」に記載
区分については41ページを参照のこと

成分		注意	区分	成分配合薬
インフルエンザ				
解熱鎮痛成分	ジクロフェナクナトリウム	△	2	外用鎮痛消炎薬
急性期脳血管障害（脳梗塞、脳出血など）				
禁煙補助成分	ニコチン（パッチ）	×	1	禁煙補助薬
	ニコチン（ガム）	×	②	
脳血管障害、末梢血管障害（バージャー病など）、褐色細胞腫、全身性皮膚疾患、神経筋接合部疾患				
禁煙補助成分	ニコチン（パッチ）	×	1	禁煙補助薬
	ニコチン（ガム）	×	②	
日常的に不眠の人、不眠症				
抗ヒスタミン成分	ジフェンヒドラミン塩酸塩	×	②	催眠鎮静薬
うつ病と医師に診断されたことがある人				
禁煙補助成分	ニコチン（パッチ）	×	1	禁煙補助薬
	ニコチン（ガム）	×	②	
てんかん				
キサンチン系成分	テオフィリン	△	1	鎮咳去痰薬 乗物酔い予防薬
	ジプロフィリン	△	2	
抗アレルギー成分	セチリジン	△	2	鼻炎用内服薬
	ケトチフェンフマル酸塩	△	2	
禁煙補助成分	ニコチン（パッチ）	△	1	禁煙補助薬
	ニコチン（ガム）	△	②	
高血圧				
解熱鎮痛成分	イブプロフェン	×	②	解熱鎮痛薬
	ジクロフェナクナトリウム	△	2	外用鎮痛消炎薬
発毛成分	ミノキシジル	△	1	毛髪用薬

	成分	注意	区分	成分配合薬
禁煙補助成分	ニコチン（パッチ）	△	1	禁煙補助薬
	ニコチン（ガム）	△	②	
アドレナリン作動成分 （内服薬）	プソイドエフェドリン塩酸塩／ 硫酸塩	×	②	鼻炎用内服薬
	メチルエフェドリンサッカリン塩 エフェドリン塩酸塩 メチルエフェドリン塩酸塩 フェニレフリン塩酸塩 メトキシフェナミン塩酸塩 トリメトキノール塩酸塩	△	②	総合感冒薬 鎮咳去痰薬 鼻炎用内服薬
	麻黄（生薬）	△	②	解熱鎮痛薬 総合感冒薬 鎮咳去痰薬 鼻炎用内服薬
アドレナリン作動成分 （外用薬）	オキシメタゾリン塩酸塩	△	2	点鼻薬
	メチルエフェドリン塩酸塩	△	2	痔疾用薬（坐薬、注入 軟膏のみ）
	フェニレフリン塩酸塩 ナファゾリン塩酸塩（硝酸塩） テトラヒドロゾリン（テトリゾリン） 塩酸塩（硝酸塩）	△	2	点鼻薬
ステロイド成分	ベクロメタゾンプロピオン酸エ ステル	△	②	点鼻薬
抗炎症成分	甘草（生薬）1日1g以上 グリチルリチン酸1日40mg以上		3	多くの薬効群に配合
低血圧				
発毛成分	ミノキシジル	△	1	毛髪用薬
心臓病				
発毛成分	ミノキシジル	△	1	毛髪用薬
キサンチン系成分	テオフィリン、アミノフィリン	△	1	鎮咳去痰薬
	ジプロフィリン	△	2	
鎮痙成分	チキジウム臭化物	×	2	鎮痛胃腸薬
解熱鎮痛成分	イブプロフェン	×	②	解熱鎮痛薬
	アルミノプロフェン	△	②	
	ロキソプロフェンナトリウム水和物	△	1	

	成分	注意	区分	成分配合薬
解熱鎮痛成分	ジクロフェナクナトリウム	△	2	外用鎮痛消炎薬
	アスピリン アスピリンアルミニウム	△	②	解熱鎮痛薬 総合感冒薬
	イブプロフェン	△	②	
禁煙補助成分	ニコチンパッチ	×	1	禁煙補助薬
	ニコチンガム	×	②	
アドレナリン作動成分 （内服薬）	プソイドエフェドリン塩酸塩／ 　硫酸塩	×	②	鼻炎用内服薬
	メチルエフェドリンサッカリン塩 エフェドリン塩酸塩 メチルエフェドリン塩酸塩 フェニレフリン塩酸塩 メトキシフェナミン塩酸塩 トリメトキノール塩酸塩	△	②	総合感冒薬 鎮咳去痰薬 鼻炎用内服薬
	麻黄（生薬）	△	②	解熱鎮痛薬 総合感冒薬 鎮咳去痰薬 鼻炎用内服薬
アドレナリン作動成分 （外用薬）	オキシメタゾリン塩酸塩	△	2	点鼻薬
	メチルエフェドリン塩酸塩	△	2	痔疾用薬（坐薬、注入 軟膏のみ）
	フェニレフリン塩酸塩 ナファゾリン塩酸塩（硝酸塩） テトラヒドロゾリン（テトリゾリン） 　塩酸塩（硝酸塩）	△	2	点鼻薬
漢方処方	芍薬甘草湯	×	2	漢方薬
ロートエキス	ロートエキス	△	2	乗物酔い予防薬 胃腸薬 整腸薬・止瀉薬 痔疾用薬（内服、注入 軟膏）
抗コリン成分	イソプロパミドヨウ化物 ベラドンナ	△	2	総合感冒薬 鼻炎用内服薬
	チメピジウム臭化物 ジサイクロミン塩酸塩 オキシフェンサイクロミン塩酸塩 ブチルスコポラミン臭化物 メチルオクタトロピン臭化物	△	2	胃腸薬

	成分	注意	区分	成分配合薬
抗コリン成分	スコポラミン臭化水素酸塩水和物	△	2	乗物酔い予防薬 胃腸薬
浣腸成分	グリセリン	△	2	浣腸薬
抗炎症成分	甘草（生薬）1日1g以上 グリチルリチン酸1日40mg以上	△	3	多くの薬効群に配合
不整脈				
鎮痙成分	チキジウム臭化物	×	2	鎮痛胃腸薬
糖尿病				
ステロイド成分	ベクロメタゾンプロピオン酸エステル	×	②	点鼻薬
アドレナリン作動成分 （内服薬）	プソイドエフェドリン塩酸塩／硫酸塩	×	②	鼻炎用内服薬
	メチルエフェドリンサッカリン塩 エフェドリン塩酸塩 メチルエフェドリン塩酸塩 フェニレフリン塩酸塩 メトキシフェナミン塩酸塩 トリメトキノール塩酸塩	△	②	総合感冒薬 鎮咳去痰薬 鼻炎用内服薬
	麻黄（生薬）	△	②	解熱鎮痛薬 総合感冒薬 鎮咳去痰薬 鼻炎用内服薬
アドレナリン作動成分 （外用薬）	オキシメタゾリン塩酸塩	×	2	点鼻薬
	フェニレフリン塩酸塩 ナファゾリン塩酸塩（硝酸塩） テトラヒドロゾリン（テトリゾリン）塩酸塩（硝酸塩）	△	2	
	メチルエフェドリン塩酸塩	△	2	痔疾用薬（坐薬、注入軟膏のみ）
鎮咳成分	ジメモルファンリン酸塩	△	3	かぜ薬 鎮咳去痰薬
気管支喘息				
第2世代 抗ヒスタミン成分	エバスチン、フェキソフェナジン塩酸塩、 ペミロラストカリウム、 アゼラスチン塩酸塩、 ケトチフェンフマル酸塩、 エメダスチンフマル酸塩、 セチリジン塩酸塩	△	2	鼻炎用内服薬

	成分	注意	区分	成分配合薬
ステロイド成分	ベクロメタゾンプロピオン酸エステル	×	②	点鼻薬
非ステロイド性解熱消炎鎮痛成分	ロキソプロフェンナトリウム水和物	△	1	解熱鎮痛薬
	イブプロフェン	△	②	
	アルミノプロフェン	△	②	
	インドメタシン ケトプロフェン フェルビナク ピロキシカム	×	2	肩こり・筋肉痛用薬（外用薬）

本剤または他の解熱鎮痛薬を使用（服用）喘息を起こしたことがある人

	成分	注意	区分	成分配合薬
非ステロイド性解熱消炎鎮痛成分	アルミノプロフェン	×	②	解熱鎮痛薬
	ロキソプロフェンナトリウム水和物	×	1	
	イブプロフェン	×	②	
	アスピリン（アスピリンアルミニウム） エテンザミド サリチルアミド サザピリン イブプロフェン	×	②	解熱鎮痛薬 かぜ薬
	アセトアミノフェン イソプロピルアンチピリン	×	2	

喘息を起こしたことがある人

	成分	注意	区分	成分配合薬
非ステロイド性解熱消炎鎮痛成分	インドメタシン ケトプロフェン フェルビナク ピロキシカム	×	2	肩こり・筋肉痛用薬（外用薬）

喘息・リウマチなどの免疫系疾患

	成分	注意	区分	成分配合薬
H$_2$ブロッカー	ファモチジン ニザチジン塩酸塩 ロキサチジン酢酸エステル塩酸塩	×	1	胃腸薬

減感作療法など、アレルギーの治療を受けている人

	成分	注意	区分	成分配合薬
ステロイド成分	ベクロメタゾンプロピオン酸エステル	×	②	点鼻薬
抗ヒスタミン成分	トラニラスト	△	2	アレルギー用点眼薬

	成分	注意	区分	成分配合薬
潰瘍性大腸炎、クローン病				
解熱鎮痛成分	ロキソプロフェンナトリウム水和物	×	1	解熱鎮痛薬
	イブプロフェン	△	②	
	アルミノプロフェン	△	②	
胃・十二指腸潰瘍				
H₂ブロッカー	ファモチジン ニザチジン塩酸塩 ロキサチジン酢酸エステル塩酸塩	×	1	胃薬
解熱鎮痛成分	ジクロフェナクナトリウム	△	2	外用鎮痛消炎薬
禁煙補助成分	ニコチンパッチ	△	1	禁煙補助薬
	ニコチンガム	△	②	
非ステロイド性 解熱消炎 鎮痛成分	ロキソプロフェンナトリウム水和物	×	1	解熱鎮痛薬
	イブプロフェン	×	②	
	アルミノプロフェン	×	②	
	アスピリン（アスピリンアルミニウム） サザピリン エテンザミド サリチルアミド	△	②	解熱鎮痛薬 かぜ薬
止瀉成分	ビスマスを含む成分	△	2	整腸剤 下痢止め
胃・十二指腸潰瘍、クローン病・潰瘍性大腸炎にかかったことのある人				
解熱消炎 鎮痛成分	イブプロフェン	△	②	解熱鎮痛薬
潰瘍性大腸炎				
鎮痙成分	チキジウム臭化物	×	2	鎮痛胃腸薬 補助薬
麻痺性イレウス（腸閉塞）				
鎮痙成分	チキジウム臭化物	×	2	鎮痛胃腸薬 補助薬

成分		注意	区分	成分配合薬
肝臓病				
H₂ブロッカー	ファモチジン ニザチジン塩酸塩 ロキサチジン酢酸エステル塩酸塩	×	1	胃腸薬
第2世代 抗ヒスタミン成分	エピナスチン塩酸塩	×	2	鼻炎用内服薬
	エバスチン セチリジン塩酸塩 エメダスチンフマル酸塩	△	2	
禁煙補助成分	ニコチンパッチ	△	1	禁煙補助薬
	ニコチンガム	△	②	
解熱鎮痛成分	ロキソプロフェンナトリウム水和物	×	1	解熱鎮痛薬
	イブプロフェン	×	②	
	アルミノプロフェン	△	②	
	アスピリン（アルミニウム） イブプロフェン	△	②	解熱鎮痛薬 かぜ薬
	エテンザミド アセトアミノフェン イソプロピルアンチピリン	△	2	
胃粘膜保護成分	テプレノン	△	2	胃腸薬
解熱鎮痛成分	ジクロフェナクナトリウム	△	2	外用鎮痛消炎薬
漢方薬	小柴胡湯	△	2	漢方薬
消炎酵素	ブロメライン セラペプチターゼ セミアルカリプロテナーゼ	△	3	鎮咳去痰薬 鼻炎用薬
腎臓病				
H₂ブロッカー	ファモチジン、 ニザチジン塩酸塩、 ロキサチジン酢酸エステル塩酸塩	×	1	胃腸薬
第2世代 抗ヒスタミン成分	セチリジン塩酸塩	×	2	鼻炎用内服薬

	成分	注意	区分	成分配合薬
解熱消炎鎮成分	ロキソプロフェンナトリウム水和物	×	1	解熱鎮痛薬
	イブプロフェン	×	②	
	アルミノプロフェン	△	②	
	アスピリン、アスピリンアルミニウム、エテンザミド、イブプロフェン	△	②	解熱鎮痛薬 かぜ薬
	アセトアミノフェン	△	2	
解熱鎮痛成分	ジクロフェナクナトリウム	△	2	外用鎮痛消炎薬
禁煙補助成分	ニコチンパッチ	△	1	禁煙補助薬
	ニコチンガム	△	②	
アルミニウム、マグネシウム、ナトリウム、カルシウム含有制酸成分	アルジオキサ スクラルファート 合成ヒドロタルサイト 水酸化アルミニウム、炭酸マグネシウム混合乾燥ゲル	△	2	解熱鎮痛薬 かぜ薬 鎮咳去痰薬 胃腸薬 便秘薬 止瀉薬
	重曹（炭酸水素ナトリウム） 石決明（セッケツメイ／アワビ） 牡蠣（ボレイ）　　　など	△	3	
消炎酵素成分	ブロメライン セラペプチターゼ セミアルカリプロテナーゼ	△	3	鎮咳去痰薬
抗炎症成分	甘草1日1g以上 グリチルリチン酸1日40mg以上	△	3	解熱鎮痛薬 かぜ薬 鎮咳去痰薬 鼻炎用薬
アドレナリン作動成分（内服薬）	プソイドエフェドリン塩酸塩／硫酸塩	△	②	鼻炎用内服薬

肝臓、腎臓の病気にかかったことがある人

	成分	注意	区分	成分配合薬
解熱鎮痛成分	ロキソプロフェンナトリウム水和物	△	1	解熱鎮痛薬
	アルミノプロフェン	△	②	

成分		注意	区分	成分配合薬
透析療法を受けている人				
アルミニウム 含有成分	アルジオキサ スクラルファート 合成ヒドロタルサイト 水酸化アルミニウムゲル ケイ酸アルミン酸マグネシウム 　など アルミニウムを含む成分	△	2	胃腸薬 解熱鎮痛薬 かぜ薬 鎮咳去痰薬
糖尿病など感染症にかかりやすくなっている人				
ステロイド	デキサメタゾン デキサメタゾン酢酸エステル ヒドロコルチゾン酢酸エステル ヒドロコルチゾン酪酸エステル フルオシノロンアセトニド プレドニゾロン酢酸エステル プレドニゾロン吉草酸エステル 　酢酸エステル ベタメタゾン吉草酸エステル	△	②	皮膚炎用薬 （外用薬）
糖尿病（インスリン製剤を使用している人）				
禁煙補助成分	ニコチン（パッチ）	△	1	禁煙補助薬
	ニコチン（ガム）	△	②	
甲状腺疾患・甲状腺機能障害・甲状腺機能亢進症				
キサンチン系成分	テオフィリン アミノフィリン	△	1	かぜ薬 鎮咳去痰薬 乗物酔い予防薬
	ジプロフィリン	△	2	
鎮痙成分	チキジウム臭化物	×	2	鎮痛胃腸薬
発毛成分	ミノキシジル	△	1	毛髪用薬
禁煙補助成分	ニコチンパッチ	△	1	禁煙補助薬
	ニコチンガム	△	②	
アドレナリン作動成分 （内服薬）	プソイドエフェドリン塩酸塩／ 硫酸塩	×	②	鼻炎用内服薬

	成分	注意	区分	成分配合薬
アドレナリン作動成分（内服薬）	メチルエフェドリンサッカリン塩 エフェドリン塩酸塩 メチルエフェドリン塩酸塩 フェニレフリン塩酸塩 メトキシフェナミン塩酸塩 トリメトキノール塩酸塩	△	②	総合感冒薬 鎮咳去痰薬 鼻炎用内服薬
	麻黄（生薬）	△	②	解熱鎮痛薬 総合感冒薬 鎮咳去痰薬 鼻炎用内服薬
アドレナリン作動成分（外用薬）	オキシメタゾリン塩酸塩	△	2	点鼻薬
	フェニレフリン塩酸塩 ナファゾリン塩酸塩（硝酸塩） テトラヒドロゾリン（テトリゾリン）塩酸塩（硝酸塩）	△	2	
	メチルエフェドリン塩酸塩	△	2	痔疾用薬（坐薬、注入軟膏のみ）
ヨウ素製剤	ポビドンヨード ヨードチンキ	△	3	うがい薬 消毒薬
全身性エリテマトーデス（SLE）、結合性混合組織病				
解熱鎮痛成分	ロキソプロフェンナトリウム水和物	△	1	解熱鎮痛薬
解熱消炎鎮痛成分	イブプロフェン	△	②	解熱鎮痛薬
緑内障				
鎮痙成分	チキジウム臭化物	×	2	鎮痛胃腸薬
ステロイド成分	ベクロメタゾンプロピオン酸エステル	×	②	点鼻薬
アドレナリン作動成分	オキシメタゾリン塩酸塩	△	2	点鼻薬
抗ヒスタミン成分	クロルフェニラミンマレイン酸塩 ジフェンヒドラミン塩酸塩 クレマスチンフマル酸塩 カルビノキサミンマレイン酸塩 メキタジン　など	△	2	かぜ薬 鎮咳去痰薬 鼻炎用内服薬 点鼻薬

	成分	注意	区分	成分配合薬
ロートエキス	ロートエキス	△	2	総合感冒薬
抗コリン成分	イソプロパミドヨウ化物 ベラドンナエキス ブチルスコポラミン臭化水素酸塩 など	△	2	鼻炎用内服薬 胃腸薬 整腸薬・止瀉薬 痔疾用薬(内服、注入 軟膏)
鎮痙薬	パパベリン塩酸塩	△	2	胃腸薬

前立腺肥大症による排尿困難

	成分	注意	区分	成分配合薬
アドレナリン作動成分 （内服薬）	プソイドエフェドリン塩酸塩／ 硫酸塩	×	2	鼻炎用内服薬

前立腺肥大症

	成分	注意	区分	成分配合薬
鎮痙成分	チキジウム臭化物	×	2	鎮痛胃腸薬

排尿困難

	成分	注意	区分	成分配合薬
第2世代 抗ヒスタミン成分	ケトチフェンフマル酸塩	△	2	鼻炎用内服薬
抗ヒスタミン成分	クロルフェニラミンマレイン酸塩 ジフェンヒドラミン塩酸塩 クレマスチンフマル酸塩 カルビノキサミンマレイン酸塩 メキタジン　など	△	2	かぜ薬 鎮咳去痰薬 鼻炎用薬
ロートエキス	ロートエキス	△	2	鼻炎用内服薬
抗コリン成分	イソプロパミドヨウ化物 ベラドンナエキス ブチルスコポラミン臭化水素酸塩 など	△	2	総合感冒薬 胃腸薬 整腸薬・止瀉薬 痔疾用薬（内服、注入 軟膏)
生薬	構成生薬として麻黄を含む漢 方処方製剤	△	2	漢方薬

血栓症（脳血栓、心筋梗塞、血栓静脈炎）

	成分	注意	区分	成分配合薬
抗炎症成分	トラネキサム酸	△	2	かぜ薬 鎮咳去痰薬 口内炎用薬
胃粘膜保護・ 修復成分	セトラキサート塩酸塩	△	2	胃腸薬

出血傾向

	成分	注意	区分	成分配合薬
消炎酵素薬	ブロメライン セラペプチターゼ セミアルカリプロテナーゼ	△	3	鎮咳去痰薬 鼻炎用薬

	成分	注意	区分	成分配合薬
血液の病気、血液異常（貧血、血小板数が少ない、白血球数が少ないなど）				
解熱鎮痛成分	ロキソプロフェンナトリウム水和物	×	1	解熱鎮痛薬
	イブプロフェン	×	②	
	アルミノプロフェン	△	②	
H₂ブロッカー	ファモチジン ニザチジン塩酸塩 ロキサチジン酢酸エステル塩酸塩	×	1	胃薬
血液障害				
解熱鎮痛成分	ジクロフェナクナトリウム	△	2	外用鎮痛消炎薬
血液の病気にかかったことがある人				
解熱鎮痛成分	ロキソプロフェンナトリウム水和物	△	1	解熱鎮痛薬
	イブプロフェン	△	②	
	アルミノプロフェン	△	②	
あごの関節に障害がある人				
禁煙補助成分	ニコチン（ガムのみ）	×	②	禁煙補助薬
アトピー性皮膚炎				
第2世代 抗ヒスタミン成分	エバスチン フェキソフェナジン塩酸塩 ケトチフェンフマル酸塩 アゼラスチン塩酸塩 エメダスチンフマル酸塩 セチリジン塩酸塩	△	2	鼻炎用内服薬
全身の真菌症、結核性疾患、感染症				
ステロイド成分	ベクロメタゾンプロピオン酸エステル	×	②	点鼻薬
反復性鼻出血				
ステロイド成分	ベクロメタゾンプロピオン酸エステル	×	②	点鼻薬
鼻腔内が化膿（毛根の感染によって、膿がたまり、痛みやはれを伴う）している人				
ステロイド成分	ベクロメタゾンプロピオン酸エステル	×	②	点鼻薬

	成分	注意	区分	成分配合薬
頭、額や頬などに痛みがあり、黄色や緑色の鼻汁のある人（感染性副鼻腔炎）、肥厚性鼻炎（鼻の周りが重苦しく、少量の粘液性または黄色や緑色の鼻汁がでる）や鼻たけ（鼻の奥に異物感や痛みがある）の人				
ステロイド成分	ベクロメタゾンプロピオン酸エステル	×	②	点鼻薬
呼吸機能障害、閉塞性睡眠時無呼吸症候群、肥満症の人				
麻薬性鎮咳薬	コデインリン酸塩水和物 ジヒドロコデインリン酸塩	△	2	かぜ薬 鎮咳去痰薬

● 医療用医薬品との併用

× 「してはいけないこと」に記載　　△ 「相談すること」に記載
区分については41ページを参照のこと

	成分	注意	区分	成分配合薬
ステロイド剤、抗菌薬、抗がん剤、アゾール系抗真菌剤の投与を受けている人				
H$_2$ブロッカー	ファモチジン ニザチジン塩酸塩 ロキサチジン酢酸エステル塩酸塩	×	1	胃薬
ニューキノロン系抗菌薬の投与を受けている人				
解熱鎮痛成分	ジクロフェナクナトリウム	△	2	外用鎮痛消炎薬
トリアムテレン、リチウム、メトトレキサート、非ステロイド性消炎鎮痛剤（アスピリンなど）、ステロイド剤、利尿剤、シクロスポリン、選択的セロトニン再取り込み阻害剤の投与を受けている人				
解熱鎮痛成分	ジクロフェナクナトリウム（貼付薬のみ）	△	2	外用鎮痛消炎薬
モノアミン酸化酵素阻害剤（セレギリン塩酸塩など）で治療を受けている人				
抗真菌成分	オキシメタゾリン塩酸塩	×	2	点鼻薬
	プソイドエフェドリン塩酸塩	△	②	かぜ薬、 鼻炎用内服薬
ステロイド点鼻薬、ステロイド点鼻薬を過去1年のうち1カ月以上使用した人				
ステロイド成分	ベクロメタゾンプロピオン酸エステル	△	②	点鼻薬

成分		注意	区分	成分配合薬
長期または大量に全身性ステロイド療法を受けている人				
ステロイド成分	ベクロメタゾンプロピオン酸エステル	△	②	点鼻薬
制酸剤（水酸化アルミニウム・水酸化マグネシウム含有製剤）の投与を受けている人				
第2世代抗ヒスタミン成分	フェキソフェナジン塩酸塩	×	2	鼻炎用内服薬
エリスロマイシンの投与を受けている人				
第2世代抗ヒスタミン成分	フェキソフェナジン塩酸塩	×	2	鼻炎用内服薬
テオフィリンの投与を受けている人				
第2世代抗ヒスタミン成分	セチリジン塩酸塩	×	2	鼻炎用内服薬
リトナビル（抗ウイルス化学療法剤）の投与を受けている人				
第2世代抗ヒスタミン成分	セチリジン塩酸塩	×	2	鼻炎用内服薬
ピルシカイニド塩酸塩水和物（不整脈治療剤）の投与を受けている人				
第2世代抗ヒスタミン成分	セチリジン塩酸塩	×	2	鼻炎用内服薬
ジドブジン（レトロビル）を投与中の人				
解熱鎮痛成分	イブプロフェン	×	②	解熱鎮痛薬
クマリン系抗凝血剤（ワルファリン）、アスピリン製剤（抗血小板剤として投与している場合）、リチウム製剤（炭酸リチウム）、チアジド系利尿薬（ヒドロクロロチアジド）、ループ利尿薬（フロセミド）、タクロリムス水和物、ニューキノロン系抗菌薬（エノキサシン水和物など）、メトトレキサート、コレスチラミンを服用している人				
解熱鎮痛成分	イブプロフェン	△	②	解熱鎮痛薬

333

妊娠や妊娠の可能性

区分については41ページを参照のこと

	成分・薬効群	区分	理由
服用（使用）してはいけない			
妊娠、出産に伴い脱毛している人	ミノキシジル（毛髪用薬）	1	壮年性脱毛症以外の脱毛症である可能性が高い
妊娠または妊娠していると思われる人	H₂ブロッカー 　ファモチジン、ニザチジン、ロキサチジン酢酸エステル	1	妊娠中の投与に関する安全性が確立されていない
	アレルギー用薬 　ペミロラストカリウム	2	
	ステロイドホルモン 　ベクロメタゾンプロピオン酸エステル	②	
	膣カンジダ再発治療薬 　イソコナゾール硝酸塩、ミコナゾール硝酸塩、オキシコナゾール硝酸塩、クロトリマゾール	1	
	禁煙補助薬 　ニコチンパッチ	1	摂取されたニコチンにより胎児に影響が生じるおそれがある
	ニコチンガム	②	
	催眠鎮静薬 　ジフェンヒドラミン塩酸塩	②	妊娠に伴う不眠は、睡眠改善薬の適用症状でない
	局所麻酔成分 　オキセサゼイン	2	妊娠中の投与に関する安全性が確立されていない
	ヒマシ油	2	腸の急激な動きに刺激されて流産・早産を誘発するおそれがある
	イコサペント酸エチル	1	
出産予定日12週以内の妊婦	ロキソプロフェンナトリウム水和物（内服のみ）	1	妊娠期間の延長、胎児の動脈管の収縮・早期閉鎖、子宮収縮の抑制、分娩時出血の増加のおそれがある
	アスピリン、アスピリンアルミニウム	②	
	イブプロフェン	②	
	アルミノプロフェン	②	

	成分・薬効群	区分	理由
妊娠、または妊娠している可能性があるときは「相談すること」			
妊娠または妊娠していると思われる人	エバスチン、トラニラスト	2	薬の使用には慎重を要し、専門医に相談して指示を受ける必要がある
	フェキソフェナジン塩酸塩、セチリジン塩酸塩、ペミロラストカリウム、エピナスチン塩酸塩	2	
	アゼラスチン塩酸塩、ケトチフェンフマル酸塩、エメダスチンフマル酸塩	2	
	オキシメタゾリン塩酸塩（アドレナリン作動成分）が配合された点鼻薬	2	
	下記の成分が配合されたかぜ薬・解熱鎮痛薬 　アスピリン、アスピリンアルミニウム、サザピリン・エテンザミド、サリチルアミド、イブプロフェン	②	・妊娠末期のラットに投与した実験において胎児に弱い動脈管の収縮がみられたとの報告があるため ＊アスピリンについては、動物実験（ラット）で催奇形性が現れたとの報告がある ・イソプロピルアンチピリンについては、化学構造が類似した他のピリン系解熱鎮痛成分において、動物実験（マウス）で催奇形性が報告されている
	アルミノプロフェン	②	
	イブプロフェン	②	
	イソプロピルアンチピリン、アセトアミノフェン	2	
	下記の成分が配合されたかぜ薬・解熱鎮痛薬・催眠鎮静薬 　ブロモバレリル尿素	②	胎児障害の可能性があり、使用を避けたほうが望ましい
	下記の成分が配合されたかぜ薬・鎮咳去痰薬 　コデインリン酸塩水和物 　ジヒドロコデインリン酸塩水和物	②	麻薬性鎮咳成分であり、吸収された成分の一部が胎盤関門を通過して胎児へ移行することが知られている ＊コデインリン酸塩水和物については動物実験（マウス）で催奇形作用が報告されている
	下記の成分が配合された胃腸薬・胃腸鎮痛鎮痙薬 　ウルソデオキシコール酸	3	動物実験（ラット）で妊娠前及び妊娠初期の大量投与により胎児毒性（胎児吸収）が報告されている
	瀉下薬 （カルボキシメチルセルロースカルシウム、カルボキシメチルセルロースナトリウム、ジオクチルソジウムスルホサクシネート又はプランタゴオバタ種皮のみからなる場合を除く）	②	腸の急激な動きに刺激されて流産・早産を誘発するおそれがある
	浣腸薬・外用痔疾用薬（坐薬、注入軟膏）	―	―
	トリメブチンマレイン酸塩	1	―

🌑 授乳中

区分については41ページを参照のこと

薬効群	成分	区分	理由
当該医薬品を使用（服用）中は授乳しない、または授乳期間中は当該医薬品を使用（服用）しない			
第2世代抗ヒスタミン成分	エバスチン（内服薬）、フェキソフェナジン塩酸塩（内服薬）、エピナスチン塩酸塩（内服薬）、ペミロラストカリウム（内服薬）、アゼラスチン塩酸塩（内服薬）、ケトチフェンフマル酸塩（内服薬）、エメダスチンフマル酸塩（内服薬）、セチリジン塩酸塩（内服薬）	2	動物試験で乳汁中への移行が認められている
	ケトチフェンフマル酸塩（点鼻薬）	2	
H₂ブロッカー	ファモチジン、ニザチジン、ロキサチジン酢酸エステル塩酸塩	1	乳汁中への移行が報告されている
キサンチン系気管支拡張成分	アミノフィリン、テオフィリン	1	神経過敏
発毛成分	ミノキシジル	1	母乳へ移行する
禁煙補助成分	ニコチン（パッチ）	1	摂取されたニコチンにより胎児に影響が生じるおそれがある
	ニコチン（ガム）	②	
鎮咳成分	コデインリン酸塩水和物、ジヒドロコデインリン酸塩	②	類似化合物（コデイン）で母乳への移行により、乳児でモルヒネ中毒が生じたとの報告がある
抗ヒスタミン成分	ジフェンヒドラミン塩酸塩が主薬の催眠鎮静薬	②	昏睡
	ジフェンヒドラミンを含む成分を配合した内服薬、点鼻薬、坐薬、注入軟膏	2	
瀉下成分	センノシド／センナ、ダイオウ、カサンスラノール	②	下痢
制酸・鎮痛鎮痙成分	ロートエキス	2	脈が速くなる

薬効群	成分	区分	理由
授乳中は「相談すること」			
解熱鎮痛成分	ロキソプロフェンナトリウム水和物（内用のみ）	1	医薬品の成分が母乳中に移行することが知られている
	イブプロフェン	②	
	アルミノプロフェン	②	
ステロイド成分	ベクロメタゾンプロピオン酸エステル	②	
アドレナリン作動成分	オキシメタゾリン塩酸塩	2	
鎮咳成分	ペントキシベリンクエン酸塩	2	
アドレナリン作動成分	メチルエフェドリン塩酸塩	②	
抗ヒスタミン成分	トリプロリジン塩酸塩、メチキセン塩酸塩、メチルアニソトロピン臭化物	2	
カフェイン類	ナトリウムカフェイン安息香酸塩、カフェイン、無水カフェイン1回100mg以上	3	
アレルギー用点眼液	アシタザノラスト水和物	2	
消化管用薬	トリメブチンマレイン酸塩	1	

この他にも注意すべき
成分があります。
必ず添付文書で
確認してください

主な解熱鎮痛薬の成分表

商品名 \ 成分名	解熱鎮痛成分				
	アスピリン（アセチルサリチル酸）	エテンザミド	ロキソプロフェンナトリウム水和物	イブプロフェン	
バファリンA	●				
バファリンプレミアム				●	
小児用バファリンCⅡ					
ロキソニンS			●		
ロキソニンSプレミアム			●		
イブ				●	
イブクイック頭痛薬				●	
タイレノールA					
エキセドリンA錠	●				
ノーシン錠		●			
ノーシンホワイト錠		●			
ノーシンピュア				●	
サリドンWi				●	
サリドンA		●			
セデス・ハイ					
新セデス錠		●			
ナロンエースT		●		●	
ハッキリエースa		●			

解熱鎮痛成分		カフェイン水和物／無水カフェイン	催眠鎮静成分		生薬成分	制酸成分
アセトアミノフェン	イソプロピルアンチピリン		アリルイソプロピルアセチル尿素	ブロモバレリル尿素		
						●
●		●	●			●
●						
		●	●			●
		●	●			●
●						
●		●				
●		●				
●		●				
		●	●			
	●	●				
	●	●				
●	●	●	●			
●		●	●			
		●		●		
●		●			●	●

主な総合感冒薬の成分表

商品名 ＼ 成分名	解熱鎮痛成分				抗ヒスタミン成分		鎮咳成分	
	エテンザミド	イブプロフェン	アセトアミノフェン	イソプロピルアンチピリン	クロルフェニラミン	クレマスチン	ジヒドロコデイン	
新コンタックかぜ総合			●		●			
パブロン50錠			●					
パブロンSゴールドW			●		●		●	
ストナデイタイム	●		●				●	
ストナアイビージェルEX		●			●		●	
ルルアタックEX		●				●	●	
新ルルAゴールドs			●			●	●	
エスタックイブファイン		●			●		●	
プレコール持続性カプセル			●	●	●		●	
カコナール2								
ベンザブロックLプレミアム		●			●		●	

鎮咳成分		去痰成分				気管支拡張（メチルエフェドリン）	鼻血管収縮（プソイドエフェドリン）	抗コリン成分	抗炎症成分	カフェイン水和物／無水カフェイン	漢方／生薬成分	ビタミン
デキストロメトルファン	ノスカピン	アンブロキソール	グアヤコール	カルボシステイン	ブロムヘキシン							
●					●	●				●		
			●								●	
		●		●								●
			●							●	●	
					●	●			●	●		
					●	●			●			●
	●				●	●	●			●		●
		●				●	●			●		●
						●				●	●	
											●	
				●		●			●	●		

主な鎮咳去痰薬の成分表

商品名 ＼ 成分名	鎮咳成分			去痰成分		
	麻薬性	非麻薬性		ブロムヘキシン	グアヤコール	
	コデイン／ジヒドロコデイン	デキストロメトルファン	ノスカピン			
ストナ去たんカプセル				●		
龍角散ダイレクトスティック						
エスエスブロン液L		●				
新ブロン液エース	●					
アネトンせき止め顆粒	●				●	
新コンタックせき止めダブル持続性		●				
パブロンせき止め液	●					
ベンザブロックせき止め液 1回量のみ切りタイプ	●					
新コルゲンコーワ 咳止め透明カプセル	●					

| 去痰成分 | | 気管支拡張成分 | | | 抗ヒスタミン成分 | 抗炎症成分（トラネキサム酸） | 無水カフェイン／カフェイン | 生薬成分 |
グアイフェネシン	カルボシステイン	メチルエフェドリン	テオフィリン	ジプロフィリン				
	●							
								●
●					●		●	
●					●		●	
		●	●		●			
				●				
●		●			●			●
●		●				●		●
●		●			●		●	

主な胃腸薬の成分表

商品名 / 成分名	H₂受容体拮抗成分（ファモチジン）	制酸成分	胃粘膜保護・修復成分			
			スクラルファート	アズレン	アルジオキサ	
ガスター10	●					
ガストール		●				
イノセアグリーン		●	●			
新セルベール整胃プレミアム						
パンシロンクールNOW		●		●	●	
ブスコパンA錠						
サクロンQ						
タナベ胃腸薬＜調律＞		●				
第一三共胃腸薬〔細粒〕a		●				
太田胃散		●				
キャベジンコーワα		●				
ストレージタイプⅠ						

| 胃粘膜保護・修復成分 | | 胃腸鎮痛鎮痙成分（抗コリン成分） | | | 消化酵素成分 | 健胃成分（生薬） | 局所麻酔成分 | 消化管運動調律成分 |
メチルメチオニンスルホニウムクロライド	テプレノン	ブチルスコポラミン	ピレンゼピン	ロートエキス				
			●		●			
				●		●		
	●				●	●		
				●				
		●						
							●	
				●	●	●		●
				●	●	●		
					●	●		
●				●	●	●		
						●		

主な整腸薬の成分表

商品名＼成分名	ビフィズス菌	フェカリス菌	アシドフィルス菌	ラクトミン	
ザ・ガードコーワ整腸錠α^3＋	●			●	
ガスピタンa	●	●	●		

主な止瀉薬の成分表

商品名＼成分名	腸管運動抑制成分（ロペラミド）	その他の止瀉成分		抗コリン成分（ロートエキス）	
		腸内殺菌成分（ベルベリン）	木クレオソート		
ワカ末錠		●			
正露丸			●		
大正下痢止め〈小児用〉		●			
ロペラマックサット	●				
ストッパエル下痢止めEX		●		●	
トメダインコーワ錠	●	●			
エクトール赤玉		●		●	
ビオフェルミン下痢止め		●		●	

糖化菌成分（納豆菌）	制酸成分	消化成分	消泡成分	生薬成分	粘膜保護・修復成分
●	●		●	●	●
		●	●		

	収れん成分（タンニン酸アルブミン）	消化成分	生薬成分	ビタミン	乳酸菌・ビフィズス菌など
			●		
	●	●		●	
			●		
			●		
		●	●		
			●		●

主な便秘薬の成分表

商品名 ＼ 成分名	塩類下剤（マグネシウム類）	刺激性下剤			
		センナ・センノシド	ビザコジル	ピコスルファート	
和光堂マルツエキス					
錠剤ミルマグLX	●				
スルーラックデルジェンヌ	●				
スルーラックプラス		●	●		
ビューラック・ソフト				●	
コーラックⅡ			●		
コーラックハーブ		●			
コーラック坐薬タイプ					
サトラックスビオファイブ		●			
イチジク浣腸（10・20・30・40）					

主な痔疾用薬（外用薬）の成分表

商品名 ＼ 成分名	抗炎症成分			局所麻酔成分（リドカイン）	
	ヒドロコルチゾン	プレドニゾロン	グリチルレチン酸		
プリザエース坐剤T	●			●	
プリザクールジェル				●	
ボラギノールM坐剤			●		
ボラギノールA軟膏		●			
ボラギノールA注入軟膏		●		●	

膨潤性下剤	ジオクチルソジウムスルホサクシネート	生薬成分	整腸成分（乳酸菌・ビフィズス菌など）	炭酸水素Na、無水リン酸二水素Na	浣腸薬（グリセリン）	その他
						マルツエキス
		●				
	●					
	●					
		●				
				●		
●			●			●
					●	

抗ヒスタミン成分（クロルフェニラミンなど）	血管収縮成分（テトラヒドロゾリン）	ビタミン（トコフェロール）	殺菌消毒成分	組織修復成分
	●	●	●	●
●	●		●	
		●		●
		●		●
		●		●

主な外用鎮痛消炎薬の成分表

商品名	非ステロイド性鎮痛消炎成分					
成分名	ロキソプロフェン	ジクロフェナク	ケトプロフェン	インドメタシン	フェルビナク	
サロンパスホット						
ら・サロンパス						
サロンパスローション						
エアーサロンパスジェットα						
サロンシップインドメタシンEX				●		
ハリックス55EX温感A						
ハリックス55IDプラス				●		
ロキソニンSテープ	●					
ロキソニンSパップ	●					
ロキソニンSゲル	●					
ボルタレンEXテープ		●				
ボルタレンEXゲル		●				

サリチル酸メチル	サリチル酸グリコール	局所冷感刺激成分	局所温感刺激成分	血行促進成分	抗炎症成分	精油成分
	●		●			
	●	●				
	●	●		●	●	
	●	●			●	
	●		●	●	●	
		●				

商品名 ＼ 成分名	非ステロイド性鎮痛消炎成分					
	ロキソプロフェン	ジクロフェナク	ケトプロフェン	インドメタシン	フェルビナク	
バンテリンコーワ クリーミィーゲルα				●		
バンテリンコーワ エアロゲルＥＸ				●		
フェイタスＺαジクサス		●				
フェイタス5.0					●	
フェイタスＺジクサスシップ		●				
フェイタスシップ温感					●	
フェイタスチックＥＸ					●	
フェイタスクリーム					●	
オムニードケトプロフェンパップ			●			
サロメチールFBゲルα					●	
アンメルツゴールドＥＸ NEO		●				
アンメルシン1％ヨコヨコ				●		
メンソレータムのラブ						

サリチル酸メチル	サリチル酸グリコール	局所冷感刺激成分	局所温感刺激成分	血行促進成分	抗炎症成分	精油成分
		●		●	●	
		●				
		●				
		●		●		
			●			
		●				
		●				
		●				
		●				
		●		●		
		●				
●		●				●

花粉症に用いる主なアレルギー用薬の成分表

商品名 \ 成分名	抗ヒスタミン成分						抗炎症成分	その他
	クロルフェニラミン	エバスチン	エピナスチン	セチリジン	ロラタジン	フェキソフェナジン		
クラリチンEX					●			
アレグラFX						●		
ストナリニZジェル				●				

花粉症に用いる主な鼻炎用内服薬の成分表

商品名 \ 成分名	抗ヒスタミン成分			抗炎症成分		
	クロルフェニラミン	メキタジン	カルビノキサミン	グリチルリチン酸	トラネキサム酸	
プレコール持続性鼻炎カプセルL	●			●		
ベンザ鼻炎薬α〈1日2回タイプ〉	●				●	
パブロン鼻炎カプセルSα			●			
コルゲンコーワ鼻炎ジェルカプセル	●			●		
アルガードクイックチュアブル		●				
エスタック鼻炎ソフトニスキャップ	●					
ストナリニS	●					

商品名 \ 成分名	抗ヒスタミン成分						抗炎症成分	その他
	クロルフェニラミン	エバスチン	エピナスチン	セチリジン	ロラタジン	フェキソフェナジン		
アレジオン20			●					
エバステルAL		●						
アレルギール錠	●						●	●

血管収縮成分		抗コリン成分（ベラドンナ）	無水カフェイン	生薬成分
エフェドリン	フェニレフリン			
●		●	●	
●		●	●	
●		●	●	
	●		●	
	●	●	●	
	●	●		
	●	●	●	●

この表内での
第1世代抗ヒスタミン成分は、
クロルフェニラミンと
カルビノキサミンです

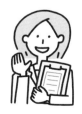

花粉症に用いる主な点鼻薬・点眼薬の成分表

商品名 \ 成分名	ステロイド		抗ヒスタミン成分（クロルフェニラミン）	抗炎症成分	
	フルニソリド	ベクロメタゾン		プラノプロフェン	グリチルリチン酸
ロートアルガードクリアノーズ〈季節性アレルギー専用〉	●				
コンタック鼻炎スプレー〈季節性アレルギー専用〉		●			
ナザールαAR0.1%〈季節性アレルギー専用〉		●			
エージーノーズアレルカットC			●		●
パブロン点鼻			●		
ノアールPガード点眼液					
マイティアアイテクトアルピタット			●	●	
エーゼットアルファ			●		
エージーアイズアレルカットC			●		

	血管収縮成分	抗アレルギー成分	殺菌成分	消炎・収れん成分
	●	●		
	●		●	
		●		
		●		
		●		●
		●		●

点鼻薬には主にステロイド、抗ヒスタミン成分、血管収縮成分（アドレナリン作動成分）が使われています

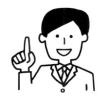

主な皮膚炎用薬（外用薬）の成分表

成分名 / 商品名	ステロイド性抗炎症成分			非ステロイド性抗炎症成分（ウフェナマート）	抗炎症成分（グリチルレチン酸）	
	Strong（ストロング）	Medium（ミディアム）	Waek（ウィーク）			
ベトネベートクリームS	●					
フルコートf	●					
ムヒアルファEX		●				
液体ムヒアルファEX		●				
液体ムヒS2a			●		●	
ムヒパッチA						
液体ムヒベビー						
メンソレータム メディクイック クリームS		●				
メンソレータム メディクイック 軟膏R		●				

抗ヒスタミン成分 （ジフェンヒドラミン）	局所麻酔成分	鎮痒成分	殺菌成分	組織修復成分	冷感成分	ビタミン	抗菌薬
							●
●		●	●		●		
●			●		●		
●			●		●		
●			●		●		
●						●	
	●	●	●	●			
	●	●	●	●			

359

成分名 / 商品名	ステロイド性抗炎症成分			非ステロイド性抗炎症成分（ウフェナマート）	抗炎症成分（グリチルレチン酸）	
	Strong（ストロング）	Medium（ミディアム）	Waek（ウィーク）			
オイラックスDX軟膏			●		●	
ウナコーワα			●			
新ウナコーワクール						
マキロンパッチエース			●			
エンクロンUFクリームEX				●	●	
新レスタミンコーワ軟膏						
ラナケインS						
タクトプラスクリーム			●			

抗ヒスタミン成分（ジフェンヒドラミン）	局所麻酔成分	鎮痒成分	殺菌成分	組織修復成分	冷感成分	ビタミン	抗菌薬
		●	●	●		●	
●	●				●		
●	●				●		
●			●			●	
●			●			●	
●							
●	●		●				
●	●	●	●		●		

主な一般点眼薬・人工涙液の成分表

成分名／商品名	調節機能改善成分（ネオスチグミン）	抗炎症成分					ビタミン	
		プラノプロフェン	グリチルリチン酸	アラントイン	ε・アミノカプロン酸	硫酸亜鉛水和物	レチノール(A)	パンテノール(B5)
サンテFXVプラス	●				●			
サンテ40 ゴールド	●							●
ソフトサンティア ひとみストレッチ	●							
アイリスネオ〈クール〉	●							
ロートVアクティブ	●		●					●
ロートジーコンタクトb								
ロートCキューブクール								
ロートCキューブ プレミアムクリア	●						●	
ロート養潤水α								
新ロートドライエイドEX								

ビタミン			血管収縮成分	抗ヒスタミン成分	アミノ酸成分	ブドウ糖	涙液成分	角膜表層保護・保湿成分	清涼剤	ベンザルコニウム	ホウ酸
ピリドキシン(B₆)	シアノコバラミン(B₁₂)	トコフェロール(E)									
●			●	●	●			○	○	○	○
		●		●	●				○	○	
●	●										○
●		●			●			○	○		○
●				●	●			○	○		○
							●	●	○		○
							●	●	○		○
		●			●			●	○		○
		●			●			●	○		○
							●	●	○		○

363

成分名＼商品名	調節機能改善成分（ネオスチグミン）	抗炎症成分				硫酸亜鉛水和物	ビタミン	
		プラノプロフェン	グリチルリチン酸	アラントイン	ε・アミノカプロン酸		レチノール(A)	パンテノール(B₅)
マイティアフレッシュ40	●			●				●
NewマイティアCL								
マイティアアイテクト		●						
大学目薬					●	●		

主な抗菌性点眼薬の成分表

成分名＼商品名	スルファメトキサゾール	抗炎症成分		ビタミン		抗ヒスタミン成分	アミノ酸成分
		グリチルリチン酸	ε・アミノカプロン酸	ピリドキシン(B₆)	トコフェロール(E)		
抗菌アイリス使いきり	●	●	●	●			
ロート抗菌目薬 i	●	●	●				
ロート抗菌目薬EX	●	●			●	●	
新サルファグリチルアイリス	●	●				●	●

○：添加物として

ビタミン			血管収縮成分	抗ヒスタミン成分	アミノ酸成分	ブドウ糖	涙液成分	角膜表層保護・保湿成分	清涼剤	ベンザルコニウム	ホウ酸
ピリドキシン(B₆)	シアノコバラミン(B₁₂)	トコフェロール(E)									
		●		●	●				○	○	
					●	●	●	○			○
									○	○	○
			●	●					○	○	○

眼科用薬でのホウ酸は、主に洗眼薬の成分として使用されます。また、ホウ酸は点眼薬の緩衝剤として添加されることが多いのですが、抗菌作用もあることから、防腐剤の代わりとして用いられることもあります

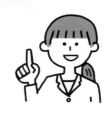

主な水虫用薬の成分表

商品名 \ 成分名	抗白癬菌成分				
	ラノコナゾール	ミコナゾール	テルビナフィン	ブテナフィン	
ラミシールAT液			●		
ラミシールプラス液			●		
ラミシールATクリーム			●		
ピロエースZ液	●				
ピロエースZ軟膏	●				
ピロエースWパウダースプレー					
ダマリンL液		●			
ダマリングランデアイススプレー			●		
ダマリングランデX			●		
ダマリンL		●			
ブテナロックVα液				●	
ブテナロックLスプレー				●	
ブテナロックVαクリーム				●	
ブテナロックVα爽快パウダー				●	
ラマストンMX2ゲル				●	
メンソレータムエクシブEXスプレー			●		
メンソレータムエクシブW ディープ10クリーム			●		

| 抗白癬菌成分 | | 殺菌成分 | 抗炎症成分 | 鎮痒成分 | 抗ヒスタミン成分 | 局所麻酔成分 | 局所刺激成分 | 角質軟化成分（尿素、サリチル酸） |
ピロールニトリン	クロトリマゾール							
			●	●			●	
			●	●	●		●	
		●	●					
●	●			●			●	
			●	●		●	●	
			●			●	●	
		●	●			●	●	
			●	●		●		●
		●	●	●	●	●	●	
		●	●	●	●	●	●	
		●	●	●	●	●	●	
						●	●	
		●	●	●	●	●		
		●	●		●	●		●

用語さくいん

商品さくいん

ま行

や行・ら行・わ行

【監修者】
浜田　康次（はまだ　こうじ）
アポクリート株式会社 顧問　日本コミュニティファーマシー協会 理事
東京薬科大学医療薬学専攻科卒業。国立療養所神奈川病院、日本医科大学多摩永山病院・千葉北総病院を経て、2021年より現職。著書に「抗菌薬サークル図データブック（第3版）」（じほう）、「ベストセラーで読み解く医療情報ナビ」（南山堂）、「基礎からわかる服薬指導（第3版）」（ナツメ社）など多数。

【監修・著者】
吉岡　ゆうこ（よしおか　ゆうこ）
有限会社ネオフィスト研究所 所長　日本コミュニティファーマシー協会 代表理事
長崎大学薬学部卒業。財団法人恵愛団恵愛団薬局、日本医科大学多摩永山病院、伊藤医薬経営研究所、アポプラスステーション株式会社、ヨシオカプランニングルームを経て、2000年より現職。著書に「人と薬の羅針盤」（じほう）がある。

【著者】
佐藤　直子（さとう　なおこ）
東邦大学医療センター佐倉病院 薬剤部

川名　真理子（かわな　まりこ）
亀田総合病院 薬剤部DI科 主任

橋口　正行（はしぐち　まさゆき）
慶應義塾大学 薬学部医薬品情報学講座 准教授

加島　英明（かしま　ひであき）
アポクリート株式会社 薬局アポック北本店

下村　直樹（しもむら　なおき）
日本調剤株式会社 柏の葉公園薬局

和久田　光宣（わくだ　みつのぶ）
八王子薬剤センター薬局 教育・情報グループ

村上　理（むらかみ　あや）
学校法人医学アカデミー 薬学ゼミナール教育推進部

城戸　真由美（きど　まゆみ）
有限会社ネオフィスト研究所／株式会社ビー・アンド・ディー調剤薬局

●スタッフ紹介

◎デザイン・DTP　有限会社ケイズプロダクション
◎執筆・編集協力　有限会社エディプロ（余田雅美）
◎本文イラスト　　村山宇希
◎編集担当　　　　梅津愛美（ナツメ出版企画株式会社）

本書に関するお問い合わせは、書名・発行日・該当ページを明記の上、
下記のいずれかの方法にてお送りください。
電話でのお問い合わせはお受けしておりません。
・ナツメ社webサイトの問い合わせフォーム
　https://www.natsume.co.jp/contact
・FAX（03-3291-1305）
・郵送（下記、ナツメ出版企画株式会社宛て）
なお、回答までに日にちをいただく場合があります。正誤のお問い合わせ以外の
書籍内容に関する解説・個別の相談は行っておりません。あらかじめご了承ください。

ナツメ社Webサイト
https://www.natsume.co.jp
書籍の最新情報（正誤情報を含む）は
ナツメ社Webサイトをご覧ください。

現場で役立つ！
OTC医薬品の特徴と選び方

2021年11月4日　初版発行

監　修　者	浜田康次	Hamada Kouji, 2021
監修・著者	吉岡ゆうこ	©Yoshioka Yuko, 2021
発　行　者	田村正隆	

発　行　所　**株式会社ナツメ社**
　　　　　　東京都千代田区神田神保町1-52 ナツメ社ビル1F（〒101-0051）
　　　　　　電話　03(3291)1257（代表）　　FAX　03(3291)5761
　　　　　　振替　00130-1-58661

制　　　作　**ナツメ出版企画株式会社**
　　　　　　東京都千代田区神田神保町1-52 ナツメ社ビル3F（〒101-0051）
　　　　　　電話　03(3295)3921（代表）

印　刷　所　ラン印刷社

ISBN978-4-8163-7097-7　　　　　　　　　　　　　　Printed in Japan